O
LADO
BOM
DAS
EXPECTATIVAS

David Robson

O
LADO
BOM
DAS
EXPECTATIVAS

Como nosso jeito de pensar influencia
nossa saúde física e mental

TRADUÇÃO
Renato Marques

VESTÍGIO

Copyright © 2022 David Robson
Copyright desta edição © 2023 Editora Vestígio

Título original: *The Expectation Effect: How Your Mindset Can Transform Your Life*

Todos os direitos reservados pela Editora Vestígio. Nenhuma parte desta publicação poderá ser reproduzida, seja por meios mecânicos, eletrônicos, seja via cópia xerográfica, sem autorização prévia da Editora. Proibida a venda em Portugal.

DIREÇÃO EDITORIAL
Arnaud Vin

EDITORA RESPONSÁVEL
Bia Nunes de Sousa

PREPARAÇÃO DE TEXTO
Claudia Vilas Gomes

REVISÃO
Alex Gruba
Julia Sousa

CAPA E PROJETO GRÁFICO
Diogo Droschi

DIAGRAMAÇÃO
Guilherme Fagundes

Dados Internacionais de Catalogação na Publicação (CIP)
Câmara Brasileira do Livro, SP, Brasil

Robson, David
 O lado bom das expectativas : Como nosso jeito de pensar influencia nossa saúde física e mental / David Robson ; tradução Renato Marques. -- 1. ed. -- São Paulo : Vestígio, 2023.

 Título original: The Expectation Effect : How Your Mindset Can Transform Your Life
 ISBN 978-65-6002-006-1

 1. Atitude (Psicologia) 2. Autorrealização (Psicologia) 3. Expectativa (Psicologia) I. Título.

23-157255 CDD-158.1

Índice para catálogo sistemático:
1. Expectativa : Psicologia 158.1A

Aline Graziele Benitez - Bibliotecária - CRB-1/3129

A **VESTÍGIO** É UMA EDITORA DO **GRUPO AUTÊNTICA**

São Paulo
Av. Paulista, 2.073 . Conjunto Nacional
Horsa I . Sala 309 . Bela Vista
01311-940 . São Paulo . SP
Tel.: (55 11) 3034 4468

Belo Horizonte
Rua Carlos Turner, 420
Silveira . 31140-520
Belo Horizonte . MG
Tel.: (55 31) 3465 4500

www.editoravestigio.com.br
SAC: atendimentoleitor@grupoautentica.com.br

Para Robert.

INTRODUÇÃO ... 9

1 A MÁQUINA DE PREVISÃO ... 19

2 UMA FRAUDE PIEDOSA ... 43

3 NÃO FAZER MAL ... 67

4 AS ORIGENS DA HISTERIA COLETIVA ... 91

5 MAIS RÁPIDO, MAIS FORTE, EM PLENA FORMA ... 115

6 O PARADOXO DA COMIDA ... 143

7 DESESTRESSAR O ESTRESSE ... 169

8 FORÇA DE VONTADE SEM LIMITES ... 195

9 O GÊNIO INEXPLORADO ... 219

10 OS SUPERVELHINHOS ... 245

EPÍLOGO ... 269

AGRADECIMENTOS ... 277

PERMISSÕES PARA USO DAS IMAGENS ... 279

NOTAS ... 281

INTRODUÇÃO

"A mente é em si mesma o seu próprio lugar,
faz do Inferno Céu, faz do Céu Inferno."
– John Milton, *Paraíso perdido*

Nossas expectativas são como o ar que respiramos – ubíquas, elas nos acompanham em todos os lugares, mas raramente temos consciência de sua presença. Há pessoas que presumem que seu corpo é flexível e resistente, ou propenso a doenças. Talvez alguém pense que é naturalmente esguio e esportista, ou que tem predisposição para ganhar peso. Pode ser que você acredite que o estresse da vida cotidiana está prejudicando sua saúde e que uma noite maldormida o transformará em um zumbi ambulante no dia seguinte.

Essas suposições podem parecer verdades objetivas e inescapáveis. Porém, neste livro, quero mostrar a você de que maneira essas crenças e convicções, em si mesmas, moldam sua saúde e seu bem-estar de forma profunda, e que aprender a redefinir nossas expectativas acerca dessas questões pode ter efeitos verdadeiramente extraordinários em nossa saúde, felicidade e produtividade.

Não acredita em mim? Então leve em consideração um interessante estudo realizado na Universidade Harvard. Os participantes eram faxineiros de hotéis, cujo trabalho é em geral fisicamente intenso, mas parece muito diferente dos exercícios que alguém faz em uma academia de musculação. A fim de mudar as percepções dos faxineiros sobre seu próprio condicionamento físico, os pesquisadores explicaram que a quantidade de energia que era gasta em tarefas como passar o aspirador no assoalho, trocar as roupas de cama ou arrastar móveis ao longo de uma semana chegava facilmente ao montante de exercícios físicos recomendado para uma boa saúde. Um mês depois, os pesquisadores descobriram que a aptidão física dos faxineiros havia melhorado de modo visível, com significativas mudanças no peso corporal e na pressão arterial. De maneira impressionante, a mudança em suas convicções sobre o próprio corpo e suas novas expectativas em relação ao trabalho trouxeram benefícios fisiológicos concretos – sem nenhuma alteração no estilo de vida.[1]

Descobriremos de que modo o lado bom de expectativas semelhantes a essas também pode influenciar nossa suscetibilidade a doenças, nossa capacidade de manter um peso corporal estável e as consequências de curto e longo prazo do estresse e da insônia. Conforme demonstra a história a seguir, o poder das expectativas é tão forte que é capaz até mesmo de determinar quanto tempo uma pessoa viverá.

A partir do final da década de 1970, os Centros de Controle e Prevenção de Doenças dos Estados Unidos (CDCs, na sigla em inglês) começaram a receber relatos de que imigrantes do Laos recém-chegados ao país estavam morrendo durante o sono, e o número de fatalidades era preocupante. Quase todos eram homens, com idade entre 20 e 40 anos, e a maioria fazia parte do perseguido grupo étnico hmong, que fugiu do Laos após a ascensão ao poder do movimento político comunista Pathet Lao. Para os entes queridos das vítimas, o único alerta era o som dessas pessoas pelejando para respirar e, vez por outra, um ocasional suspiro, gemido ou grito. Quando o socorro chegava, porém, era tarde demais: já estavam mortos.

Por mais que tentassem, os epidemiologistas não conseguiam encontrar uma explicação médica razoável para essa "síndrome da morte noturna súbita e inesperada" (SUNDS, na abreviação em inglês). As autópsias não revelaram vestígios de envenenamento, tampouco havia nada de incomum na dieta ou saúde mental das vítimas. Entretanto, no seu auge, a taxa de mortalidade da SUNDS entre os jovens homens hmongs chegou a ficar tão elevada que a síndrome foi responsável por mais vidas perdidas do que todas as outras cinco principais causas de morte somadas. Por que tantos adultos aparentemente saudáveis estavam falecendo durante o sono?

As investigações da antropóloga médica Shelley Adler acabariam por resolver o mistério. De acordo com as tradições do folclore hmong, um demônio maligno chamado dab tsog vagava pelo mundo à noite. Em suas perambulações, quando encontrava uma vítima, ele se deitava sobre o corpo, paralisando a pessoa e sufocando sua boca até que ela não conseguisse mais respirar.

Nas montanhas do Laos, os hmongs podiam pedir a um xamã que fizesse um colar protetor, ou poderiam sacrificar animais para apaziguar seus ancestrais, que por sua vez afastariam o dab tsog. Mas agora esses homens estavam nos Estados Unidos, onde não havia xamãs, e eles não podiam mais realizar sacrifícios rituais para aplacar seus ancestrais, o que significava que não tinham proteção contra o dab tsog. Para que pudessem se integrar melhor à cultura norte-americana, muitos haviam se convertido ao cristianismo, assim negligenciando por completo seus antigos rituais.

A culpa por ter abandonado suas tradições era em si uma fonte de estresse crônico que talvez prejudicasse a saúde geral dos hmongs. Mas era à noite que os medos do dab tsog se tornavam realidade. Pesadelos perturbadores resultaram na experiência da paralisia do sono, na qual a mente se torna consciente, como se a pessoa estivesse totalmente acordada, mas o corpo é incapaz de se mover. A paralisia do sono não é, em si, perigosa – afeta cerca de 8% das pessoas.[2] Para os imigrantes hmongs, no entanto, a percepção era de que o dab tsog tinha vindo para se vingar. O resultado, Adler concluiu, era um pânico tão forte que poderia exacerbar uma arritmia no coração, levando à parada cardíaca.[3] E, à medida que o número de mortes aumentava, os homens hmongs ficavam cada vez mais assustados, criando uma espécie de histeria entre a população que pode ter sido responsável por uma profusão ainda maior de óbitos. Hoje essa explicação é aceita por muitos cientistas.[4]

As reportagens dos jornais da época descreveram o "primitivismo cultural" dessas pessoas, que estavam "congeladas no tempo" e cuja vida era "regida por superstição e mito". Mas agora os cientistas argumentam que somos todos suscetíveis a crenças tão potentes quanto o dab tsog. Pode ser que você não acredite em demônios, mas pensamentos sobre condicionamento físico e expectativas sobre saúde a longo prazo podem ter consequências reais para sua longevidade, incluindo o risco de doenças cardíacas. Esse é o enorme poder das expectativas. Somente quando reconhecemos sua influência é que podemos começar a usá-la a nosso favor de modo que assegure uma vida mais longa, saudável e feliz.

Essas afirmações provocativas podem soar perigosamente próximas do conteúdo de muitos livros de autoajuda da Nova Era, caso do best-seller *O segredo*, de Rhonda Byrne, que já vendeu milhões de exemplares. Byrne promoveu a "lei da atração" – a ideia de que, por exemplo, visualizar-se rico trará mais dinheiro para sua vida. Essas ideias baseadas na aplicação da fórmula pedir+acreditar+receber são pura pseudociência, ao passo que as descobertas descritas e examinadas neste livro são todas baseadas em experimentos robustos, publicados em periódicos especializados cujos trabalhos são revisados por colegas profissionais da área, e todas podem ser explicadas por mecanismos psicológicos e fisiológicos de aceitação consensual, a exemplo das ações dos sistemas nervoso e imunológico. Aprenderemos que nossas crenças e convicções podem influenciar muitos resultados importantes da vida, sem qualquer apelo ao paranormal.

Talvez você se pergunte também como é possível que o conteúdo de nossos pensamentos tenha alguma influência significativa no caos do mundo atual. Escrevi grande parte deste livro em meio à pandemia de Covid-19, quando muitos de nós sofríamos por entes queridos e temíamos por nossos meios de subsistência. Além disso, enfrentamos uma enorme incerteza e inquietação política, e muitas pessoas continuam a lutar contra enormes desigualdades estruturais. Diante de todas essas barreiras, pode parecer que nossas próprias expectativas, crenças e convicções têm pouco poder.

Seria tolice argumentar que o "pensamento positivo" é capaz de eliminar todas as infelicidades e ansiedades – e eu seria a última pessoa a fazer essa afirmação (as pesquisas científicas continuam a mostrar que simplesmente negar as dificuldades de uma situação serve apenas para levar a resultados piores). Veremos em breve, no entanto, que são muitas as formas pelas quais nossas crenças e convicções acerca de nossas próprias capacidades podem influenciar a maneira de lidar com os desafios e determinar o preço que cobram de nossa saúde física e mental. Embora muitas das crises de hoje estejam fora do nosso controle, nossas respostas a situações difíceis são amiúde o produto de nossas expectativas – e entender esse fato nos permite aumentar nossa resiliência e reagir da maneira mais construtiva aos problemas que enfrentamos.

De forma decisiva – e isso é algo que enfatizarei ao longo do livro –, o poder das expectativas descrito nos capítulos a seguir diz respeito a crenças e convicções específicas, e não a um otimismo ou pessimismo geral. Armado com conhecimento científico referente a como as expectativas moldam nossa vida, você terá condições de aprender a reenquadrar e reavaliar seu pensamento sem qualquer autoengano – e não é preciso se transformar em uma alegre e otimista Polyanna para tirar proveito disso.

Minha própria compreensão acerca do enorme poder das expectativas veio à tona há sete anos, durante um período turbulento em minha vida.

Como muitas pessoas, eu já havia sofrido de depressão e ansiedade, mas durante a maior parte da minha vida consegui resistir às ondas de infelicidade até que elas passassem. Então, depois de um período de intenso estresse, as baixas em meu estado de ânimo começaram a ficar mais profundas e mais prolongadas a ponto de já não serem suportáveis.

Reconhecendo esses sintomas, consultei meu médico, um clínico geral que me prescreveu um tratamento à base de antidepressivos e fez algumas das costumeiras advertências quanto aos conhecidos efeitos colaterais dos medicamentos, incluindo enxaqueca. Como era de se esperar, meu humor aparentemente se estabilizou, mas nos primeiros dias também senti fortíssimas dores de cabeça, que me davam a impressão de que um furador de gelo havia perfurado meu crânio. A dor era tão excruciante que tive certeza de que algo terrível estava acontecendo com meu cérebro. Como essa agonia poderia não ser um aviso?

No entanto, acontece que por acaso eu também havia começado a escrever um artigo de divulgação científica sobre o efeito placebo (do latim "agradarei").* Como já é notório, comprimidos de açúcar inertes muitas vezes podem reduzir os sintomas e acelerar a recuperação por meio da mera expectativa do paciente de que curarão o corpo, e isso coincide com mudanças fisiológicas na circulação sanguínea, equilíbrio hormonal e resposta imunológica.

Enquanto trabalhava na elaboração de meu artigo, descobri que muitas pessoas que tomam comprimidos de placebo não apenas sentem os benefícios do medicamento que acreditam estar tomando como relatam também seus efeitos colaterais, desde náuseas, dores de cabeça e desmaios até quedas, por vezes perigosas, da pressão arterial. E quanto mais as pessoas são informadas sobre esses efeitos colaterais, maior a probabilidade de relatá-los aos médicos. Essa variante inversa do efeito placebo é conhecida como efeito nocebo (do latim "prejudicarei", "causarei dano") e, tais quais as respostas placebo, esses sintomas não são simplesmente "imaginados", mas o resultado de mudanças fisiológicas mensuráveis – incluindo significativas alterações em nossos hormônios e neurotransmissores.

Para muitos antidepressivos, a grande maioria dos efeitos colaterais pode ser explicada pela resposta nocebo, em vez de uma reação inevitável. Em outras palavras, as terríveis dores que senti enquanto tomava a medicação eram perfeitamente reais – mas era o produto da expectativa da minha mente, e não dos efeitos químicos concretos dos fármacos. Sabendo disso, a dor logo desapareceu. Depois de mais alguns meses tomando os antidepressivos (sem efeitos colaterais), minha depressão e ansiedade diminuíram. Sem dúvida, o conhecimento de que muitos dos sintomas de abstinência podem surgir do efeito nocebo também me ajudou a me livrar da medicação.

Desde então, venho acompanhando de perto as pesquisas sobre a capacidade da mente de moldar nossa saúde, nosso bem-estar e nossas capacidades físicas e mentais. E agora está se tornando evidente que

---

* A palavra é o futuro do indicativo do verbo latino *placĕo/placere*, de "agradar, ser agradável, satisfazer". Dava-se esse nome a certas prescrições que o médico fazia "para agradar o doente", substâncias de pouca ou nenhuma ação terapêutica. Hoje a significação corrente é a de "substância sem ação terapêutica que se ministra para fins de observação". [N.T.]

as respostas placebo e nocebo aos fármacos são apenas dois exemplos de como as crenças podem se tornar profecias autorrealizáveis, mudando nossa vida para melhor ou para pior. Na literatura científica, esses fenômenos são chamados de "efeitos da expectativa", "efeitos da expectação", "efeitos de Édipo" (em referência à profecia autorrealizável na famosa peça de Sófocles) e "respostas de significado". Para simplificar, utilizo o primeiro – "efeitos da expectativa" – para descrever todos os fenômenos científicos que fundamentam as consequências de nossas crenças no mundo real.

O estudo com os faxineiros de hotéis é apenas um exemplo dessas pesquisas de ponta, mas há muitas outras descobertas fascinantes. Os chamados "bons dorminhocos reclamões" – pessoas que dormem por muitas horas a fio, mas superestimam a quantidade de tempo que passam acordadas e inquietas a cada noite – são muito mais propensos a sofrer maior fadiga e falta de concentração durante o dia, ao passo que os "maus dorminhocos que não reclamam" parecem escapar dos efeitos nocivos da insônia. Para os propósitos de nosso desempenho no dia seguinte, é nossa cabeça que determina se dormimos bem ou mal.

As crenças e convicções sobre as consequências da ansiedade, entretanto, podem alterar as respostas fisiológicas da pessoa ao estresse, afetando tanto o desempenho de curto prazo quanto o impacto de longo prazo na saúde mental e física. Profecias autorrealizáveis positivas e negativas também podem determinar a capacidade de memória, concentração e fadiga durante tarefas mentais complexas e a criatividade na resolução de problemas. Até mesmo a inteligência de uma pessoa – há muito considerada uma característica imutável – pode aumentar ou diminuir de acordo com as expectativas que ela tem.

Essas descobertas estão levando alguns cientistas a questionar os limites fundamentais do cérebro, sugerindo que talvez todos nós tenhamos reservas mentais inexploradas, as quais podemos liberar contanto que desenvolvamos a mentalidade certa. E isso tem implicações imediatas no trabalho e na educação, bem como na maneira de lidar com as novas pressões.

Os resultados mais impressionantes dizem respeito ao processo de envelhecimento. As pessoas que demonstram atitudes mais positivas em relação à velhice são menos propensas a desenvolver perda auditiva, fragilidade e doenças – e até mesmo a doença de Alzheimer – do que pessoas que associam o envelhecimento à senilidade e à deficiência. Em um sentido muito real, o que determina o quanto somos jovens é como nos sentimos por dentro.

O estudo de Harvard sobre os faxineiros de hotéis mostra que nossas expectativas não são imutáveis. Uma vez reconhecido o poder que nossas expectativas têm sobre nossa vida, as pesquisas propiciam algumas técnicas psicológicas muito simples que todos podemos aplicar para melhorar nossa saúde física e mental e desencadear todo o nosso potencial intelectual. Nas palavras de uma das pesquisadoras mais influentes neste campo, a psicóloga Alia Crum, da Universidade Stanford: "Nossa mente não é um observador passivo simplesmente percebendo a realidade como ela é; na verdade, nossa mente modifica a realidade. Em outras palavras, a realidade que vivenciaremos amanhã é, em parte, produto das mentalidades a que nos aferramos hoje".[5]

Então, de que modo o corpo, o cérebro e a cultura interagem de forma tão potente para produzir essas profecias autorrealizáveis? Quais são as crenças, convicções e expectativas que regem nosso bem-estar físico e mental? E de que maneira podemos empregar essas descobertas fascinantes em nosso próprio benefício? São as perguntas centrais às quais este livro se propõe a responder.

Iniciaremos nossa jornada com uma nova e revolucionária teoria de acordo com a qual o cérebro é uma "máquina de previsão" e que explica como as expectativas conscientes e inconscientes podem influenciar profundamente nossas percepções da realidade – desde as estranhas alucinações dos exploradores do Ártico até nossa experiência diante da dor e das doenças. É importante ressaltar que essa máquina de previsão pode alterar também a fisiologia do nosso corpo – o que nos leva a investigar em minúcias o poder da crença na medicina, incluindo uma intervenção psicológica extraordinariamente simples, capaz de acelerar a recuperação pós-cirúrgica. Descobriremos as maneiras pelas quais as expectativas podem ser transmitidas entre os indivíduos por meio do contágio social e as origens psicossomáticas de muitas crises de saúde recentes, incluindo o desconcertante aumento das alergias alimentares – e as maneiras de evitar ser vítima desses efeitos da expectativa.

Em seguida, ultrapassaremos as fronteiras da medicina a fim de examinar o poder da expectativa na saúde e no bem-estar cotidianos. Veremos de que modo a rotulagem dos alimentos pode mudar a forma como o corpo processa os nutrientes, com impacto direto na linha da cintura; de que maneira usar a mente para aliviar a dor dos exercícios físicos e melhorar a performance atlética sem precisar recorrer a substâncias estimulantes de desempenho esportivo; e como mudar nossas respostas físicas e mentais ao estresse. Entenderemos de que forma as crenças culturais predominantes em países como a Índia produzem concentração e força de vontade muito melhores. Aprenderemos também os segredos dos "supervelhinhos", seleto grupo de adultos que parece menos imune que as outras pessoas aos efeitos do tempo – a partir do caso da dançarina de salsa acrobática mais velha do mundo, e o poderoso potencial da crença para retardar a devastação ocasionada pelo tempo, até o envelhecimento de nossas células individuais. Por fim, retornaremos ao grupo étnico hmong para descobrir como a história desses imigrantes pode nos ajudar a criar nossas próprias profecias autorrealizáveis.

No final de cada capítulo, o leitor encontrará também resumos das técnicas para empregar o poder das expectativas a seu favor. Essas sínteses variam quanto ao nível de detalhes – mas, em geral, funcionarão melhor com repetição e prática. Encorajo que você lide com elas com a mente aberta – testando os princípios em situações cômodas, com o objetivo de tirar proveito dos pequenos ganhos. Embora possa ser tentador pular diretamente para as dicas concisas e práticas que você pode usar, esses efeitos da expectativa tendem a ser mais potentes se você entender a ciência por trás de sua eficácia. Quanto maior o grau de profundidade com que você processar o material, maiores serão os benefícios – portanto, também pode ser útil anotar as maneiras específicas pelas quais você espera aplicá-lo em sua vida. Talvez você queira até compartilhar os seus resultados nas redes sociais, através da hashtag #expectationeffect e #oladobomdasexpectativas, ou carregá-los no site www.expectationeffect.com, que atualizarei regularmente; algumas pesquisas sugerem que compartilhar com outras pessoas um efeito da expectativa – e ouvir as experiências de outras pessoas – pode incrementar o poder desse efeito.

Permita-me dizer com todas as letras e absoluta clareza: sua mente, sozinha, não consegue fazer milagres – você não pode simplesmente imaginar pilhas de dinheiro e achar que está rico, ou que por meio de visualizações positivas vai se curar de uma doença terminal. Contudo, suas expectativas e crenças podem influenciar – na verdade, já estão influenciando – sua vida de muitas outras maneiras surpreendentes e poderosas, e, se você quiser aprender como tirar proveito delas, continue lendo. Talvez você se espante com seu potencial de mudança pessoal.

CAPÍTULO I

A MÁQUINA DE PREVISÃO

*De que modo suas crenças e
convicções moldam sua realidade*

Faltavam apenas algumas noites para o Natal, e os drones pareciam estar ao mesmo tempo em todos os lugares e em lugar nenhum.

O drama começou às 9 da noite de 19 de dezembro de 2018, quando um agente de segurança do Aeroporto de Gatwick, em Londres, reportou a presença de dois veículos aéreos não tripulados (VANTs), um voando ao redor da cerca do perímetro, outro do lado de dentro do complexo. O receio de um ataque terrorista iminente levou ao fechamento da pista. Afinal, apenas dezenove meses antes ocorrera o ataque de um homem-bomba na Manchester Arena, atentado cuja autoria foi reivindicada pelo Estado Islâmico (ISIS), e circularam rumores de que os extremistas planejavam transportar explosivos em drones comerciais.

Nas trinta horas seguintes, o caos se intensificou, e, por conta de dezenas de outros avistamentos, as autoridades decidiram manter o aeroporto fechado. Por mais que tentassem, no entanto, os agentes de segurança e policiais simplesmente não conseguiam localizar os drones, que pareciam desaparecer tão logo eram avistados por testemunhas oculares. Fato ainda mais surpreendente: os operadores dos objetos voadores pareciam ter encontrado uma maneira de evitar o sistema de rastreamento e desativação dos militares, que se mostrou incapaz de detectar qualquer atividade incomum na área, apesar de um total de 170 avistamentos relatados. A notícia logo se espalhou pela mídia internacional, que alertou que ataques semelhantes poderiam ocorrer em outros países.

Por volta das 6 da manhã do dia 21 de dezembro, a ameaça finalmente parecia ter passado, e o aeroporto foi reaberto para pousos e decolagens. Quem estava por trás do ataque – fosse um terrorista ou um brincalhão – alcançou seu objetivo de espalhar o caos, atrapalhando as viagens de 140 mil passageiros, com o cancelamento de mais de mil voos. Apesar de oferecer uma substancial recompensa, a polícia foi incapaz de encontrar um culpado, e não existe nem sequer uma única fotografia que ofereça evidências de um ataque – isso levou algumas pessoas (incluindo da própria polícia) a questionar se de fato havia algum drone na área.[1] Mesmo que em algum momento um drone tenha sobrevoado os arredores do aeroporto, é claro que a grande maioria dos avistamentos era falsa, e o caos resultante foi, quase que com toda a certeza, desnecessário.

Diante de tantos relatos independentes de dezenas de fontes, é fácil descartar a possibilidade de que tenha sido mentira ou alguma conspiração. Em vez disso, o episódio demonstra a poderosa capacidade da expectativa no sentido de alterar nossa percepção e – vez por outra – criar uma visão de algo que é totalmente falso.

De acordo com um número crescente de neurocientistas, o cérebro é uma "máquina de previsão" que constrói uma simulação elaborada do mundo, baseada tanto em suas expectativas e experiências anteriores quanto nos dados brutos que atingem os sentidos. Para grande parte das pessoas, na maioria das vezes, essas simulações coincidem com a realidade objetiva, mas de quando em quando podem se afastar muito do que existe de verdade no mundo físico.[2]

O conhecimento acerca dos mecanismos de funcionamento da máquina de previsão pode explicar de tudo, desde avistamentos de fantasmas até decisões desastrosas de tão ruins tomadas por árbitros esportivos – e o misterioso aparecimento de drones inexistentes no céu de inverno. Isso nos ajuda a entender por que o nome de uma marca de cerveja conhecida pode alterar o sabor da bebida e mostra por que, para alguém que sofre de fobia, o mundo parece muito mais assustador do que de fato é. Essa nova e grandiosa teoria unificadora do cérebro também prepara o terreno para todos os efeitos da expectativa que examinaremos neste livro.

■ A ARTE DE VER

As sementes dessa extraordinária concepção do cérebro foram semeadas em meados do século XIX pelo polímata alemão Hermann von Helmholtz. Estudando a anatomia do globo ocular, ele percebeu que os padrões de luz que atingem a retina seriam confusos demais para nos permitir reconhecer o que está ao nosso redor. O mundo 3D – com objetos situados em várias distâncias diferentes e ângulos estranhos – foi achatado em dois discos bidimensionais, resultando em contornos obscurecidos e sobrepostos que seriam difíceis de interpretar. E o mesmo objeto pode refletir cores muito diferentes, dependendo da fonte de luz. Se você estiver lendo este livro físico em um ambiente fechado ao entardecer, por exemplo, a página refletirá uma quantidade menor de luz do que uma página cinza-escura sob a luz direta do sol –, mas, em ambos os casos, elas parecem nítida e inequivocamente brancas.

Helmholtz sugeriu que o cérebro se vale de experiências passadas para arrumar a bagunça visual e chegar à melhor interpretação possível do que ele recebe por meio de um processo que chamou de "inferência inconsciente". Podemos pensar que estamos vendo o mundo sem filtros, mas, na verdade, Helmholtz propôs que a visão é engendrada no "fundo escuro" da mente, com base no que o cérebro supõe ser mais provável.[3]

As teorias ópticas de Helmholtz influenciaram artistas pós-impressionistas como Georges Seurat,[4] mas foi apenas na década de 1990 que a ideia realmente começou a decolar na neurociência – com sinais de que as previsões do cérebro influenciam cada um dos estágios do processamento visual.[5]

Antes de você entrar em uma sala, seu cérebro já construiu muitas simulações do que pode haver lá, possibilidades que ele compara com o que realmente encontra no recinto. Em determinados momentos, pode ser que as previsões precisem de um reajuste, uma sintonia fina, de modo a serem mais compatíveis com os dados da retina; em outros, a confiança do cérebro em suas previsões pode ser tão robusta que ele escolhe descartar alguns sinais ao mesmo tempo em que acentua outros. Ao longo de inúmeras repetições desse processo, o cérebro chega a uma "melhor estimativa" da cena. Moshe Bar, neurocientista da Universidade Bar-Ilan, em Israel, que encabeçou grande parte desse trabalho de pesquisa, define assim a questão: "Nós vemos aquilo que prevemos, em vez do que de fato está lá".

Hoje são abundantes as evidências a corroborar essa hipótese, incluindo a anatomia do cérebro. Se observarmos a estrutura do córtex visual – semelhante a uma fiação elétrica – na parte de trás da cabeça, constataremos que os nervos que trazem sinais elétricos desde a retina estão em enorme desvantagem numérica em relação às conexões neurais que alimentam previsões de outras regiões do cérebro.[6] Em termos de dados fornecidos, o olho é um elemento relativamente pequeno (mas reconhecidamente essencial) da nossa visão, ao passo que o restante das coisas que vemos é criado "no escuro" dentro do crânio.

Ao medir a atividade elétrica do cérebro, neurocientistas como Bar conseguem verificar os efeitos de nossas previsões em tempo real. Ele observou, por exemplo, a passagem de sinais das regiões frontais do cérebro – que estão envolvidas na formação de expectativas – de volta ao córtex visual nos estágios iniciais do processamento visual, muito antes de a imagem aparecer em nossa consciência.[7]

São muitas as boas razões pelas quais podemos ter evoluído para ver o mundo dessa maneira. Para começo de conversa, o uso de previsões para nortear a visão ajuda o cérebro a reduzir a quantidade de informação sensorial que ele realmente processa, de modo que possa se concentrar nos detalhes mais importantes – as coisas que são mais surpreendentes e que não se encaixam nas simulações que ele está fazendo no momento.

Helmholtz notou originalmente que a dependência do cérebro em relação à previsão pode também nos ajudar a lidar com ambiguidades incríveis.[8] Se você examinar a imagem a seguir – uma fotografia real, embora de baixa qualidade, esbranquiçada –, provavelmente terá dificuldade para identificar algo reconhecível.

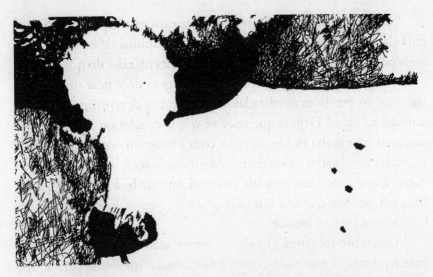

Se eu lhe disser para procurar uma vaca, no entanto – de frente para você, com a cabeça grande voltada para a esquerda da imagem –, talvez você descubra que algo de alguma forma "combina" ou "bate" e, assim que a ficha cai, de repente a imagem passa a fazer muito mais sentido. Nesse caso, você acabou de aprender o processamento preditivo do seu cérebro reajustando seus modelos mentais para fazer uso de conhecimento adicional, transformando a imagem em algo significativo.

Ou, o que você vê quando olha para a seguinte imagem? (Tente por pelo menos dez segundos antes de continuar.)

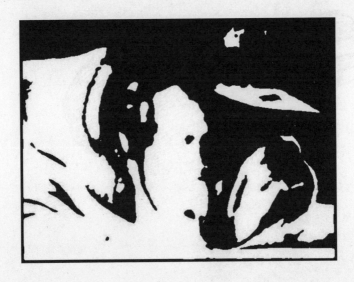

Se você for como eu, de início achará extremamente difícil distinguir algo específico. E se eu disser que é um animal de estimação dos mais populares? Se ainda está pelejando para entender do que se trata, consulte a imagem original (página 42). Agora deve ficar muito mais claro: são as previsões atualizadas do seu cérebro de repente atribuindo sentido ao caos.[9] Depois que você vê o que é, acha quase impossível acreditar que tenha ficado confuso com a imagem – e o efeito dessas previsões atualizadas é duradouro. Mesmo que você volte a esta página daqui a um ano, é muito mais provável que atribua sentido lógico à imagem do que quando viu pela primeira vez os incompreensíveis borrões em preto e branco.

O cérebro recorrerá a qualquer informação contextual que puder para refinar suas previsões – com consequências imediatas para aquilo que vemos (se você se deparou com essa imagem em um pet shop ou no consultório de um veterinário, é muito mais provável que logo à primeira vista tenha enxergado um cachorro). Até mesmo a época do ano pode determinar de que modo seu cérebro processa visões ambíguas. Dois cientistas suíços, por exemplo, foram para a entrada principal do Zoológico de Zurique e perguntaram aos visitantes o que eles viam ao olhar para a versão de uma famosa ilusão visual, notoriamente ambígua:

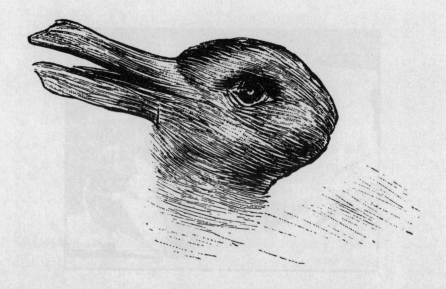

Em outubro, cerca de 90% dos visitantes do zoológico informaram enxergar um pássaro olhando para a esquerda. Na Páscoa, porém, esse número caiu para 20%, pois agora a grande maioria via um coelho olhando para a direita. Das crianças menores de 10 anos, para quem o Coelhinho da Páscoa pode ser uma figura especialmente importante, quase 100% viram um coelho no fim de semana de feriado pascal. Nossa máquina de previsão avaliou qual das potenciais interpretações da imagem ambígua era mais relevante, e a época do ano fez pender a balança – com um efeito tangível na experiência visual consciente das pessoas.[10]

Agora sabemos que a influência "de cima para baixo" das expectativas do cérebro não se limita à visão, mas rege todos os tipos de percepção sensorial. E é incrivelmente eficaz. Suponha que você esteja dirigindo um carro em um dia de nevoeiro: se você conhece de antemão o caminho, suas experiências anteriores ajudarão seu cérebro a distinguir a visão de uma placa de trânsito ou de outro carro em meio à bruma, de modo a evitar um acidente. Ou imagine que você está tentando descobrir o significado das palavras de alguém em uma conversa por telefone em uma linha que chia e crepita. Isso será muito mais fácil se você já estiver familiarizado com o sotaque e as cadências da voz do interlocutor, graças à máquina de previsão.

Ao prever os efeitos de nossos movimentos voluntários, o cérebro é capaz de atenuar a sensação de toque quando uma parte de nosso corpo entra em contato com outra, de modo que não levamos um baita susto sempre que uma de nossas pernas roça na outra ou toda vez que nosso braço toca nosso flanco (é também por essa razão que uma pessoa não consegue fazer cócegas em si mesma). Erros nas simulações internas das pessoas também podem explicar por que razão os amputados ainda sentem dor em braços e pernas extirpados – o cérebro não atualizou por completo seu mapa do corpo e prevê, equivocadamente, que o membro "fantasma" está em grande sofrimento.

Inevitavelmente, haverá alguns pequenos erros em cada uma das simulações cerebrais do mundo ao nosso redor – um objeto equivocado ou uma frase mal compreendida, que logo são corrigidos. Vez por outra, no entanto, essas simulações podem dar errado, e expectativas elevadas evocam nítidas ilusões de coisas que não existem no mundo real – a exemplo dos drones sobrevoando o segundo maior aeroporto do Reino Unido.

Em uma brilhante demonstração dessa possibilidade, solicitou-se a participantes de um estudo que assistissem a uma tela com pontos cinza aleatórios (como o "chuvisco" em uma TV analógica fora do ar). Com um sugestionamento adequado, eles poderiam ser induzidos a enxergar rostos em 34% das tentativas, mesmo que não houvesse nada na tela além de uma poluição visual aleatório. A expectativa de que um rosto apareceria levou o cérebro desses participantes a aguçar certos padrões de pixels no mar de cinza, levando as pessoas a alucinar e enxergar uma imagem significativa, com uma frequência surpreendente. Além do mais, eletroencefalogramas mostraram o cérebro formando essas alucinações em tempo real: os participantes demonstraram atividade neural intensificada nas regiões normalmente associadas à percepção do rosto.[11] Fica claro que ver não é acreditar – acreditar é ver.

Acreditar é também ouvir. Pesquisadores holandeses disseram a alguns estudantes que eles talvez conseguissem ouvir uma versão bem fraca da canção natalina "White Christmas", de Bing Crosby, embutida em uma gravação de ruído branco. Apesar do fato de que, do ponto de vista objetivo, não havia o menor indício de música, quase um terço dos participantes relatou de fato ter sido capaz de ouvir a canção. A crença implantada acerca do que estavam prestes a ouvir levou o cérebro dos estudantes a processar o ruído branco de maneira diferente, acentuando alguns elementos e silenciando outros, até que, em um delírio, perceberam o som da cantoria de Crosby. Curiosamente, um estudo de acompanhamento constatou que alucinações auditivas desse tipo são mais comuns quando nos sentimos estressados e consumimos cafeína, que é considerada uma substância levemente alucinógena e pode levar o cérebro a depositar mais confiança em suas previsões.[12]

Se pensarmos naqueles agentes de segurança de Gatwick, é fácil imaginar que o medo de um ataque terrorista iminente seria capaz de evocar a imagem de um drone sobrevoando o manto cinza do céu de inverno, onde poderia haver muitas figuras ambíguas – pássaros ou helicópteros, por exemplo – que a máquina de previsão talvez interpretasse de forma equivocada. E, quanto mais avistamentos fossem relatados, mais pessoas esperariam ver outros drones. Se os cientistas tivessem condições de examinar o cérebro dessas pessoas, é bastante provável que encontrariam exatamente a mesma atividade cerebral de alguém a observar um drone real.[13]

Alucinações momentâneas desse tipo podem resultar de erros da máquina de previsão em inúmeras outras situações. Aparentemente, visões estranhas são ocorrências comuns entre os exploradores polares, por exemplo, já que o vazio imutável da paisagem – a "escuridão branca", como alguns a descrevem – causa estragos nas simulações da máquina de previsão.

Um dos exemplos mais memoráveis desse fenômeno diz respeito à expedição do norueguês Roald Amundsen à Antártica. Em 13 de dezembro de 1911, a equipe de Amundsen estava a uma curta distância do polo e temia a possibilidade de a expedição concorrente, encabeçada pelo britânico Robert Falcon Scott, chegar primeiro ao objetivo. Enquanto montavam acampamento, um dos integrantes do grupo de Amundsen, Sverre Helge Hassel, anunciou aos gritos que havia visto pessoas se movendo ao longe. Não demorou muito para que todos os integrantes da equipe também conseguissem enxergar essas pessoas. Quando os exploradores correram para a frente, no entanto, logo descobriram que era simplesmente uma pilha de cocô de seus próprios cachorros na neve. A mente dos exploradores transformou uma pilha de excrementos na coisa que eles temiam – os rivais na corrida da primeira expedição ao Polo Sul.[14]

Muitas experiências supostamente paranormais podem surgir por meio de um processo semelhante. À guisa de exemplo: quando ocorreu um incêndio na Catedral de Notre Dame, em Paris, em 15 de abril de 2019, várias testemunhas relataram ter visto em meio às chamas uma imagem na forma de Jesus.[15] Alguns presumiram que era um sinal da desaprovação de Deus aos acontecimentos do mundo; outros, que estava tentando oferecer conforto às pessoas afetadas pelos danos do incêndio. Mas os cientistas argumentaram que foram as crenças subjacentes dos observadores que levaram o cérebro deles a construir algo significativo a partir de ambíguos padrões de luz. Sempre que alguém afirma ter visto um fantasma, ou ter ouvido as vozes dos mortos-vivos na estática de um rádio fora de sintonia, ou ter visto uma imagem de Elvis Presley nas nuvens, a culpa pode ser de uma máquina de previsão exagerada reagindo de forma desmedida. Esses fenômenos são consequências naturais de como o cérebro normalmente atribui sentido ao mundo, ainda que, claro está, a probabilidade de que ocorram é muito maior se a pessoa já tiver crenças religiosas ou paranormais.

Seria bom para atletas e árbitros ter em mente o papel da máquina de previsão durante controvérsias esportivas. Quando um tenista e um árbitro discutem sobre a marcação de um ponto, isso reflete uma grave diferença na experiência perceptiva: um "viu" a bola quicar dentro da quadra, ao passo que o outro "viu" a bola bater fora da linha. Nenhuma das partes está sendo burra ou desonesta – a mente de cada um simplesmente construiu diferentes simulações do mundo ao redor, fazendo com que tenham experiências radicalmente diferentes do evento. Para cada pessoa, a percepção pode parecer tão "real" quanto o verde da grama ou o azul do céu. Um tenista confiante, sobretudo, pode estar inclinado de antemão a ver a bola caindo a seu favor e, sem qualquer intenção consciente de enganar o árbitro, isso pode influenciar sua percepção – fenômeno que os psicólogos chamam de "visão positiva".[16]

Na ocasião do "ataque" de drones ao aeroporto, a polícia de Gatwick fez questão de enfatizar a credibilidade de suas testemunhas oculares, mas a teoria do cérebro como uma máquina de previsão sugere que pode não existir um observador totalmente objetivo. Na definição do neurocientista Anil Seth: "Não percebemos o mundo apenas de forma passiva, nós o geramos ativamente. O mundo que vivenciamos vem tanto (se não mais) de dentro para fora quanto de fora para dentro".[17] As expectativas de nosso cérebro estão intrinsecamente entrelaçadas em todas as nossas experiências.

As implicações filosóficas dessa subjetividade inerente são bastante profundas. Todavia, como logo descobriremos, a teoria do cérebro como uma máquina de previsão também tem imensas consequências para o nosso bem-estar – revelações, achados, percepções esclarecedoras que vão muito além do surgimento de estranhas ilusões visuais. Para ver como isso se dá, precisamos conhecer uma paciente extraordinária.

■ "EU ESTAVA CEGA, MAS AGORA EU VEJO"

Uma jovem a quem chamarei de Sara estava no final da adolescência quando, ao acordar, percebeu que estava quase completamente cega.

Sua visão vinha se deteriorando havia seis meses; naquele momento ela enxergava apenas um tênue brilho ao redor de certas fontes de luz – todo o resto era escuridão. Os oftalmologistas não conseguiram encontrar nada de errado com os olhos dela, conhecimento que não servia de nada para ajudar Sara em seu bem-estar diário – ela contava cada passo com cautela e tateava os móveis para se movimentar pela casa.

Após um sem-número de exames, Sara recebeu o diagnóstico de um "transtorno de sintomas neurológicos funcionais" (FND, na abreviação em inglês), termo que descreve um grave problema no funcionamento do cérebro e do sistema nervoso, sem qualquer evidência de dano anatômico. Outros exemplos incluem surdez, perda de sensibilidade ou de movimento nos braços e nas pernas ou incapacidade de sentir dor – tudo isso em indivíduos saudáveis do ponto de vista fisiológico. E não se trata de ocorrências tão raras quanto se poderia supor: apesar da conscientização pública relativamente baixa, os FNDs são na verdade a segunda causa mais comum para uma pessoa ser encaminhada a um neurologista (depois de enxaquecas e dores de cabeça).[18] Sigmund Freud presumiu que esses sintomas eram consequência de estresse reprimido ou trauma. Hoje, muitos neurologistas acreditam que FNDs como o de Sara podem ser resultado direto de erros nas previsões do cérebro, que de alguma forma debilitam o processamento normal dos sinais sensoriais a tal ponto que eles deixam de ser percebidos. No caso de Sara, o cérebro dela estava efetivamente fechando as persianas sobre seus olhos.

De início, Sara hesitou diante da sugestão de que sua condição tinha origens "psicogênicas"; dava a impressão de ser um diagnóstico bizarro, uma vez que ela jamais havia sofrido distúrbios psiquiátricos; como estava enfrentando com notável resiliência sua recém-desenvolvida cegueira, Sara acabou sendo encaminhada para Jon Stone, neurologista da Universidade de Edimburgo especializado em FNDs. Durante as conversas iniciais, ele descobriu que, antes de perder a visão, Sara padecia de enxaquecas crônicas, que pareciam ser desencadeadas pela luz. Isso a levava a passar cada vez mais tempo encerrada em um quarto escuro, até que certa manhã ela acordou sem visão alguma.

Stone sugeriu que, em decorrência de sua crescente "fotofobia" (aversão à luz) e da constante busca pela escuridão, o cérebro de Sara de alguma forma ficou preso na ideia de que não conseguia enxergar nada. E, embora essa expectativa errônea possa ter surgido de forma inconsciente, Stone tinha a esperança de que fosse possível corrigir o erro por meio de encorajamento e discussão contínuos. Para tanto, o neurologista fazia questão de salientar toda vez que Sara o olhava nos olhos ou copiava determinados gestos – prova de que, inconscientemente, o cérebro dela ainda era capaz de processar alguma informação visual – e incentivou a família dela a fazer o mesmo em casa.

Como incentivo adicional, Stone utilizou também uma forma não invasiva de estimulação cerebral, na qual uma bobina eletromagnética, colocada no couro cabeludo, ativava os neurônios sob o crânio. A amplificação da atividade elétrica no córtex visual pode provocar a sensação de flashes de luz brilhantes sem qualquer entrada de informação através dos olhos. O uso dessa estimulação, portanto, forneceu evidências diretas de que o cérebro de Sara ainda era capaz de percepção visual e propiciou um lembrete de qual era a sensação de ver.

Funcionou. Após a primeira sessão de estimulação cerebral, Sara relatou ter conseguido enxergar com mais intensidade a luz forte da tela do celular; na terceira sessão, ela começou a ver imagens coloridas pela primeira vez desde o início de sua cegueira. O progresso foi lento, mas, oito meses após o início do tratamento, certa manhã Sara acordou e descobriu que sua visão havia se recuperado por completo. De maneira extraordinária, as enxaquecas crônicas também cessaram – e em duas semanas Sara estava livre de sintomas e capaz de retornar ao seu estilo de vida anterior.[19]

■ MEDO DE ENCOLHER

A experiência de Sara demonstra o poder absoluto da máquina de previsão e – igualmente importante – mostra a possibilidade de corrigir esses graves erros. Felizmente, a maioria de nós nunca terá de passar por uma experiência tão violenta em termos de falhas do cérebro, mas, de muitas maneiras sutis, nossas percepções são influenciadas por expectativas nada saudáveis, todos os dias de nossa vida, para o bem ou para o mal. Podemos descrevê-las como microilusões – pequenos desvios na percepção que confirmam e ampliam o que já estamos sentindo.

Para dar um exemplo simples da minha própria vida: recentemente passei pela experiência de sofrer duas tentativas de roubo do meu apartamento, nas quais intrusos tentaram forçar a fechadura da porta da frente enquanto eu estava dormindo. Durante meses a fio, meu cérebro transformava qualquer pequeno ruído – de dia ou de noite – no som da minha porta sendo arrombada por algum criminoso. Até mesmo o acionamento de uma impressora em outro cômodo parecia semelhante ao clique da fechadura, e eu corria para ver se havia outro invasor. Tudo isso resultava das tentativas excessivamente zelosas da minha máquina de previsão de identificar outra ameaça.[20]

Com o tempo – e depois de trocar as fechaduras do meu apartamento –, deixei de ouvir esses arrombamentos fantasmas. Mas hoje existem fortes evidências de que muitas ansiedades e fobias duradouras são acompanhadas – e talvez parcialmente causadas – por percepções permanentemente distorcidas de perigos potenciais no ambiente. Em um estudo, pediu-se a pessoas com medo de altura, por exemplo, que subissem a uma sacada de 8 metros, olhassem para baixo e tentassem adivinhar a distância até o chão. Em média, a estimativa dos acrófobos eram cerca de 1,5 metro maiores do que a das pessoas sem a sensação de medo de altura.[21] Da mesma forma, na percepção de pessoas com aracnofobia, as aranhas são muito maiores e mais rápidas do que realmente são – e quanto maior o nível de medo dos aracnofóbicos, mais evidente a ilusão.[22] Quando está à espreita na parede ao lado de uma dessas pessoas, uma aranha doméstica comum pode começar a adquirir o aspecto de uma ameaçadora tarântula.

Percepções distorcidas, resultantes de vieses nas previsões do cérebro, também podem contribuir para nossas ansiedades sociais. Quando as pessoas se sentem tímidas, tristes ou nervosas, tendem a atribuir a fotografias de rostos neutros uma aparência mais hostil, em comparação com pessoas que se encontram em um estado de espírito mais calmo.[23] Para piorar as coisas, a expectativa (consciente ou inconsciente) de rejeição leva as pessoas a se demorar por mais tempo nos rostos potencialmente hostis, ignorando qualquer sorriso amigável. Em um experimento inesquecível, psicólogos monitoraram os movimentos oculares de um grupo de estudantes universitários enquanto assistiam a vídeos de adolescentes durante o intervalo das aulas.

Descobriram que o sucesso social do indivíduo alterava fortemente suas experiências com os vídeos. Os universitários que já se sentiam populares e queridos em sua própria vida tendiam a olhar para os adolescentes que acenavam, conversavam e sorriam, ao passo que as pessoas que viviam às voltas com o isolamento e a solidão mal notavam qualquer sinal de vivacidade e alegria. Pelo contrário: eram muito mais propensas a se concentrar em expressões de indelicadeza ou rejeição.[24] O psicólogo Mitch Prinstein observou: "Era como se tivessem assistido a filmes totalmente diferentes – concentrando-se de forma muito mais intensa em deixas e sugestões que mal eram percebidas pelos outros".[25]

Pode ser que você já tenha sentido isso na pele antes de um evento especialmente difícil, como, por exemplo, falar em público: por causa de nossos medos, uma plateia pode parecer apinhada de rostos com expressão entediada ou crítica. Ou talvez você simplesmente tenha acordado de mau humor e aí repara que todas as pessoas a bordo do trem que o leva para o trabalho parecem especialmente hostis naquela manhã específica. Trata-se de distorções temporárias. Para muita gente, no entanto, a expectativa de hostilidade pode ter raízes profundas desde a mais tenra idade – os efeitos das rejeições do passado deixam uma marca indelével em todo o seu mundo social, de modo que essas pessoas nunca chegam a vivenciar verdadeiramente as expressões de amizade ao seu redor.

Em cada um desses exemplos, a visão distorcida do mundo parece totalmente objetiva. Graças à interação entre o estado de ânimo, as previsões do cérebro e as informações sensoriais concretas, uma pessoa ansiosa ou deprimida realmente "vê" o mundo como um lugar muito mais ameaçador, exatamente da mesma maneira que as testemunhas oculares em Gatwick "viram" os drones. E esse processamento enviesado pode ter efetivas consequências comportamentais, levando a pessoa a evitar as mesmas situações que poderiam ajudar a realinhar as previsões do cérebro. Se uma escada rolante parecer muito mais alta do que de fato é, a pessoa achará muito mais difícil colocar o pé no primeiro degrau; e, se todos os rostos ao seu redor parecerem carrancudos, será muito menor a probabilidade de entabular conversa com alguém sentado ao seu lado.

Felizmente, com treinamento, é possível aprender a neutralizar essas microilusões.[26] Com efeito, a terapia de exposição – na qual as pessoas são estimuladas a confrontar diretamente seus medos – pode funcionar por meio da recalibragem das percepções das pessoas. Em 2016, uma equipe de pesquisadores alemães pediu a aracnofóbicos que usassem um capacete de realidade virtual e vagassem por salas contendo representações realistas de aranhas, com um objetivo simples: manter a calma e evitar sair correndo da ameaça. Ao longo da sessão, não apenas diminuiu o medo dos participantes em relação a aranhas reais, mas suas estimativas acerca do tamanho das aranhas também se tornaram muito mais realistas.[27]

Também é possível direcionar com objetividade as percepções distorcidas, usando uma técnica conhecida como modificação de viés cognitivo. Pessoas com ansiedade, por exemplo, recebem jogos de computador simples nos quais são apresentadas séries de expressões faciais – ilustradas, por exemplo, na forma de elfos, duendes e fadas escondidos em uma paisagem montanhosa. A tarefa do participante é encontrar rapidamente o rosto sorridente e feliz, ignorando a expressão mais hostil (se você estiver interessado em tentar por conta própria, cogite a ideia de fazer o download do aplicativo Personal Zen, desenvolvido por pesquisadores da Universidade Municipal de Nova York e – no momento em que escrevo este livro – disponível em uma versão de teste gratuita na maioria dos smartphones). O objetivo é reajustar o processamento visual do cérebro para que deixe de acentuar a informação ameaçadora em uma cena. E muitos pacientes relatam benefícios significativos com esse tratamento. Até mesmo uma única sessão de um programa como o Personal Zen parece acarretar mudanças de curto prazo nos sentimentos e comportamentos das pessoas – melhorando, por exemplo, seu desempenho ao falar em público –, ao passo que um treinamento mais regular leva a melhorias mais duradouras.[28]

O simples reconhecimento da subjetividade inerente ao cérebro me ajuda a lidar com meus períodos de esmorecimento e baixo-astral. Quando me sinto ansioso ou deprimido – e o mundo ao redor parece confirmar meus temores –, tento explicar a mim mesmo o fato de que as minhas emoções e as expectativas que as acompanham talvez tenham influenciado minha percepção. Uma vez que as expectativas negativas também podem enviesar nossa atenção, também me esforço mais para procurar atos concretos e inequívocos de benevolência, bondade e generosidade – em essência, reproduzindo em uma cidade da vida real os jogos de modificação de viés cognitivo.

Desnecessário dizer que essa estratégia não é uma panaceia para doenças mentais graves, mas creio que muitas vezes ela me impede de despencar na espiral do pensamento negativo que outrora teria exacerbado e prolongado meu desânimo. É apenas um exemplo de como, tão logo entendemos o poder das expectativas, podemos recalibrar nossas previsões para vivenciar uma visão mais saudável e feliz do mundo.

■ O GOSTO ESTÁ NA BOCA DE QUEM VÊ

O poder da expectativa é bem conhecido sobretudo no mundo da gastronomia, em que profissionais de marketing e chefs há muito tiram proveito da máquina de previsão para aumentar o prazer que as pessoas sentem com seus pratos.[29]

Na década de 1960, em um dos primeiros experimentos acerca dos efeitos "de cima para baixo" no sabor, dois cientistas norte-americanos analisaram a percepção das pessoas sobre as refeições dos astronautas, por exemplo, um milk-shake saudável com sabor de chocolate e abastecido de proteínas, carboidratos e vitaminas. Sem conhecer a origem da bebida, as pessoas tendiam a achar o sabor pouco apetitoso – um primo pobre e ruim do típico leite batido com achocolatado. No entanto, quando a bebida era explicitamente identificada com o rótulo de "alimento espacial", a apreciação do público aumentava em níveis drásticos. O nome exótico – associado à ciência de ponta – suscitava expectativas e, como resultado, agia como um poderoso realçador de sabor.[30] Agora sabemos que isso teria sido o resultado direto do processamento "de cima para baixo" por parte das pessoas, o que modificava o sabor da bebida de acordo com as expectativas delas.

Mais recentemente, pesquisadores do Instituto de Tecnologia de Massachusetts (MIT) abordaram frequentadores de dois dos icônicos pubs do campus da universidade, o Muddy Charles e o Thirsty Ear, para um simples teste de sabor. As pessoas que concordaram em participar de um teste receberam uma amostra de uma cerveja comum (das marcas Budweiser ou Samuel Adams) e a desconhecida "MIT Brew" [Cerveja do MIT]. Tal qual o "alimento espacial", a MIT Brew soava inovadora e empolgante – como se fosse fermentada com a mais avançada tecnologia do mundo. Os bebedores desconheciam o fato de que era uma cerveja idêntica às marcas comuns, exceto que os cientistas adicionavam em cada copo algumas gotas de vinagre balsâmico.

A princípio, a ideia de uma cerveja condimentada com vinagre pode não parecer apetitosa, mas os frequentadores dos pubs adoraram a mistura, e cerca de 60% dos que experimentaram a novidade relataram uma forte predileção pela MIT Brew em relação à cerveja comum. Saber da presença do vinagre não alterava essa preferência, contanto que as pessoas fossem avisadas disso após a degustação. Não era o caso, no entanto, quando eram informadas sobre a natureza do "ingrediente secreto" antes de provar a bebida – aí, apenas cerca de 30% dos bebedores apreciavam a singular mistura de sabores em relação à outra amostra. O efeito da expectativa do bebedor quanto à experiência do sabor da cerveja foi suficiente para reduzir pela metade a popularidade da MIT Brew.[31]

Pode ser que você mesmo tenha vivenciado experiência muito semelhante ao provar uma garrafa de vinho caro. Graças às expectativas alteradas quanto à qualidade, saber de antemão que determinado rótulo custa mais caro pode resultar em uma acentuada melhora no sabor do vinho – independentemente do efetivo sabor da bebida.[32] Mudanças na aparência podem ter efeitos semelhantes. Quando cientistas coloriram o vinho branco para fazê-lo passar por tinto, os participantes da degustação notaram notas muito mais ricas em seu sabor – os traços de "ameixa", "chocolate" ou "tabaco" tipicamente associados a vinhos tintos de verdade. E o poder das expectativas é tão forte que até mesmo os enólogos mais especializados caem nessa ilusão gustativa.[33]

Os efeitos de nossos vieses são evidentes nos exames de neuroimagem que mostram a resposta do cérebro aos alimentos. Por exemplo: quando participantes de um estudo receberam uma amostra básica de glutamato monossódico – responsável pelo sabor umami* – juntamente

---

* Além do doce, salgado, amargo e azedo, alguns cientistas e profissionais da gastronomia consideram a existência de um quinto sabor: o umami ("sabor delicioso"),

de uma única frase detalhando seu "sabor rico e delicioso", mostraram maior atividade nas regiões cerebrais que processam o prazer gustativo em comparação com as pessoas informadas apenas de que estavam recebendo "glutamato monossódico" ou "água do cozimento de vegetais".[34]

Às vezes, a mesmíssima substância pode evocar prazer intenso ou nojo total, a depender das expectativas da pessoa. Uma mistura de ácido isovalérico e butírico, por exemplo, cria um odor levemente acre que pode ser encontrado em duas substâncias conhecidas: queijo parmesão e vômito. Mas seu cérebro processará o mesmo aroma de maneira muito diferente, dependendo de como ele é rotulado, levando-nos a salivar ou vomitar.[35]

Esses efeitos da expectativa perceptivos não são tão diferentes do desembaralhamento das imagens nas páginas 23 e 24 – em ambos os casos, os rótulos ajudam a atribuir sentido a sinais ambíguos que podem ser interpretados de várias maneiras. Diante dessas descobertas, não é de admirar que o gosto das diferentes pessoas em relação à comida varie tanto – dependendo de suas expectativas e associações, elas podem estar experimentando coisas completamente diferentes.

Quando for experimentar um alimento pela primeira vez, você pode aplicar essas descobertas por si mesmo lendo com antecedência sobre a refeição; ao saber por que outras pessoas apreciam o prato, você preparará seu cérebro para entender os sinais gustativos, a fim de que possa apreciar mais plenamente a combinação de sabores com a qual está pouco familiarizado. Isso será importante sobretudo se você estiver em viagem e encontrar comidas fora de sua zona de conforto habitual. O durião, fruto famoso pelo odor acre, por exemplo, será muito menos desagradável e desconcertante se você for orientado a reconhecer os "matizes de avelã, damasco, banana caramelizada e creme de ovos" descritos por alguns conhecedores, em vez das usuais comparações com carne podre e malcheirosa.[36]

Você pode aplicar os mesmos princípios ao oferecer um jantar. Talvez não consiga transformar água em vinho por meio da força do

---

descrito no início do século xx pelo pesquisador Kikunae Ikeda, da Universidade de Tóquio, através da extração do caldo básico de algas marinhas desidratadas. [N.T.]

pensamento ou da oração, mas a maneira de descrever sua comida influenciará fortemente como você e seus convidados a apreciarão. Portanto, certifique-se de temperar seus pratos com algumas palavras deliciosas ao servi-los – esse acompanhamento verbal pode ser tão importante quanto os ingredientes físicos reais. (Descobriremos as implicações de nossas expectativas para a digestão e o metabolismo – a perspectiva de perda de peso – no capítulo 6.)

■ SENTIDOS SOBRECARREGADOS

Tirando proveito da máquina de previsão, podemos até mesmo aguçar a acuidade geral de nossos olhos e ouvidos, o que nos permite ver e ouvir em alta definição. Se isso parece absurdo, tenha em mente que o nome da marca de óculos de sol ou fones de ouvido pode afetar as habilidades visuais e auditivas das pessoas. No início de 2010, uma equipe de pesquisadores israelenses e norte-americanos pediu aos participantes que, usando óculos escuros, lessem 84 palavras sob o brilho de uma luz intensa. Todos receberam óculos da mesma marca e qualidade, mas as pessoas que foram informadas de que estavam usando óculos de sol Ray-Ban cometeram cerca de metade dos erros daquelas que foram informadas de que seus óculos eram de uma marca mais barata e concluíram a tarefa mais rapidamente, em cerca de 60% do tempo.

De forma surpreendente, os pesquisadores observaram exatamente os mesmos resultados em uma tarefa equivalente de áudio, com o uso de fones de ouvido com cancelamento de ruído. As pessoas que acreditavam estar usando uma marca de maior prestígio (3M) eram mais capazes de ouvir uma lista de palavras proferidas por cima do ruído de construção em comparação com os participantes que pensavam ter recebido um produto de qualidade inferior, quando na verdade todos estavam usando o mesmíssimo equipamento.[37]

Em ambos os experimentos, a confiança dos participantes em produtos (supostamente) de alta qualidade os levou a acreditar que se beneficiariam de uma percepção aumentada das imagens e dos sons relevantes – e foi essa a experiência que tiveram, embora não houvesse diferença real na tecnologia. Ao que parece, a expectativa de que conseguiriam enxergar ou ouvir melhor do que se usassem outra marca alterou o processamento visual e auditivo do cérebro, levando-o a trabalhar com maior afinco para construir simulações mais substanciais e precisas a partir das informações que chegavam aos olhos e ouvidos.

A descoberta ecoa um estudo de Ellen Langer, da Universidade Harvard, que constatou que as crenças e convicções das pessoas podem ter um efeito impressionante em sua visão de longa distância. Os participantes eram cadetes do Corpo de Treinamento de Oficiais da Reserva do MIT. Eles primeiro fizeram um teste oftalmológico padrão, definindo um patamar de referência para a visão dos participantes, antes de entrarem em um simulador de voo. Apesar de se tratar de uma simulação de computador, foram convidados a encarar o exercício com a maior seriedade possível: a se imaginarem dentro de um cockpit de verdade e reagirem da mesma forma que um piloto real. Durante a simulação, quatro aviões se aproximavam pela frente, e foi solicitado aos cadetes que lessem os números de série escritos na fuselagem das asas das aeronaves. Sem que os cadetes soubessem, era outro teste de visão oculto – o tamanho dos números era equivalente às quatro linhas mais baixas em um quadro de teste de acuidade visual padrão.

Langer suspeitava que os cadetes associariam a experiência de pilotar um avião a ter uma visão excepcional e que isso, por sua vez, melhoraria a acuidade da visão deles durante a simulação – e foi exatamente o que ela constatou. No geral, 40% do grupo conseguiu ler de forma correta um texto com letras pequenas (na lateral das asas dos aviões), saindo-se melhor do que diante das letras da tabela de avaliação de acuidade visual padrão. Um grupo de controle, que não passou por uma simulação de voo completa, mas simplesmente foi apresentado a imagens estáticas dos números nas asas, não apresentou nenhuma melhora.

A fim de confirmar o efeito, Langer realizou um segundo experimento, no qual pediu aos participantes que realizassem alguns polichinelos – um exercício vigoroso que, segundo ela, poderia melhorar a visão. Embora seja improvável que os movimentos tenham mudado a óptica do olho em um período tão curto, os participantes mais uma vez tiveram um desempenho melhor em um teste subsequente de acuidade visual, graças à crença de que atletas têm uma visão mais aguçada.

Para uma confirmação definitiva, Langer simplesmente inverteu a ordem do gráfico de exame de acuidade visual, com as letras menores no topo e as letras maiores na parte inferior. Ela descobriu que os participantes eram capazes de ler letras menores do que as exibidas no cartaz padrão, aparentemente porque haviam construído a crença – ao longo de anos de exames anteriores – de que é mais fácil ler linhas colocadas em uma posição mais alta.

Em cada um dos experimentos de Langer, a expectativa de uma visão melhor impulsionou o processamento visual do cérebro, levando-o a aguçar as imagens levemente borradas das letras na retina.[38] De forma surpreendente, muitas dessas pessoas já tinham uma boa visão – estavam ampliando sua visão além da acuidade "normal" –, mas até mesmo as pessoas com qualidade inferior de visão apresentaram melhorias significativas.

Mas não jogue fora seus óculos ou lentes de contato ainda: é quase certo que essas modificações mentais não são capazes de compensar uma deficiência óptica grave (normalmente, a miopia é causada por um globo ocular deformado, e não há evidências de que essa mudança anatômica aparentemente definitiva seja um produto de nossa mente). Mas os resultados de Langer sugerem que a adoção de certas expectativas poderia pelo menos melhorar a visão de um indivíduo com as lentes que ele já usa atualmente, garantindo que ele veja o mundo da maneira mais nítida possível.

Ao longo deste livro, descobriremos que muitas vezes somos maus juízes de nossas próprias habilidades e que, por meio de uma simples mudança de mentalidade, é possível ultrapassar os limites do que somos capazes de realizar.

■ MÚLTIPLAS REALIDADES

Em seu romance autobiográfico *La séduction du Minotaure* [A sedução do Minotauro], a escritora francesa Anaïs Nin descreve lindamente a incompatibilidade de percepções entre a protagonista Lillian e o pintor Jay.

"Lillian ficava perplexa com a enorme discrepância que existia entre os modelos de Jay e o que ele pintava", o leitor é informado.

"Juntos, os dois caminhavam ao longo do mesmo rio Sena, que aos olhos dela era cinza sedoso, sinuoso e brilhante, ao passo que ele o desenhava opaco, com lama fermentada e um cardume de rolhas de garrafas de vinho e ervas daninhas enroscados nas margens estagnadas." Jay, Nin escreve, era um "realista", cujo propósito era retratar o mundo da forma mais objetiva possível. Mas sua percepção era de fato mais realista do que a de Lillian? "Nós não vemos as coisas como elas são, nós as vemos como nós somos", Lillian conclui, em uma das frases mais célebres de Nin.

Nossa nova compreensão da máquina de previsão revela a profunda verdade dessa afirmação, em toda a extensão da experiência humana. No caso mais extremo, as expectativas podem bloquear por completo a visão – como vimos no caso da paciente Sara. Em outras ocasiões, criarão a percepção de algo que não existe. E, no dia a dia, nossos vieses alterarão o que já está à nossa frente – transformando o sabor de uma comida, a emoção escrita em um rosto ou a visão do rio Sena. Esses sutis efeitos da expectativa podem ser menos drásticos do que alucinações extremas, mas, como vimos, suas consequências podem ser substanciais, criando ciclos viciosos ou virtuosos em nossa vida diária. Ampliando o tema com base nas observações de Nin: o que sentimos e pensamos determinará o que vivenciamos, o que, por sua vez, influenciará o que sentimos e o que pensamos, em um ciclo sem fim.

Esse conhecimento será essencial em nosso percurso, à medida que, nos capítulos seguintes, daremos um mergulho no nosso íntimo a fim de investigar a influência das expectativas em nossa saúde física. A máquina de previsão recebe muitas informações do interior do corpo, incluindo os nervos nociceptores, espalhados por todo o corpo humano, que respondem a danos – ou à possibilidade de danos – sofridos por nossos órgãos e contribuem para a percepção ou a sensação de dor. Nossas expectativas influenciarão o processamento desses sinais – podem ajustá-los para cima ou para baixo –, da mesma forma que as expectativas mudam nossas experiências de visão, audição, olfato, paladar e tato. Às vezes, previsões erradas podem até criar a ilusão de dor a partir do nada, ou podem fazer com que a agonia de um ferimento físico real desapareça.

De maneira ainda mais misteriosa, no entanto, as simulações do cérebro também podem produzir mudanças fisiológicas mensuráveis. Como veremos, nossas expectativas subjetivas podem se tornar a realidade objetiva de nosso corpo – graças ao sensacional poder da máquina de previsão.

Como pensar sobre... o mundo sensorial

- Questione sua própria objetividade como testemunha ocular. As simulações que o cérebro faz do mundo ao seu redor geralmente estão certas, mas vez por outra erram – e o humilde conhecimento desse fato pode ajudar você a reconhecer as ilusões quando elas ocorrerem.
- Se você tem alguma fobia, lembre-se de que seu cérebro pode exagerar a ameaça – que então vai parecer fisicamente maior e mais assustadora do que de fato é. A terapia de exposição pode ajudá-lo a reduzir esse viés de percepção.
- Se você tem ansiedade, cogite a ideia de usar um aplicativo cujo propósito é reconfigurar sua atenção em relação às ameaças em seu ambiente.
- Sempre que estiver tendo um dia ruim, tente refletir sobre como seu estado de ânimo e as expectativas deles resultantes podem ter influenciado sua visão dos acontecimentos. Algumas situações são inquestionavelmente ruins, ao passo que outros eventos são mais suscetíveis aos efeitos da expectativa. Aprender a separar os dois pode impedir que você acabe sucumbindo a um pensamento excessivamente negativo.
- Turbine o prazer de experiências sensoriais – as refeições, por exemplo – com o poder da linguagem. A maneira de rotular os alimentos afeta o sabor da comida, então pense ou procure descrições suntuosas dos pratos que você serve para si e seus convidados.

(Reconhece este buldogue? É o original da imagem de alto contraste na página 23.)

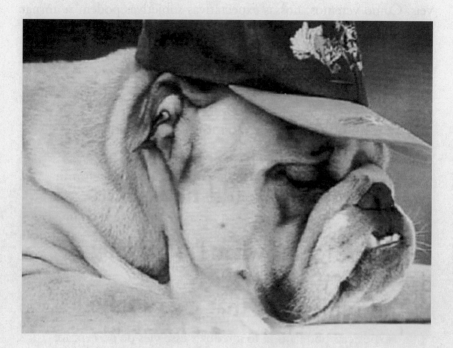

CAPÍTULO 2

UMA FRAUDE PIEDOSA

De que modo as crenças e convicções
podem transformar a convalescença

Poucas ideias científicas geraram tanto entusiasmo – ou tanta indignação – quanto o efeito placebo e o potencial da conexão mente-corpo.

Desde o nascimento da medicina moderna, no século XVIII, os médicos tinham plena ciência de que certos tratamentos "de fachada" poderiam trazer alívio simplesmente por meio da credulidade do paciente a respeito desses embustes. Mas essas falsas curas eram capazes de debelar o problema subjacente? E, mesmo que funcionassem, a desonestidade inerente não violava o código de ética dos médicos?

Essas questões de gigantesco escopo preocupavam ninguém menos que o terceiro presidente dos Estados Unidos, Thomas Jefferson. Escrevendo a um amigo em 1807, ele expressou seu receio de que alguns médicos estivessem ficando excessivamente zelosos com a administração de medicamentos comuns – por exemplo, mercúrio e ópio – que, ele temia, muitas vezes faziam mais mal do que bem. Ele acreditava que a melhor maneira de atender a muitas queixas dos pacientes era lhes dar a ilusão de um tratamento médico.

"Um dos médicos mais bem-sucedidos que já conheci assegurou-me que ao longo de sua carreira usou mais pílulas de pão, gotas de água colorida e pós de cinzas de nogueira do que todos os outros remédios juntos", Jefferson escreveu. A trapaça pode ter parecido moralmente duvidosa, mas era preferível a prescrever uma enxurrada de substâncias potencialmente tóxicas que não proporcionavam nenhuma melhora para o paciente. Era, Jefferson afirmou, "uma fraude piedosa".[1]

Nas décadas seguintes, no entanto, os médicos tornaram-se muito mais céticos acerca dos benefícios da credulidade. Placebos podem trazer conforto emocional, eles pensaram, mas comprimidos e poções de mentira eram de pouco interesse para a medicina moderna – fundamentada na compreensão biológica. Alguns médicos consideravam os placebos mais como uma ferramenta de diagnóstico para identificar possíveis fingidores e hipocondríacos: o paciente que encontrava alívio com um tratamento falso não tinha uma doença de verdade. Em meados do século XX, artigos em revistas médicas ridicularizavam as pessoas que respondiam ao tratamento com placebos, chamando-as de "pouco inteligentes", "neuróticas", "ignorantes" e "inadequadas"; o periódico *The Lancet* descrevia o efeito placebo em si como uma "modesta charlatanice". Por que alguém desperdiçaria tempo pesquisando um fenômeno tão inútil?[2]

Como resultado desse contínuo ceticismo, a ciência do placebo levou muito tempo para florescer, mas agora sabemos que expectativas positivas podem trazer muito mais do que conforto emocional, produzindo alívio real para muitos males físicos, incluindo asma, doença de Parkinson, doenças cardíacas e dor crônica. Ainda mais surpreendente é que muitas vezes a cura ocorre através dos mesmos mecanismos gerados pelos fármacos reais prescritos para tratar essas moléstias. A conexão mente-corpo é real e potencialmente poderosa.

O fato de termos desenvolvido esse extraordinário dom de autocura é bastante misterioso, e suas origens evolutivas são fonte de muitos debates entre os cientistas. E há outros quebra-cabeças – incluindo a constatação de que o efeito placebo está se tornando mais poderoso com o tempo. Como pode um tratamento falso, uma impostura que é por sua própria definição "inerte" e quimicamente "inativa", aumentar repentinamente em potência? Com efeito, há evidências cada vez mais numerosas de que as pessoas podem responder a um placebo mesmo quando sabem que estão fazendo um tratamento falso – descoberta que parece desafiar a razão.

A solução para esses enigmas está na cada vez mais vigorosa compreensão do cérebro como uma máquina de previsão. Isso está inspirando algumas estratégias verdadeiramente inovadoras para tirar proveito de todos os benefícios das crenças positivas, sem nenhum embuste. Comprimidos de mentira, ao que parece, são apenas uma forma de promover o efeito das expectativas, e o paciente pode repensar suas doenças e acelerar sua consequente recuperação recorrendo a outras estratégias bastante simples. Uma vez que a prescrição excessiva de muitos medicamentos é uma preocupação crescente, essas técnicas psicológicas não poderiam ser mais urgentes.

Mais de duzentos anos desde que Jefferson exaltou o poder das pílulas de pão e das gotas de água colorida, podemos investigar a conexão mente-corpo sem a necessidade de qualquer tipo de fraude, piedosa ou não.

■ CRER É SER

O renovado interesse no efeito placebo se iniciou com um anestesista norte-americano chamado Henry Beecher. Enquanto servia na Itália e na França no final da Segunda Guerra Mundial, ele amiúde tinha que cuidar de soldados com ferimentos verdadeiramente horríveis – carne rasgada, ossos esmagados, estilhaços cravados na cabeça, no tórax e no abdome. No entanto, Beecher ficou intrigado ao observar que muitos de seus pacientes – cerca de 32% – relataram não sentir dor alguma, ao passo que outros 44% sentiam apenas um desconforto leve ou moderado. Quando tinham a oportunidade, três quartos dessas pessoas recusavam a oferta de analgésicos. Para Beecher, parecia que o alívio de terem sido salvos do campo de batalha havia criado uma espécie de euforia que era, por si só, suficiente para mitigar seus ferimentos. A interpretação do paciente sobre sua doença, de alguma forma, permitia que o cérebro e o corpo liberassem seu próprio alívio natural da dor – fenômeno que ia muito além da compreensão da medicina da época.

A constatação de Beecher provou ser uma dádiva de Deus, já que a morfina era escassa, e por vezes os soldados tinham que se submeter a cirurgias sem anestesia ou analgésicos – gostassem ou não. Para criar a ilusão de tratamento, a enfermeira de Beecher às vezes injetava uma solução salina no paciente, assegurando-lhe que estava recebendo uma medicação que de fato suprimia a dor. Em geral os soldados respondiam surpreendentemente bem a esse tratamento. Com efeito, Beecher estimou que a eficácia do placebo chegava a cerca de 90% do lenitivo real; parecia até mesmo reduzir o risco de choque cardiovascular que pode resultar de cirurgia sem sedação e analgesia, por vezes fatal.[3]

Esses soldados, que arriscavam a vida por seu país, estavam longe do estereótipo de indivíduos fingidos que simulam doenças ou dos neuróticos que normalmente parecem ser os mais propensos a responder aos placebos. Também não se pode argumentar que seus ferimentos de guerra eram uma doença imaginária. Evidentemente, a resposta placebo era mais corrente e mais interessante do que se julgava. Beecher ficou maravilhado com o poder da expectativa de melhorar os sintomas, porém estava mais preocupado com as implicações para o teste de novos tratamentos. Os medicamentos ativos são caros e muitos têm efeitos colaterais indesejáveis – portanto, é necessário ter certeza de que eles são, no mínimo, mais eficazes do que uma pílula de açúcar ou uma injeção de solução salina.

Ao fim e ao cabo, a pesquisa de Beecher acabaria levando ao uso generalizado do ensaio clínico controlado por placebo (ou ensaio clínico placebo-controlado), no qual pacientes ou voluntários de um grupo de controle são designados aleatoriamente para tomar um medicamento falso (uma substância que não contém propriedades farmacológicas, ou seja, sem um princípio ativo; uma pílula de açúcar, por exemplo) ou receber o tratamento real em fase de testes e análises. Nem os médicos nem os pacientes sabem qual grupo está tomando o quê – apenas no final do ensaio clínico há a "revelação". Após a coleta de todos os dados, os cientistas comparam os efeitos causados pelo placebo e os efeitos sentidos pelos pacientes que receberam o tratamento real. Apenas os medicamentos que superam de forma significativa o placebo são considerados eficazes e obtêm aprovação.

Na década de 1970, a Administração de Alimentos e Medicamentos dos Estados Unidos (FDA, na sigla em inglês)[*] adotou esse

---

[*] Federal Drug Administration, órgão governamental dos Estados Unidos que faz o controle dos alimentos (tanto humanos como animais), suplementos alimentares,

protocolo, e o ensaio clínico controlado por placebo logo foi reconhecido como o padrão-ouro da regulamentação médica. Tem sido um benefício inquestionável para os pacientes: assegurar que eles recebam tratamentos comprovadamente eficazes e também permitir que os cientistas verifiquem a segurança dos medicamentos antes de serem disponibilizados para a população em geral.

Infelizmente, essa configuração de coisas ainda concebe a resposta placebo como um incômodo; contanto que o fármaco tenha um desempenho melhor do que o tratamento simulado com o agente farmacologicamente inativo, a resposta placebo é muitas vezes ignorada em vez de investigada mais a fundo. Mas ao menos os efeitos são registrados, propiciando amplos dados para pesquisadores interessados no papel das expectativas na medicina. E as descobertas nas últimas duas décadas foram sem dúvida extraordinárias.

Vejamos o caso do potente efeito analgésico que Beecher havia observado no campo de batalha – descoberta que foi replicada repetidas vezes em ensaios clínicos controlados por placebo de analgésicos. De maneira geral, os pesquisadores estimam que a resposta placebo pode ser responsável por 50% do alívio da dor proporcionado por um medicamento ativo.

Como vimos no capítulo anterior, esse alívio da dor pode ser resultado de mudanças na experiência subjetiva, à medida que a máquina de previsão recalibra nossas expectativas de sofrimento. No entanto, também parece coincidir com mudanças fisiológicas distintas que imitam a ação dos próprios medicamentos. Quando as pessoas tomam um placebo para substituir a morfina, por exemplo, o cérebro começa a produzir seus próprios opioides, que podem aliviar a dor. Para provar isso, os cientistas administraram um analgésico placebo junto com a naloxona química, que é empregada para tratar a overdose de morfina ao bloquear os receptores opioides do cérebro. Como era de se esperar, a naloxona reduziu drasticamente o alívio da dor do placebo, de maneira muito parecida com a forma como teria revertido os efeitos do fármaco ativo. Essa reação teria sido impossível se o alívio da dor

---

medicamentos (humanos e animais), cosméticos, equipamentos médicos, materiais biológicos e produtos derivados do sangue humano. [N.T.]

fosse subjetivo.[4] Em vez disso, aparentemente o cérebro tem sua própria "farmácia interna", que lhe permite criar certos produtos químicos, a exemplo dos opioides, sob demanda.

Benefícios impressionantes em igual medida podem ser vistos em tratamentos para a doença de Parkinson. Esse distúrbio neurológico degenerativo e progressivo afeta os movimentos do corpo e é causado por um déficit de dopamina no cérebro. Além de estar envolvida em sentimentos de prazer e recompensa, a dopamina é essencial para a coordenação suave dos movimentos, razão pela qual os pacientes com Parkinson quase sempre sofrem de tremores incontroláveis. Os medicamentos utilizados no tratamento da doença aumentam os níveis de dopamina ou atuam como substitutos desse neurotransmissor, estimulando as partes do cérebro que normalmente respondem a ele. Isso parece ser impossível de conseguir com uma pílula de açúcar impotente. No entanto, vários ensaios mostraram que um tratamento com placebo pode melhorar os sintomas de pacientes com Parkinson em cerca de 20% a 30%.[5] Mais uma vez, de alguma forma as expectativas de melhora permitem que o cérebro faça uso do manancial de sua própria "farmácia interna", aumentando o suprimento natural de dopamina do cérebro.[6]

Além de alterar nossa química cerebral, os placebos podem regular o sistema imunológico. As alergias, por exemplo, são causadas por uma reação exagerada a substâncias normalmente inofensivas que o corpo confunde com um patógeno perigoso. Certos fármacos podem acalmar essa resposta – assim como a mera expectativa de alívio. Quando as pessoas têm uma reação alérgica na pele, por exemplo, um tratamento com placebo que aparentemente suprima a inflamação pode reduzir a coceira e o tamanho dos vergões, mesmo que não haja ingrediente ativo.[7] No caso de pessoas com asma, um inalador vazio proporciona cerca de 30% dos benefícios do medicamento salmeterol.[8]

Um efeito placebo pode até explicar os benefícios de certas formas de cirurgia, como o implante de *stents* arteriais com o objetivo do tratamento da doença coronariana. O procedimento envolve deslizar um cateter através de uma artéria até a área obstruída. Quando o minúsculo tubo chega ao lugar certo, um pequeno balão, revestido por uma tela de arame, é guiado pelo cateter. O balão é então inflado para alargar a artéria, deixando a malha de arame – o *stent* – no lugar para manter abertas as paredes da artéria.

Essa cirurgia é muitas vezes essencial em emergências médicas, como um ataque cardíaco (situação em que é improvável que um placebo propicie ajuda imediata). Mas os *stents* também são usados para facilitar a circulação sanguínea em pacientes que sofrem de angina, com o objetivo de reduzir a dor e o desconforto contínuos, e aqui o papel da expectativa pode ser muito mais significativo.

Esse fato veio à tona apenas em tempos muito recentes, pois, ao contrário do desenvolvimento de medicamentos, os médicos e cientistas nem sempre são obrigados a realizar ensaios clínicos controlados por placebo para novas operações. Em vez disso, podem usar outras comparações – tais como "tratamento usual" –, que talvez não produzam as mesmas expectativas que o novo procedimento. Para descobrir se um efeito placebo seria capaz de explicar alguns dos benefícios dos *stents* arteriais, uma equipe de cardiologistas de hospitais do Reino Unido dividiu 230 pacientes em dois grupos – metade deles foi submetida a uma cirurgia completa tradicional, a outra metade recebeu uma cirurgia "simulada", em que o cateter foi guiado para dentro e para fora da artéria sem que o *stent* tenha sido inserido (assim como nos testes de fármacos controlados por placebo, todos os pacientes foram informados de que poderiam não receber um *stent* real – e a equipe fez todos os esforços para minimizar os efeitos prolongados da cirurgia).

Descrevendo seus resultados no periódico *The Lancet*, a equipe de pesquisa constatou que, após a operação, ambos os grupos eram capazes de realizar maior carga de atividades físicas – medida por meio de seu desempenho em uma esteira – e que os benefícios do *stent*, em relação à cirurgia de mentira, eram muito pequenos para serem considerados estatisticamente significativos.[9] Desnecessário dizer que a descoberta tem sido matéria de muitos debates entre os cardiologistas, e pesquisas em andamento ainda precisarão replicar a descoberta antes que haja alterações nas diretrizes médicas. Porém, levando-se em consideração esse estudo cuidadosamente controlado, parece provável que muitos dos benefícios do *stent* para a angina decorrem das expectativas de melhora dos pacientes, e não da mudança física no aparato do coração.

Em alguns casos, um tratamento com placebo pode até salvar vidas. Em um teste com betabloqueadores, a probabilidade de os participantes que tomavam regularmente um placebo morrerem durante o estudo era 50% menor do que a dos participantes menos diligentes em tomar os comprimidos. Ficou evidente que o placebo não era tão eficaz quanto o medicamento ativo, contanto que ambos fossem tomados em uma taxa igualmente alta; no entanto, os chamados "adeptos ao placebo" viviam mais do que as pessoas que tomavam apenas pílulas – tanto o medicamento ativo quanto os simulacros – sem planejamento, de forma desordenada.[10]

A expectativa de vida mais longa dos chamados "adeptos ao placebo" já foi demonstrada em muitos outros estudos, o que torna extremamente difícil descartar isso como apenas um acaso estatístico.[11] Uma explicação é que a alta taxa de adesão a esse tratamento médico simplesmente reflete um estilo de vida mais saudável em geral. Mas as diferenças permanecem até mesmo quando se controlam todos os tipos de variáveis – como renda, educação e hábitos de fumar, beber e comer em exagero –, que também servem para prever a probabilidade de alguém morrer. Isso nos deixa com a nítida possibilidade de que o próprio ritual de tomar um comprimido ajuda a manter um corpo mais saudável, graças às esperanças de uma saúde melhor que derivam do ato de tomar um medicamento em potencial.[12]

Ainda é matéria de acalorados debates saber exatamente como e por que reagimos aos placebos de todas essas maneiras, mas muitos pesquisadores argumentam que esse tipo de efeito das expectativas vem de, pelo menos, duas fontes. A primeira é uma resposta geral de cura, uma reação evoluída que permite que o corpo se adapte à presença de ameaças imediatas. Quando acabamos de nos machucar, por exemplo, precisamos sentir dor para evitar maiores danos ao corpo – o que nos torna mais cautelosos em nossos movimentos. Se, no entanto, estamos em segurança e recebendo tratamento para nossos ferimentos, a dor deixa de ter tanta função, então podemos nos dar ao luxo de abrandá-la. Da mesma forma, a inflamação é essencial para lidar com o contato imediato com um patógeno, mas pode impedir que outros processos sejam ativados para curar o dano. Portanto, é benéfico para o sistema imunológico controlar a inflamação quando percebe que a pessoa já está no caminho da recuperação. Qualquer coisa que reduza o medo e a ansiedade de uma pessoa acerca de sua doença – incluindo a percepção de que está recebendo cuidados médicos – é capaz de produzir essa resposta de cura generalizada, que pode ser poderosa por si só. Aparentemente, os soldados de Beecher tiveram essa sensação – o simples fato de estarem longe do campo de batalha já aliviou um bocado sua dor –, mas isso também será verdade sempre que algum de nós receber tratamento médico. De acordo com essa teoria, os placebos são um poderoso símbolo de cuidado que pode desencadear essa resposta.

É importante ressaltar que a máquina de previsão também evoluiu para ajustar nossas ações com base em experiências específicas, por meio de um processo de aprendizagem chamado condicionamento. Se o paciente estiver tomando um analgésico placebo na expectativa de que seja morfina, a liberação de opioides endógenos será muito mais forte se ele já tiver tomado morfina no passado, por exemplo. Da mesma forma, a liberação de dopamina desencadeada pelo placebo será muito mais forte se a pessoa já tiver tomado um medicamento para a doença de Parkinson – e um placebo administrado para reduzir a rejeição do transplante será mais eficaz se a pessoa já tiver tomado um imunossupressor relevante. Em cada caso, o cérebro está ativando os sistemas que fariam o uso mais eficiente dos recursos do corpo, com base em memórias e associações anteriores.[13]

Com o tipo certo de mensagem, recorrendo ao tipo certo de experiência, pode ser possível transformar qualquer coisa em um placebo. Cientistas das universidades Columbia e Stanford conseguiram persuadir os alunos de que uma simples garrafa de água de fonte natural era uma bebida energética contendo 200 miligramas de cafeína, e a pressão arterial dos estudantes respondeu de maneira proporcional.[14] A pessoa nem sequer precisa estar fisicamente presente para sentir os benefícios: uma equipe da Suíça demonstrou que um placebo administrado em um ambiente de realidade virtual pode reduzir a dor infligida em um braço ou uma perna da vida real.[15]

Em geral, no entanto, a máquina de previsão depende de muitas pistas diferentes para determinar suas expectativas, valendo-se de uma profusão de associações aprendidas em outras áreas da vida, e isso significa que certas formas de placebo são, de forma consistente, mais potentes do que outras.[16] Esses fatores podem ser superficiais, a exemplo do tamanho – muitas pessoas presumem que maior significa melhor; portanto, se estiverem tomando uma pílula ou um comprimido maior, isso pode gerar uma resposta melhor do que um comprimido menor – e da forma (cápsulas parecem ser mais eficazes do que comprimidos). Também podemos ser influenciados pelo preço. Rotular como "barato" um tratamento para a doença de Parkinson, por exemplo, reduziu pela metade os benefícios do placebo, em comparação com uma injeção idêntica que foi classificada como "cara".[17]

Por razões semelhantes, o marketing de um medicamento pode ter importância desmedida; tomar um placebo tirado de uma caixa colorida e chamativa, projetada com engenhosas mensagens do tipo "alívio imediato da dor", "age rápido" e "tratamento sintomático da dor", é muito mais eficaz do que tomar um comprimido rotulado como genérico. Um estudo demonstrou que o placebo de Nurofen [anti-inflamatório, analgésico e antifebril] era tão poderoso que igualou os efeitos do medicamento ativo.[18] Isso não deveria ser surpresa alguma: vemos certas marcas e medicamentos com tanta frequência – e ouvimos falar de seus efeitos analgésicos – que temos menos dúvidas sobre seus efeitos, ao passo que um medicamento genérico pode parecer desconhecido e de qualidade inferior.

De maneira mais geral, as injeções tendem a ter efeitos mais fortes do que os medicamentos tomados por via oral, e a cirurgia é ainda melhor, talvez porque seja mais simples entender e visualizar seu mecanismo em comparação com tratamentos que envolvem reações químicas complexas. Também somos influenciados pela idade do tratamento; se um medicamento ou dispositivo médico acabou de ser aprovado e está gerando muita empolgação, talvez a pessoa sinta uma resposta placebo mais intensa do que se o tratamento tivesse surgido trinta anos atrás.[19] Por último, mas não menos importante, há a relação entre a pessoa e o fornecedor de serviços de saúde. O efeito placebo será muito mais potente se esses serviços parecerem atenciosos e competentes.[20]

De uma forma incrivelmente abrangente, a máquina de previsão atualiza suas simulações e coordena as respostas do corpo utilizando qualquer sugestão que possa aprimorar suas expectativas de recuperação.

Agora não há mais dúvida de que as expectativas podem moldar nossa realidade física – e de fato fazem isso.

A pergunta de um milhão de dólares, obviamente, é se somos capazes de tirar proveito de forma responsável desses efeitos das expectativas. Thomas Jefferson pode ter visto os tratamentos simulados como uma fraude piedosa, mas mentir para um paciente contraria o código de ética médica, o que significa que o uso deliberado da resposta placebo parecia, havia muito tempo, fora de cogitação – pelo menos em termos oficiais. (Na prática, o uso de placebos talvez não seja tão raro: 12% dos clínicos gerais no Reino Unido relatam ter dado injeções salinas ou pílulas de açúcar a seus pacientes pelo menos uma vez ao longo da carreira.[21])

E se o embuste fosse desnecessário? E se pudéssemos saber que nosso tratamento é uma suposta "farsa" e ainda assim melhorar? Pode parecer paradoxal, mas, como veremos agora, o conhecimento do efeito placebo pode suscitar uma resposta curativa – dotando os pacientes das ferramentas mentais para tratarem a si mesmos.

■ O PLACEBO HONESTO

Os sinais dessa resposta de cura livre de embustes podem, de fato, estar ocultos na literatura médica. É que ninguém havia pensado em procurar – até que as empresas farmacêuticas, em sua busca por novos tratamentos, chegaram a um beco sem saída.

Durante décadas após o nascimento do ensaio clínico, a descoberta de medicamentos viveu uma espécie de era de ouro, em que uma alta proporção de experimentos resultou em tratamentos novos e eficazes para várias doenças – o que tornou a Big Pharma [como é chamada a indústria farmacêutica dos grandes laboratórios de alcance mundial] mais lucrativa do que a Big Oil [as principais empresas de exploração de petróleo e gás]. Na virada do século XXI, no entanto, os cientistas começaram a perceber que muitos de seus ensaios clínicos estavam falhando e deixando a desejar em taxas cada vez maiores. Esses fiascos vinham acontecendo a uma velocidade tão vertiginosa e com tanta frequência que algumas organizações de pesquisa médica chegaram a temer por seu futuro financeiro.[22]

Por meio de intensa mineração de dados, os cientistas finalmente encontraram uma resposta. Os ensaios clínicos continuavam sendo planejados à perfeição, mas as pessoas do grupo de controle submetido a placebo nos testes pareciam estar obtendo alívio cada vez maior com suas pílulas, o que tornava muito mais difícil isolar os benefícios de um medicamento real com uma diferença comprovável e estatisticamente significativa.[23] Se observarmos os testes de analgésicos na década de 1990, por exemplo, os medicamentos ativos tendiam a superar o placebo em cerca de 27%. Em 2013, essa vantagem caiu para meros 9%. De maneira decisiva, isso foi causado quase inteiramente pelo aumento da potência dos tratamentos simulados, que trouxe cerca de 20% mais de alívio da dor no final do período em comparação com o início, ao passo que os medicamentos ativos não tiveram um aumento semelhante (aparentemente, atingiram um limite superior para o possível alívio da dor).

Era como se, ao participar de uma corrida, os fármacos ativos largassem bem à frente, mas depois um retardatário improvável de alguma forma diminuía sua vantagem. Para aumentar ainda mais esse mistério, a estranha inflação do poder do placebo parecia estar concentrada nos Estados Unidos, ao passo que os testes na Europa não foram afetados.[24]

Como isso era possível? Uma explicação plausível estava na publicidade direta ao consumidor vigente nos Estados Unidos. A repetição constante de anúncios de TV poderia aumentar as expectativas das pessoas quanto aos benefícios de qualquer medicamento em consideração. Essas expectativas elevadas talvez intensificassem o alívio sentido pelas pessoas que tomavam as pílulas falsas – amplificando a liberação de analgésicos endógenos do cérebro, por exemplo –, a tal ponto que ofuscavam os benefícios adicionais dos ingredientes ativos que o grupo não placebo tomava. Nos países em que não há a prática da publicidade direta ao consumidor, não se vê esse reforço constante de expectativas positivas, o que significa que o tamanho da resposta placebo permaneceu mais estável.

Contudo, existe uma possibilidade ainda mais intrigante: que o aumento da força das pílulas falsas tenha surgido de um maior conhecimento público da própria resposta placebo. Essa teoria foi formulada por Gary Bennett, da Universidade da Califórnia, campus de San Diego, que fazia parte de uma equipe de pesquisadores dedicada a mostrar o aumento do efeito placebo no tratamento da dor. Bennett aponta que, em meados do século XX, a maioria das pessoas sabia muito pouco sobre placebos e tendia a vê-los de forma um tanto obscura. Para os participantes de ensaios clínicos preocupados por ter recebido uma pílula falsa, as esperanças de melhora talvez não fossem grandes. Mas o recente interesse pelos placebos e sua capacidade de produzir efeitos fisiológicos concretos modificou essa noção, e nos últimos tempos o poder potencial da expectativa recebeu considerável cobertura da mídia. Hoje, a perspectiva de receber um placebo já não parece tão pouco atraente, uma vez que muitas pessoas esperam obter algum alívio real, independentemente de tomarem ou não o medicamento ativo.[25] E, graças à conexão mente-corpo, isso se tornou uma realidade – aumentando a potência das pílulas falsas a tal ponto que os fármacos verdadeiros pelejam para competir.

Bennett suspeitou que a cobertura da mídia sobre o efeito placebo talvez fosse mais comum no mundo de língua inglesa – o que explicaria por que o aumento da potência dos placebos era marcante sobretudo nos ensaios norte-americanos, mas não em toda a Europa. Para testar a ideia, ele examinou enormes coletâneas de textos digitalizados em inglês, francês, alemão, italiano e espanhol. Como ele supunha, nas últimas décadas o uso da palavra "placebo" aumentou de forma substancial no mundo anglófono, ao passo que seu emprego em outros países quase não se alterou. É importante ressaltar que esse crescente reconhecimento não se limitou à literatura acadêmica, mas também pôde ser percebido em jornais, revistas populares e nos roteiros de programas de TV – veículos por meio dos quais é mais provável que a mensagem chegue ao público em geral. (Infelizmente, a análise dos testes de medicação para dor não forneceu os dados necessários para aferir se no Reino Unido a resposta placebo está aumentando tanto quanto nos Estados Unidos – o que produziria mais evidências para a hipótese de Bennett.)

A ideia de que a própria palavra "placebo" pode evocar uma resposta placebo pode soar absurda. Desde o século XVIII, todo o conceito do efeito placebo centrou-se na premissa de que as pessoas devem acreditar que estão recebendo um tratamento "real" para que haja algum benefício perceptível. Jefferson escreveu que a enganação era uma "fraude piedosa" porque era completamente inevitável. O próprio Beecher afirmou que "não importa nem um pouco do que o placebo é feito ou o quanto é usado, contanto que não seja detectado como placebo pelo sujeito da pesquisa".[26] No entanto, vários estudos pioneiros mostraram que muitas pessoas respondem a um placebo mesmo quando têm plena ciência de que estão recebendo uma pílula inerte. De acordo com a hipótese de Bennett, isso pode ser mais comum em regiões onde o efeito placebo já é bem conhecido, mas agora há muitas evidências de que "placebos abertos"* podem ser igualmente poderosos em outros lugares, contanto que os cientistas forneçam aos participantes uma explicação clara do cérebro como uma máquina de previsão com o poder de influenciar as respostas do corpo.[27]

Vejamos, por exemplo, um ensaio de tratamento para pessoas com dores crônicas nas costas, sob a batuta da psicóloga de saúde Claudia Carvalho em um hospital público de Lisboa, Portugal – cujo êxito causou repercussões na comunidade científica global quando publicado pela primeira vez em 2016. Os pacientes receberam um frasco em cujo rótulo se lia claramente "pílulas de placebo, tomar duas vezes ao dia", contendo cápsulas de gelatina alaranjadas. Carvalho explicou que os comprimidos não continham nenhum ingrediente ativo, mas ainda assim poderiam ter efeitos poderosos no corpo por meio de processos como condicionamento, e em seguida mostrou aos participantes um vídeo curto para consolidar a ideia. A fim de evitar o aumento da tensão emocional já existente, ela enfatizou também o fato de que os participantes não precisavam sentir um estado de ânimo continuamente otimista – perspectiva irreal para alguém que sente dor constante – para que os placebos fizessem efeito; o simples ato de tomar os comprimidos com regularidade era o fator essencial para o sucesso do tratamento.

---

* Na terminologia médica, trata-se dos ensaios chamados de open, open-label ou unblinded, nos quais não ocorre mascaramento: todos os médicos/pesquisadores integrantes da equipe de investigação, assim como todos os pacientes/voluntários envolvidos, sabem a que grupo pertence cada indivíduo da casuística, ou seja, se ao grupo controle ou ao grupo experimental. [N.T.]

Três semanas depois, o impacto foi robusto: os participantes relataram uma redução de 30% nas pontuações que avaliavam sua dor "habitual" e "máxima", uma grande melhora que não foi observada em um grupo de controle cujos pacientes continuaram normalmente, sem a adição de placebos abertos. Um questionário separado revelou também uma acentuada melhora nas atividades diárias, como a capacidade de sair de casa ou realizar trabalhos exigentes em termos físicos. No geral, os benefícios dos placebos abertos atingiram o limite típico de "significância clínica" – uma redução de 30% nos sintomas – que se esperaria de um tratamento ativo.[28]

Fato ainda mais surpreendente é que, em 2020, Carvalho publicou um artigo de acompanhamento mostrando que esses benefícios duraram cinco anos após o término do teste original. O conhecimento da resposta placebo parecia ter permanecido com os participantes, aumentando sua capacidade geral de lidar com sua condição de dores crônicas.[29] A descoberta de Carvalho ecoa uma observação feita por muitos dos cientistas que entrevistei para este livro – a de que os participantes de experimentos amiúde consideram que o conhecimento dos efeitos da expectativa é um fator extremamente empoderador, com benefícios duradouros que vão muito além do teste inicial.

Os placebos abertos já deram provas de ser bem-sucedidos no tratamento de várias outras moléstias, incluindo enxaqueca, síndrome do intestino irritável, depressão, transtorno do déficit de atenção e hiperatividade (TDAH) e ondas de calor (fogachos) da menopausa.[30] Já ajudaram a aliviar ardência nos olhos, dores de garganta, coriza e coceira na pele sofridas por pessoas com febre do feno.[31] Mas são seus efeitos analgésicos que continuam a gerar maior entusiasmo, uma vez que oferecem um potencial estratégico para reduzir a crise de dependência de opioides.[32]

De acordo com os Centros de Controle e Prevenção de Doenças dos Estados Unidos (CDCs), 450 mil norte-americanos morreram em decorrência de overdose de opioides entre 1999 e 2019, muitos dos quais eram viciados em comprimidos consumidos por prescrição médica.[33] Um placebo aberto poderia reduzir a dependência desses medicamentos, de modo que o poder da expectativa ajudaria os analgésicos naturais do cérebro a substituir lentamente os produtos farmacêuticos, à medida que os pacientes reduzissem a dosagem do opioide real. Isso talvez pareça ambicioso, mas nosso conhecimento acerca do efeito placebo oferece algumas estratégias sofisticadas, capazes de maximizar as chances de sucesso. De início é possível, por exemplo, associar um fármaco real a um cheiro forte e sugestivo, fortalecendo a resposta do corpo toda vez que receber uma pílula de placebo correspondente a um odor semelhante.

Um estudo recente, encabeçado por Leon Morales-Quezada na Escola de Medicina de Harvard, fez exatamente isso. Os participantes estavam todos em tratamento de reabilitação de lesões graves – danos à medula espinhal, por exemplo. Durante três dias, os pesquisadores lhes deram um potente opioide, acompanhado de uma pílula de placebo claramente identificada como tal, e lhes instruíram a tomar o comprimido ao mesmo tempo em que cheiravam um cotonete embebido com um forte odor de óleo de cardamomo – depois, disso, eram estimulados a se abster do medicamento real sempre que possível.

Os resultados foram incríveis, superando as expectativas mais desvairadas dos pesquisadores, que, na melhor das hipóteses, esperavam que as pílulas de placebo reduzissem o consumo de opioides dos participantes em cerca de um terço. Na realidade, os pacientes reduziram sua ingestão em 66% – sem qualquer aumento de dor ou desconforto.[34] O placebo aberto permitiu reduzir drasticamente a dose dessas pílulas com potencial viciante sem qualquer sofrimento adicional.

O objetivo agora é realizar testes mais abrangentes e de maior escopo, para em última instância retirar por completo os comprimidos dos participantes. Curiosamente, Morales-Quezada contou-me sobre um paciente que conseguiu se livrar de vez dos opioides em apenas três dias, usando a mesma técnica. Precisamos de mais evidências do que um único estudo de caso, é lógico. Mas, por ora, seus resultados oferecem outro empolgante vislumbre do uso potencial da resposta placebo para reduzir o sofrimento, sem as complicações éticas que outrora preocupavam os médicos. A força da palavra "placebo" pode ser a ruína de empresas farmacêuticas que desejam inventar novos medicamentos, mas pode ser um benefício enorme para muitos pacientes que procuram evitar o risco de dependência ou superar seu ferrenho domínio.

■ SEM PLACEBO, SEM PROBLEMA

Há alguns anos, o psicólogo médico Johannes Laferton recebeu um cartão-postal de uma ex-paciente. Era o tipo de mensagem que qualquer cientista adoraria ler. "Como prometido, envio a você e a seu simpático colega os melhores cumprimentos desde a Itália. Vocês foram muito encorajadores!", escreveu ela. "Antes da cirurgia, eu não esperava conseguir passar minhas férias aqui neste lugar maravilhoso. Eu estou me sentindo muito bem."

Apenas três meses antes, a paciente de 67 anos havia sido submetida a uma ponte de safena. Desnecessário dizer que a cirurgia de cinco a seis horas de duração costuma ser traumática para o paciente, e após a operação muitas pessoas continuam a sofrer de incapacidade geral ao longo de meses a fio. Laferton fazia parte do laboratório de Winfried Rief em Marburg, na Alemanha, e os cientistas esperavam facilitar o processo de recuperação e maximizar os benefícios da operação por meio da conexão mente-corpo – sem pílula de placebo à vista.

O estudo, conhecido como "Psi-coração", consistia em dois encontros pessoais e três telefonemas breves que visavam a melhorar as expectativas dos pacientes com relação ao que estava para acontecer. Durante essas conversas, um psicólogo explicava o procedimento em detalhes e descrevia as maneiras pelas quais poderia ajudar a aliviar a doença cardíaca coronária – discussões que em uma consulta típica talvez fossem omitidas, mas que ajudaram a aumentar a crença dos pacientes nos benefícios da operação. Em seguida os pacientes eram incentivados a elaborar um "plano pessoal de ação de recuperação", no qual delineavam alguns resultados otimistas – mas razoáveis – da cirurgia (no caso da paciente de 67 anos que enviou o cartão-postal a Laferton, isso incluía passar gradativamente de etapas menores e mais simples, como jardinagem, para socialização e viagens com as amigas). Os pacientes aprenderam também a fazer um exercício de visualização em que o psicólogo pedia que imaginassem sua vida seis meses depois da cirurgia.[35]

À guisa de comparação, os pesquisadores de Marburg criaram um segundo grupo, que recebeu apoio emocional mais geral, exatamente com o mesmo número de sessões dos pacientes submetidos à nova intervenção – sem discutir de maneira explícita suas expectativas em relação ao tratamento. Esse mecanismo de controle estabelece um limite muito alto, pois sentir empatia e conexão social pode desencadear uma resposta de cura. À guisa de um segundo ponto de comparação, a equipe analisou a evolução de pacientes que não receberam nenhuma ajuda adicional, mas simplesmente foram submetidos aos mesmos procedimentos oferecidos a pacientes típicos que passaram pela cirurgia de ponte de safena.

Diferenças imediatas entre os três grupos puderam ser observadas no período de internação das pessoas. Em média, os pacientes com expectativas aprimoradas receberam alta cerca de 4,7 dias antes dos que receberam os cuidados médicos padrão, ao passo que as pessoas que receberam o apoio social ficaram em algum lugar intermediário.[36] Quando levamos em consideração o custo dos cuidados hospitalares pós-operatórios, essa vantagem por si só deve tornar a intervenção uma proposta atraente para os serviços de saúde – a economia superava facilmente o gasto de tempo dos psicólogos, que chegava a cerca de três horas por paciente.

Os benefícios continuaram a se acumular nos meses seguintes à operação. Quando indagados sobre como seu desconforto afetava sua vida familiar, recreação, comportamento sexual e sono, os pacientes que haviam sido incentivados a desenvolver expectativas positivas tendiam a apresentar uma recuperação mais rápida. Ao final de um período de acompanhamento de seis meses, relataram também maior capacidade de retornar ao trabalho em comparação com os participantes que receberam o suporte emocional ou os cuidados padrão.[37]

É importante ressaltar que essas melhorias não foram constatadas apenas por meio de autorrelatos dos pacientes, mas pareciam coincidir com diferenças biológicas objetivas entre os grupos. Por exemplo, a equipe de cientistas mediu os níveis de moléculas pró-inflamatórias, a exemplo da interleucina-6 (IL-6). Além de produzir uma sensação geral de mal-estar, sabe-se que essas moléculas danificam os vasos sanguíneos – reduzindo potencialmente os benefícios da cirurgia e aumentando o risco de novas doenças cardíacas. Como Laferton e seus colegas esperavam, os pacientes com melhores expectativas tendiam a apresentar níveis mais baixos de IL-6 no período de acompanhamento de seis meses.

As melhorias dos pacientes provavelmente resultaram de uma combinação de mudanças comportamentais e psicossomáticas – talvez graças a alguma espécie de "ciclo virtuoso". As expectativas aumentadas e a resposta biológica associada facilitaram suas atividades físicas, o que por sua vez reforçou as crenças positivas sobre sua cura e contribuiu para melhorias adicionais, acelerando seu retorno a uma vida mais feliz e saudável.

Como devemos interpretar essas descobertas? O estudo "Psi-coração" claramente se baseia na pesquisa sobre o efeito placebo e parece funcionar por meio de um mecanismo muito semelhante –, mas mostra que se pode abolir de vez o tratamento falso ou simulado. Em vez disso, os participantes estavam reconfigurando os resultados esperados da máquina de previsão usando análise racional para resolver dúvidas infundadas e estabelecer uma visão realista acerca dos benefícios do tratamento. Esse enfoque pode atrair mais pacientes que se esquivam do uso de um placebo aberto – por parecer muito artificial ou falso demais –, mas que, no entanto, têm a mente aberta sobre a possibilidade de repensar suas perspectivas.[38]

De forma promissora, pode ser possível integrar esse tipo de efeito da expectativa a muitos outros procedimentos médicos. Tendo ajudado a projetar o estudo "Psi-coração", Keith Petrie e seus colegas na Nova Zelândia recentemente investigaram se expectativas positivas poderiam ajudar pessoas com anemia prestes a receber uma infusão de ferro na corrente sanguínea. Antes de receberem as ampolas de ferro diluídas em soro fisiológico administradas por gotejamento, os participantes viram um gráfico demonstrando as mudanças esperadas em seus níveis de hemoglobina e os motivos pelos quais isso aumentaria o suprimento de energia de seu corpo. Quatro semanas depois, os pacientes preencheram um questionário padrão elaborado para medir seus níveis de energia na vida diária, incluindo quaisquer efeitos potenciais da fadiga em sua memória, concentração e atividade física. Como era de se esperar, descobriu-se que os pacientes com expectativas aprimoradas do tratamento mostraram níveis nitidamente mais baixos de fadiga do que um grupo de controle que, em vez disso, recebeu orientação sobre medidas práticas, como dieta e exercícios, capazes de melhorar sua saúde geral. Ao mudar a interpretação das pessoas sobre o tratamento e suas expectativas de sucesso, a breve conversa sobre os mecanismos do tratamento maximizou seus efeitos.[39]

Às vezes, uma única frase pode fazer toda a diferença. É comum, afinal, os médicos atenderem pacientes com problemas que naturalmente arrefecerão com o tempo. Nesses casos, não há a necessidade de nenhum tratamento ativo, mas os médicos ainda podem acelerar o processo de cicatrização com as palavras ditas aos pacientes. Em um estudo recente, coordenado por Kari Leibowitz na Universidade Stanford, os participantes foram, de saída, provocados com uma leve reação alérgica na pele, que levou a uma coceira irritante. Depois disso os participantes permaneceram no laboratório por cerca de vinte minutos. Os pesquisadores selecionaram alguns deles e simplesmente verificaram o estado da reação de sua pele, sem fazer muitos comentários; para outros, descreveram em detalhes a erupção cutânea e explicaram com todas as letras que a irritação logo desapareceria. Esses comentários reconfortantes e tranquilizadores tornaram-se uma profecia autorrealizável que acalmou os sintomas dos participantes, de modo que se recuperaram mais rapidamente do que o grupo de controle.[40]

Muita gente talvez considere que esse tipo de diálogo já seja uma prática comum e corrente na medicina. Mas Leibowitz aponta que por vezes as visitas ao médico são encaradas pelo paciente como uma perda de tempo, a menos que o médico receite um remédio para validar sua doença. O estudo de Leibowitz mostra que as consultas em que o médico não faz uma prescrição têm valor, sim, já que a conversa pode reduzir o desconforto dos pacientes, sem o envolvimento de nenhum medicamento. As descobertas de Leibowitz fazem lembrar outro estudo impressionante, em que se constatou que os pacientes se recuperam mais rapidamente do resfriado comum, incluindo uma inflamação reduzida no nariz, se seus médicos mostrarem uma atitude mais tranquilizadora e empática nas conversas e enfatizarem a natureza passageira da infecção[41] (em média, eles se recuperaram um dia inteiro antes do que as pessoas que se consultaram com um médico menos tranquilizador – uma mudança significativa, considerando que os resfriados raramente duram mais de uma semana). As palavras que um médico diz são "biologicamente ativas" e um elemento essencial de qualquer tratamento.

É importante salientar que nenhum desses novos e empolgantes tratamentos envolve incutir nos pacientes uma sensação de falsa esperança. Cada projeto simplesmente utilizou os fatos disponíveis para ajudar o paciente a entender o processo e seu prognóstico e enquadrar sua evolução da maneira mais positiva possível. É uma solução tática que veremos repetidas vezes no restante deste livro. Quando se trata da conexão mente-corpo, conhecimento é, de fato, poder.

■ A VONTADE DE VIVER

Em retrospecto, é tentador imaginar de que maneira a medicina poderia ter avançado se os pesquisadores tivessem prestado mais atenção aos tipos de efeitos que Thomas Jefferson observou em 1807 – quando descreveu pela primeira vez o uso de curas simuladas para evitar a prescrição excessiva de medicamentos ativos, como ópio. Ainda que possa ter chamado isso de "fraude piedosa", agora vimos como é possível evitar o uso indevido de opioides sem qualquer tipo de embuste. Estratégias honestas para aumentar as expectativas do paciente podem e devem ser um elemento essencial de toda medicina baseada em evidências.

O próprio Jefferson não voltou a escrever sobre placebos. Há, no entanto, outra razão pela qual ele é de interesse para os pesquisadores que estudam a conexão mente-corpo – o dia específico em que ele morreu. A saúde do presidente começou a se deteriorar em 1825, com uma série de distúrbios intestinais e urinários. Em junho de 1826, Jefferson estava completamente acamado, assolado por uma febre terrível, mas sobreviveu até 4 de julho – o aniversário de cinquenta anos da assinatura da Declaração de Independência.

Fato espantoso: o antecessor de Jefferson na presidência, John Adams, morreu no mesmo dia em 1826. Ainda sem saber da notícia da morte de seu rival, suas últimas palavras aparentemente foram: "Thomas Jefferson sobrevive".

É simplesmente uma coincidência que o segundo e terceiro presidentes dos Estados Unidos tenham morrido nessa data marcante? Ou algo mais interessante aconteceu? O filho de John Adams, John

Quincy – que era o presidente em exercício na época –, descreveu o momento da morte dos dois presidentes como "comentários visíveis e palpáveis do Favor Divino". Os cientistas geralmente não acreditam nesse tipo de intervenção celestial, por isso procuraram outras respostas. E argumentaram que o momento das mortes pode ser resultado de um efeito psicossomático. Talvez, na velhice, os dois ex-presidentes tenham sentido uma imensa vontade de sobreviver até o importante aniversário do país que ajudaram a fundar – e, assim que chegaram a esse dia, o corpo de ambos rapidamente entregou os pontos.

Pode parecer fantasioso, mas, como descobriremos no próximo capítulo, a máquina de previsão tem um lado sombrio que, entre muitas outras consequências importantes, significa que nossos pensamentos e sentimentos podem realmente determinar a hora de nossa morte.

Como pensar sobre... o processo de cura

- Se você ouvir dizer que os efeitos de um tratamento podem ser parcialmente explicados pelo placebo, não entre em pânico! Lembre-se de que os efeitos biológicos ainda são significativos, mesmo que surjam da expectativa.
- Se você puder escolher as opções de tratamento médico, tente ter em mente os fatores que podem influenciar o tamanho do componente placebo. Se todas as outras circunstâncias forem iguais, comprimidos maiores são mais eficazes do que comprimidos menores –, mas as cápsulas são ainda melhores.
- Da mesma forma, se você tiver a possibilidade de escolher seu médico, tente escolher alguém que você considere empático e atencioso. A atitude do médico pode mudar como você reage ao tratamento.
- Tente descobrir – com seu médico, serviço de saúde ou outra fonte confiável – como funciona seu tratamento e

como ele pode trazer benefícios. Esse conhecimento pode fortalecer os efeitos do tratamento.

- Com base nessas informações, tente visualizar sua recuperação e, se for o caso, planeje sua jornada rumo a uma saúde melhor. Fazer isso deve maximizar suas chances de melhora.
- Se possível, conheça outros pacientes que se beneficiaram da mesma terapia e que estejam dispostos a compartilhar suas experiências. Essas conversas podem ajudar a mudar as expectativas que você tem quanto ao tratamento e seu sucesso.
- Leve em consideração a possibilidade de obter um placebo aberto (disponível comercialmente em alguns varejistas online). Você nunca deve usar o placebo como um substituto para medicamentos reais sem a orientação de um médico, mas, em associação com os tratamentos existentes, placebos podem aumentar os benefícios.
- Acima de tudo, seja realista, mas otimista em relação ao que a conexão mente-corpo é capaz de realizar.

CAPÍTULO 3

NÃO FAZER MAL

*De que modo as expectativas podem machucar
e curar – e como quebrar uma maldição*

Consulte o dicionário da Associação Norte-Americana de Psicologia (APA, na sigla em inglês) e você encontrará um misterioso verbete sobre a chamada "síndrome do apontamento de osso". O termo se refere a uma tradição das sociedades aborígines que viviam nos arredores das colinas de areia vermelha da região central da Austrália. De acordo com antropólogos que visitaram os grupos em meados do século XX, um xamã poderia aplicar uma punição mortal apontando um osso humano ou de canguru para alguma pessoa acusada de delito ou malfeito e entoando uma maldição. De maneira quase instantânea, a vítima da maldição perdia o ânimo e a força. Quando a maldição entrava em vigor, o corpo enfraquecia, e em poucos dias o esmorecimento era total. De acordo com um xamã, tratava-se de um "pensamento-lança" que matava a vítima por dentro.[1]

Relatos semelhantes de "morte vodu" podem ser encontrados em todo o mundo.[2] E, como vimos com a síndrome da morte noturna súbita e inesperada entre os imigrantes hmongs nos Estados Unidos, as pessoas que se debruçavam sobre esses fenômenos muitas vezes presumiam que os indivíduos de sociedades "científicas" estariam imunes a expectativas mortais (a Associação Norte-Americana de Psicologia ainda a classifica como uma "síndrome ligada à cultura", exclusiva de populações específicas, em vez de uma condição universal para a humanidade).

A literatura histórica e médica, no entanto, conta uma história diferente.[3] Vejamos o notório caso de um homem de Nashville, Tennessee, que na década de 1970 recebeu o diagnóstico de câncer de esôfago. Os cirurgiões removeram com êxito o tumor, mas exames posteriores revelaram que o câncer havia se espalhado para o fígado. Disseram ao homem que ele teria sorte se vivesse até o Natal daquele ano. No fim das contas, ele sobreviveu para comemorar as festas com sua família, mas por pouco tempo: morreu no início de janeiro.

O destino do homem teria parecido mais uma perda trágica para uma doença terrível, exceto pelo fato de uma autópsia revelar que o diagnóstico original estava errado: havia de fato um tumor em seu fígado, mas era pequeno e operável – não teria sido capaz de matá-lo. Teriam sido os pensamentos do próprio paciente, sobrecarregados de desgraça, responsáveis por levá-lo à morte? Essa foi a conclusão de seu médico, Clifton Meador, que descreveu o erro de diagnóstico como uma espécie de "maldição".[4] Para o pobre homem, o pavor do câncer parece ter provocado uma resposta notavelmente semelhante a uma maldição paranormal.

O oncologista australiano G.W. Milton chegou a conclusões semelhantes ao diagnosticar pessoas com câncer de pele. "Há um pequeno grupo de pacientes em quem a percepção da morte iminente é um golpe tão terrível que eles são incapazes de se ajustar a ela, e morrem rapidamente antes que a malignidade pareça ter se desenvolvido o suficiente a ponto de causar a morte", ele escreveu.[5] Conhecendo as tradições aborígines, Milton afirmou que as "mortes voluntárias" eram simplesmente outro exemplo da "síndrome do apontamento de osso" descrita pelas sociedades aborígines.

Hoje, muitos cientistas acreditam que esses casos representam uma versão extrema de um efeito da expectativa conhecido como resposta nocebo.[6] Como aprendemos na Introdução, placebo significa "agradarei", e nocebo significa "prejudicarei" – e a resposta nocebo ocorre quando acreditamos que o corpo está sob ameaça. Por meio das ações da máquina de previsão, essas expectativas mudarão nossa fisiologia, de modo que o mero pensamento de ter um sintoma ou uma doença pode nos deixar doentes.

A "morte por expectativa" pode ser o exemplo mais extremo, mas o efeito nocebo é responsável por muitas outras formas de sofrimento em nosso cotidiano. Ele pode exacerbar os sintomas de alergias, enxaquecas, dores nas costas e concussões; de fato, sempre que estamos indispostos, um efeito nocebo agravará nossa doença. Expectativas negativas também podem contribuir para os desagradáveis efeitos colaterais dos fármacos destinados a nos curar de nossas doenças – e são uma das principais razões para as pessoas interromperem sua medicação.

Felizmente, nossa nova compreensão do cérebro como uma máquina de previsão nos fornece estratégias inovadoras para mitigar esses efeitos e neutralizar as maldições que nós mesmos fazemos. Combinados com as técnicas de reenquadramento que investigamos no capítulo anterior, esses métodos devem proporcionar algum alívio muito necessário para todos os tipos de dor e desconforto.

■ PENSAMENTOS TÓXICOS

Assim como a resposta placebo, o poder potencial da expectativa negativa é conhecido desde os primórdios da medicina moderna, muito antes de a resposta nocebo ter um nome.

O cirurgião norte-americano John Noland Mackenzie foi um dos primeiros pioneiros a examinar um efeito da expectativa negativa na medicina. Trabalhando no Hospital de Caridade de Olhos, Ouvidos e Garganta de Baltimore na década de 1880, Mackenzie foi convidado a examinar uma mulher de 32 anos que padecia de asma grave combinada com uma terrível febre do feno. Quando a mulher era exposta ao pólen, seu nariz e seus olhos escorriam e sua garganta coçava tanto que ela sentia o ímpeto de "arrancá-los com as unhas"; nas piores ocasiões, sofria ataques de espirros que chegavam a durar uma hora. As crises eram tão incômodas que ela passava grande parte do verão acamada, e era absolutamente impossível ter flores em casa. A mera visão de um campo de feno distante era suficiente para desencadear a abrupta intensificação de sintomas.

Mackenzie não diz o que despertou seu ceticismo, mas algo nas descrições da mulher o levou a questionar o papel do pólen nos sintomas que a acometiam. Para testar sua hipótese, ele adquiriu uma rosa artificial, "uma obra de arte com acabamento tão requintado que apresentava uma perfeita falsificação do original". Antes de a paciente chegar, ele limpou cuidadosamente cada folha e pétala, removendo quaisquer grãos de pólen que pudessem deflagrar um ataque.

A paciente chegou ao consultório com a saúde surpreendentemente boa e, após um exame inicial e um bate-papo animado, Mackenzie revelou a presença de uma rosa artificial por trás de um biombo. A aflição da mulher não poderia ter sido maior se ele tivesse revelado um buquê de flores de verdade: a voz ficou rouca, o nariz entupido, e ela teve uma vontade irresistível de espirrar – tudo em um intervalo de sessenta segundos depois de ver o objeto. Examinando a mulher de perto, Mackenzie notou a visível irritação no nariz e na garganta, que estavam vermelhos e inchados – ela certamente não estava fingindo os efeitos. Nesse caso peculiar, Mackenzie concluiu que a "associação de ideias" parecia ter sido tão potente quanto os grânulos de pólen reais.

Desnecessário dizer que a paciente ficou surpresa ao descobrir a verdadeira natureza da rosa de mentira e teve que inspecioná-la em detalhes antes de estar totalmente convencida de que não era uma flor de verdade. Apesar de sua incredulidade inicial, a percepção trouxe um final feliz para sua doença, sem nenhum tratamento adicional. Em sua visita seguinte ao hospital, ela enterrou o nariz em um grande buquê de rosas verdadeiras, sem dar um único espirro.[7]

Aos poucos, ao longo das décadas subsequentes vieram à luz diversos estudos igualmente engenhosos revelando o poder dos pensamentos negativos. No entanto, foi somente com o surgimento dos ensaios clínicos nas décadas de 1960 e 1970 que a pesquisa sobre esses efeitos da expectativa negativa começou a se entrecruzar com a pesquisa de placebos. As crenças e convicções das pessoas sobre uma pílula de açúcar, os cientistas descobriram, são capazes de curar seus sintomas existentes e criar efeitos colaterais nocivos que imitam reações adversas a fármacos reais – muitas vezes ao mesmo tempo.

Henry Beecher, médico e anestesista que conhecemos no último capítulo, havia, de fato, notado essa possibilidade em 1955, em seu influente artigo sobre o "poderoso placebo". Baseando-se em alguns experimentos existentes, ele relatou que os pacientes que recebiam as pílulas inócuas quase sempre apresentavam sintomas como náusea, dor de cabeça, boca seca, sonolência e fadiga – todos os tipos de manifestações que se espera que as pessoas relatem ao tomar um fármaco ativo. Em um teste de medicação para ansiedade, participantes do grupo placebo chegaram até mesmo a desenvolver uma erupção cutânea difusa que desapareceu apenas depois que pararam de tomar as pílulas inertes; outros relataram palpitações; um terço teve diarreia grave dez minutos após tomar os comprimidos.[8]

Mais de seis décadas depois, sabemos que esse fenômeno é assustadoramente comum. Há pouco tempo, uma equipe de pesquisadores de Oxford, Cardiff e Londres analisou os dados de mais de 1.200 ensaios clínicos controlados por placebo e constatou que cerca de metade das pessoas que receberam a pílula simulada relatou pelo menos um "evento adverso" no ensaio médio. E, em 5% dos casos, essas reações foram tão graves que os participantes interromperam por completo o tratamento.[9] Alguns desses sintomas podem ter sido atribuídos a erros de avaliação e causados por fontes sem nenhuma relação com o placebo, mas um número significativo de sintomas parece ter origem nos alertas de médicos e empresas farmacêuticas acerca de certos efeitos colaterais – o que sugere um efeito da expectativa extremamente específico.

Vejamos uma investigação, publicada em 2007, sobre a finasterida, medicamento usado com frequência para tratar homens com próstata aumentada. Sabe-se que o fármaco resulta em disfunção erétil e redução da libido, efeitos colaterais que aparecem com destaque em folhetos e sites sobre saúde.[10] Para descobrir se essa informação poderia estar exacerbando a frustração dos homens, uma equipe da Universidade de Florença organizou um ensaio clínico de um ano de duração em que metade dos participantes foi especificamente avisada sobre esses possíveis efeitos colaterais, ao passo que a outra metade não. Os pesquisadores descobriram que os avisos explícitos aumentaram a prevalência de disfunção erétil de cerca de 10% para até 30% – uma elevação de três vezes de um sintoma que causa mudança de qualidade de vida, desencadeada por uma única informação.[11] Exatamente os mesmos padrões foram observados em pessoas que tomavam aspirina para acalmar a angina. Quando alertadas sobre a possibilidade de irritação no estômago e nos intestinos, eram seis vezes maiores as suas chances de interromper o tratamento, devido ao aumento das ocorrências de náusea e indigestão.[12]

A resposta nocebo parece ser especialmente potente com sentimentos de dor. Talvez você tenha sentido isso ao passar por procedimentos médicos simples. Com que frequência um médico ou enfermeiro avisa que "isso pode doer um pouquinho" antes de aplicar uma injeção ou colher uma amostra de sangue? O pensamento subjacente a essas palavras é que essa é a melhor forma de permitir ao paciente que se prepare para a dor iminente. Na realidade, a frase curta tornará essa dor mais provável. Em um estudo, mulheres que receberam uma anestesia epidural, por exemplo, foram informadas de que "você vai sentir uma forte picada de abelha; esta é a pior parte do procedimento". Elas relataram muito mais desconforto do que pessoas de outro grupo a quem se assegurou que ficariam confortáveis durante todo o procedimento.[13] Quando alguém é avisado de antemão sobre a dor, dá para observar diferenças marcantes na sinalização da medula espinhal e do tronco cerebral – mudanças que seriam extremamente improváveis se o participante estivesse exagerando os efeitos de caso pensado em troca de compaixão e empatia.[14]

As respostas nocebo podem ser tão robustas que superam os possíveis efeitos positivos dos fármacos ativos. Um creme analgésico entorpecente pode fazer com que os participantes sintam mais dor se forem instruídos a esperar maior sensibilidade, e essas sensações são acompanhadas por um aumento na pressão arterial que parece sinalizar a angústia dos pacientes. Da mesma forma, um relaxante muscular pode fazer com que as pessoas se sintam mais tensas se disserem a elas que de fato se trata de um estimulante.[15]

A maneira exata como a máquina de previsão produz esses efeitos ainda é uma questão de pesquisas em andamento, mas em muitos casos parece ser a reversão direta da resposta placebo – uma espécie de imagem espelhada do mal para todas as mudanças fisiológicas que vimos no último capítulo. Se por um lado as expectativas positivas podem desencadear a liberação natural de dopamina e opioides, por exemplo, por outro as nossas expectativas negativas desativam esses mesmos neurotransmissores.[16] Para piorar a situação, expectativas negativas de dor podem deflagrar a liberação de substâncias químicas que aumentam ativamente nosso desconforto, como o hormônio colecistocinina (CCK), que aumenta a transmissão de sinais de dor[17] – o equivalente a conectar nossos nervos a um sistema de som com amplificador e alto-falantes, de sorte que as mensagens dolorosas se sobreponham a todo o resto. Com base em suas próprias expectativas de doença, a máquina de previsão também instruirá os sistemas nervoso, imunológico, circulatório e digestivo de certas maneiras que podem resultar em inflamação, alteração da pressão arterial, náusea e liberação de hormônios que ampliarão ainda mais nosso estresse.

Uma vez que a máquina de previsão utiliza as próprias memórias para planejar suas respostas, nossas chances de sentirmos na pele um efeito colateral nocebo dependerão de nossa história pessoal. Se você sofreu uma reação negativa a um medicamento, é muito mais provável que sinta os mesmos efeitos colaterais com outro tratamento, mesmo que funcione por meio de mecanismos totalmente diferentes – e mesmo que seja uma pílula falsa.[18] Essa situação é semelhante à experiência comum de associar doenças a certos alimentos. Se você por acaso já teve uma dor de barriga depois de comer determinada refeição, anos depois o simples pensamento sobre esse prato pode deixá-lo com náuseas – graças à máquina de previsão superprotetora, que prepara você para outro ataque violento.

Como vimos no caso da resposta placebo, nossas expectativas acerca de eventos – e a resultante experiência de sintomas – também podem ser influenciadas por fatores superficiais. Por exemplo, as pessoas podem sentir menos efeitos colaterais de remédios de marcas conhecidas, em vez de genéricos, talvez porque o marketing mais astuto desses produtos aumente a confiança do paciente no medicamento.[19]

Até mesmo as menores alterações na aparência de um medicamento podem levar a um grande pico de reações adversas, fato que a [farmacêutica multinacional britânica] GlaxoSmithKline descobriu a duras penas no final dos anos 2000. Durante décadas, dezenas de milhares de neozelandeses usaram um fármaco de reposição hormonal da tireoide chamado Eltroxin, que em trinta anos havia registrado apenas quatorze reclamações de eventos adversos. Em 2007, no entanto, a GSK decidiu deslocar a produção do medicamento para uma nova fábrica, o que exigiu uma mudança na formulação do comprimido, resultando em uma ligeira alteração na aparência – de amarelo passou para branco – e no sabor. No entanto, o ingrediente ativo ainda era exatamente o mesmo: a empresa farmacêutica modificou apenas os ingredientes aglutinantes que davam volume às pílulas, e testes exaustivos revelaram que o fármaco era absorvido e metabolizado em índices idênticos. Os pacientes deveriam ter conseguido continuar o tratamento sem nem sequer perceber a diferença.

Infelizmente, essa informação tranquilizadora não chegou ao conhecimento dos pacientes a tempo, e muitos presumiram que a aparência alterada era um sinal de corte de custos e produção mais pobre. Quando as farmácias começaram a estocar as novas pílulas, pipocaram relatos de efeitos colaterais totalmente novos, incluindo dores de cabeça, erupções cutâneas, coceira nos olhos, visão turva e náusea. Desnecessário dizer que as preocupações logo chegaram à mídia local, que mergulhou de cabeça na história. Em um período de dezoito meses, a empresa recebeu 1.400 novas notificações de efeitos colaterais – um aumento da ordem de 2 mil vezes em relação à taxa anterior, que era uma notificação a cada dois anos.[20] Demorou muitos meses até os medos arrefecerem e o número de eventos adversos retornar a seus níveis anteriores.[21] Para que não pensemos que alguma coisa intrínseca aos neozelandeses os tornou especialmente suscetíveis a esse efeito nocebo, um "pânico de saúde" muito semelhante, envolvendo uma reformulação do mesmo medicamento, tomou conta da França alguns anos depois.[22]

Se você ainda não toma um medicamento com regularidade, talvez presuma que é imune aos efeitos negativos da expectativa, mas há muitas outras maneiras pelas quais sua saúde pode ser afetada por uma resposta do tipo nocebo. Todos nós temos diferentes "crenças e convicções sobre doenças", que modificam a forma como interpretamos nossas sensações corporais, e esses pensamentos podem ter consequências importantes para muitas doenças comuns. A neurocientista britânica Gina Rippon argumenta que a experiência da síndrome pré-menstrual (SPM, conhecida comumente como tensão pré-menstrual, ou TPM) pode ser influenciada pela expectativa. Em um estudo, as participantes receberam um feedback de mentira sobre sua posição no ciclo menstrual, e essa informação falsa acabou sendo um fator melhor de previsão dos sintomas relatados do que seu status hormonal real.[23]

A cinetose (enjoo de movimento ou mal do movimento) mostra um padrão semelhante; para muitos, é a expectativa de desconforto que causa enjoos durante uma viagem de navio ou avião, por exemplo, e não os movimentos reais do veículo –, e alterar as crenças das pessoas sobre a própria suscetibilidade é capaz de, milagrosamente, acalmar os humores do estômago delas.[24] O mesmo se aplica aos sintomas persistentes de lesões como chicotada, dor nas costas e concussão leve: há fortes evidências de que expectativas negativas podem prolongar o sofrimento das pessoas.[25]

Um estudo sobre lesões cerebrais traumáticas leves, por exemplo, constatou que, em 80% dos casos, mensurar as crenças iniciais das pessoas sobre seu prognóstico futuro pode prever com sucesso o risco de realmente desenvolverem a síndrome pós-concussão. Com efeito, no que diz respeito ao papel de indicador de angústia persistente, as crenças e convicções do paciente provaram ser mais eficazes do que a gravidade dos sintomas do paciente no momento do impacto.[26] Se a pessoa acha que seus sintomas durarão por muito tempo e estão fora de seu controle, é muito mais provável que continuem assim, todas as outras coisas mantendo-se constantes (isso não deve ser motivo para tomar uma atitude de neutralidade e não interferência em relação a essas lesões, é lógico; o fato de que os efeitos nocebo podem piorar e prolongar os sintomas não torna a concussão menos problemática).

As crenças e convicções sobre doenças geralmente variam de um país para o outro – fato que pode explicar algumas intrigantes variações geográficas nos sintomas das pessoas. Uma comparação de ferimentos leves na cabeça na América do Norte e na Europa Oriental revelou que os sintomas pós-concussivos dos canadenses (tontura ou fadiga, por exemplo) duram meses a mais do que os sintomas de lesões compará-veis nos gregos ou lituanos, e essa discrepância parece refletir a causa subjacente: as expectativas de cada população.[27]

Existe o perigo de que as respostas nocebo sejam confundidas com hipocondria, mas isso é um terrível erro de interpretação da ciência. Em muitos casos, os sintomas das pessoas se iniciam com um gatilho físico, cujos efeitos são amplificados e prolongados por uma resposta nocebo. Em outros, a causa pode ser puramente psicológi-ca, mas isso não torna os sintomas menos graves. Como o paciente asmático de Mackenzie nos mostrou há mais de um século, e muitos experimentos cuidadosos confirmaram desde então, as próprias expectativas acerca da doença podem provocar mudanças observáveis no corpo que são tão "reais" quanto os efeitos de um patógeno material. A dura verdade é que as respostas nocebo são uma consequência inevitável do cérebro humano. Sempre que nos sentimos mal, nossos pensamentos moldam nossos sintomas – e ignoramos esse fato por nossa própria conta e risco.

■ O CERNE DA QUESTÃO

E quanto às "mortes voluntárias"? É possível morrer de expectativa? Nos últimos anos, os médicos documentaram algumas respostas nocebo extremas que certamente dariam credibilidade a essa possibilidade. Embora esses casos drásticos ainda sejam raros, revelam noções fascinantes sobre um fator de risco sério – e atualmente subestimado – de doenças cardiovasculares que podem estar afetando muitas pessoas.

Analisemos primeiro o caso do sr. A, descrito por médicos de Minnesota em 2007. Tremendamente magoado por conta de uma separação recente, o sr. A se inscreveu para o teste clínico de um novo antidepressivo, na esperança de que o tratamento pudesse aliviar seus sentimentos de desesperança. De início, ele percebeu que as pílulas funcionavam, ajudando a melhorar seu estado de ânimo. No entanto, os benefícios não duraram muito, no entanto, e no segundo mês do teste ele decidiu acabar com tudo: ingeriu as 29 cápsulas restantes. Arrependendo-se rapidamente da decisão, o sr. A pediu ao vizinho que o levasse ao pronto-socorro do hospital local, na cidade de Jackson. "Me ajude, tomei todos os meus comprimidos de uma vez", disse ele à equipe de enfermeiros ao entrar – e no mesmo instante desmaiou.

Quando os médicos o examinaram, o sr. A estava pálido, sonolento e trêmulo, com pressão arterial em um nível alarmante de tão baixo; às pressas, ele recebeu medicação por aplicação intravenosa. Nas quatro horas seguintes, sua condição não melhorou. No entanto, como não parecia haver vestígios das toxinas relevantes em seu sistema, a equipe acionou um dos médicos do ensaio clínico – que confirmou que o sr. A jamais havia tomado o medicamento ativo. De acordo com seus sinais fisiológicos, ele quase teve uma overdose de pílulas falsas.[28] Felizmente, ao saber da notícia, sua recuperação física foi plena.

Em um caso igualmente notável de 2016, uma mulher alemã da cidade de Greifswald foi submetida a um teste de acupuntura para reduzir a dor durante e após uma cesariana. A fim de garantir seu consentimento informado, a paciente foi avisada de antemão de que havia um risco muito pequeno de a acupuntura resultar em uma "reação vasovagal", como tontura ou desmaio – ou, em casos extremos, "colapso cardiovascular". Logo após o início do tratamento, a paciente começou a suar aos borbotões. Seus pés e mãos ficaram frios e sua pressão arterial despencou para um nível perigosamente baixo, com uma frequência cardíaca de apenas 23 batimentos por minuto. Temendo essas alterações, a equipe imediatamente a colocou no soro e a transferiu para a sala de parto, onde se recuperou o suficiente para passar pela cesariana –, mas, se a queda da pressão arterial tivesse persistido, poderia colocar a paciente e seu bebê em risco. Desnecessário dizer que era bastante improvável que a perigosa queda na pressão arterial tivesse sido ocasionada pela acupuntura, mas a paciente nem sequer havia recebido a terapia real. Ela estava em um grupo de controle, no qual o acupunturista se limitava a colocar fita adesiva sobre a pele.[29]

De alguma forma, a máquina de previsão parece ter interrompido as funções vitais do corpo a ponto de entrar em colapso – e, para algumas pessoas, essa interrupção pode de fato levar à morte. Há muitas maneiras de isso acontecer. De acordo com uma das principais teorias, um rapidíssimo declínio fisiológico pode resultar de altas concentrações de hormônios do estresse conhecidos como catecolaminas, que são potencialmente tóxicas para o coração e parecem ser liberadas sob emoções intensas. Se não for controlado, seu pico pode levar a uma morte prematura.[30] Esse resultado, é lógico, seria muito mais provável para alguém com um problema cardíaco preexistente –, mas, se a resposta fosse forte o suficiente, poderia matar até indivíduos com boa saúde.

Expectativas temerosas podem ter um efeito gradual ou súbito na mortalidade das pessoas. Tenha em mente um estudo, hoje mundialmente famoso, realizado em Framingham, Massachusetts, que acompanhou a saúde de milhares de adultos desde 1948. Em meados da década de 1960, perguntou-se a um subconjunto de participantes do sexo feminino se elas eram "mais propensas", "propensas em igual medida" ou "menos propensas" a desenvolver doenças cardíacas em comparação com outras pessoas de sua idade. Os pesquisadores constataram que as mulheres que responderam "mais propensas" tinham cerca de 3,7 vezes mais chances de sofrer parada cardíaca fatal em um período de vinte anos do que as outras participantes do estudo. É importante ressaltar que as mulheres desenvolveram e expressaram essa expectativa antes que surgissem quaisquer sinais de doença cardiovascular; levando-se em consideração sua saúde naquele momento, seus temores não pareciam se fundamentar em uma base factual sólida.[31]

Os céticos podem se perguntar se as diferenças comportamentais entre os participantes são capazes de explicar esse aumento do risco de morte. Sem dúvida, o estilo de vida pode ter desempenhado um papel relevante, mas o aumento do risco resistiu ao escrutínio, mesmo depois que os pesquisadores levaram em conta muitos outros fatores de saúde, incluindo o índice de massa corporal dos participantes, os níveis de colesterol, hábitos de fumar ou níveis autodeclarados de solidão, todos capazes de danificar o coração. Por esse motivo, muitos pesquisadores acreditam que as próprias expectativas negativas criaram uma resposta nocebo fisiológica, com acentuados níveis de hormônios do estresse e inflamação crônica que prejudicaram a saúde das mulheres a longo prazo e contribuíram diretamente para sua morte. É fácil imaginar que, se a pessoa acredita correr maior risco de doença cardíaca, cada dia pode ser preenchido com pensamentos pessimistas, fatalistas e trágicos, e cada sensação de doença pode ser interpretada como um agourento sinal de deterioração física – pensamentos que mais cedo ou mais tarde tornam-se uma profecia autorrealizável.

A possibilidade de um efeito nocebo de ação lenta e gradual condiz com outro estudo recente, que analisou pessoas que já sofriam de doença arterial coronariana. Logo após o início de seu quadro clínico, pediu-se aos pacientes que avaliassem seu nível de concordância com afirmações do tipo "Duvido que algum dia eu me recupere por completo de meus problemas cardíacos" ou "Ainda posso viver uma vida longa e saudável". A despeito da gravidade inicial de sua doença, os pacientes com expectativas mais sombrias tinham uma probabilidade consideravelmente maior de morrer na década seguinte, em comparação com os pacientes que mostravam uma visão mais auspiciosa acerca de suas chances de recuperação.[32] Mais uma vez, pode ser que esses participantes com expectativas negativas fossem menos propensos a cuidar de maneira proativa de sua saúde – fator sobre o qual o estudo não tinha controle total –, mas os pesquisadores notaram também um considerável nível de estresse em certos pacientes, o que, segundo a hipótese, contribuiu para a taxa de mortalidade mais elevada.

Ao fim e ao cabo, sabemos que outros tipos de tensão emocional elevada podem levar ao aumento das taxas de mortalidade. As pessoas são duas vezes mais propensas a sofrer um ataque cardíaco ou derrame nos trinta dias seguintes à morte de um cônjuge, por exemplo, em comparação com pessoas que não sofreram uma perda recente.[33] É impressionante que muitas vítimas de "morte voluntária" – incluindo os imigrantes hmongs nos Estados Unidos, as vítimas aborígines do "apontamento de osso" e os pacientes com câncer de G.W. Milton – parecem ter sentido algo semelhante ao luto durante sua derrocada enquanto contemplavam seu próprio fim iminente.

Uma compreensão da máquina de previsão também pode explicar por que as pessoas tendem a morrer em datas com significado pessoal para elas – o que nos leva de volta à morte de Thomas Jefferson e John Adams em 4 de julho de 1826. Por mais notável que essa coincidência possa parecer, vários estudos mostraram que o risco de mortalidade não é distribuído de maneira uniforme ao longo do ano. Uma análise dos registros de morte de mais de 30 milhões de norte-americanos revelou que as chances de uma pessoa morrer em uma ocasião significativa ou logo após são maiores do que imediatamente antes de um grande evento. Os pesquisadores descobriram que a probabilidade de morte é 4% maior em um aniversário, por exemplo, do que nos dois dias anteriores (infelizmente, esse fenômeno parece ser mais proeminente nas crianças, que supostamente atribuem uma importância ainda maior a esse evento – e sentem um desejo maior de viver para vê-lo – do que os adultos).

Padrões semelhantes já foram descritos em muitos outros países, e os dados parecem descartar outras possíveis explicações, como o aumento de suicídios ou acidentes automobilísticos. No México, morrer em paz em um dia com significado pessoal é inclusive considerado uma *muerte hermosa* ou "morte bonita". Nesses casos, o corpo já está debilitado, mas parece capaz de aguentar até o evento, após o qual as expectativas de morte precipitam uma deterioração. Corroborando essa hipótese, uma análise descobriu que o acentuado de mortes nos dias seguintes ao Ano-Novo – fenômeno surpreendentemente recorrente – foi demasiado alto em 1º de janeiro de 2000 em comparação com o réveillon de outros anos. Parece natural a mente ter atribuído enorme importância ao que se chamou "comemorações do milênio", criando nas pessoas um forte desejo de viver um evento que ocorre uma vez a cada mil anos.[34]

Para Adams e Jefferson, sem dúvida o aniversário de cinquenta anos da Independência dos Estados Unidos teria constituído esse tipo de data marcante. É espantoso que o quinto presidente do país, James Monroe, também tenha morrido na mesma data, cinco anos depois. O jornal *New York Evening Post* escreveu na época: "Três dos quatro presidentes que deixaram a cena de sua utilidade e glória expiraram no aniversário da nação, dia que, entre todos os outros, se lhes fosse permitido escolher, [eles] provavelmente teriam escolhido para encerrar a carreira".[35] Não há absolutamente nenhuma razão para pensar que o momento da morte deles foi uma escolha deliberada, mas pode ter sido inconsciente, refletindo a profunda influência da máquina de previsão sobre nosso destino, até mesmo nosso último suspiro.[36]

■ QUEBRANDO A MALDIÇÃO

Portanto, a "morte por expectativa" realmente pode ser possível, e medos e ansiedades com relação a enfermidades podem até mesmo contribuir para causar doenças cardíacas em um número surpreendente de pessoas. É importante lembrar, porém, que os efeitos nocebo menos extremos e mais triviais ainda podem ter pesadas consequências para nossa saúde e bem-estar cotidianos. As dores de cabeça que eu sentia ao tomar antidepressivos, por exemplo, eram sem dúvida angustiantes. Esse desconforto não seria capaz de me matar, mas poderia ter me persuadido a interromper um tratamento que acabou se mostrando muito eficaz se eu não tivesse descoberto as origens potencialmente psicossomáticas desse sintoma.[37] Quando se considera a prevalência absoluta de efeitos nocebo e o desconforto que eles causam, encontrar uma forma de neutralizar o poder que exercem sobre nós seria um avanço incrível para a medicina. A questão é: como?

É tanto um problema prático quanto um dilema ético. Os médicos prometem "antes de tudo, não fazer mal"* ao paciente, mas também são obrigados a obter o consentimento informado de seus pacientes antes do tratamento. Essas diretivas podem funcionar com propósitos divergentes. De que modo os médicos são capazes de explicar com honestidade os riscos médicos sem induzir inadvertidamente uma resposta nocebo? Nos últimos anos, me animei ao ver que muitos cientistas já estão investigando possíveis soluções para essas paradoxais demandas.

Uma opção envolve o "consentimento informado personalizado", no qual um médico permite que o paciente decida se gostaria de ouvir sobre riscos relativamente raros ou se prefere que o médico retenha consigo essas informações. Tal opção ainda coloca o paciente no controle de seu tratamento e pode ser uma escolha mais ética do que automaticamente fornecer informações com o potencial de gerar um efeito da expectativa negativa.[38]

Cada paciente terá uma preferência diferente. Alguns podem concluir que permanecer desinformado e "no escuro" lhes dá a melhor chance de manter a perspectiva positiva que pode, como vimos, fazer toda a diferença. Desconfio que meus próprios medos são amiúde muito piores do que a verdade, por isso prefiro receber as informações relevantes para que minhas expectativas sejam pelo menos baseadas em fatos objetivos. Felizmente, para pacientes como eu que preferem saber, é possível minimizar a resposta nocebo alterando a forma de apresentar a informação, por meio de uma estratégia conhecida como reenquadramento. Há uma profusão de pesquisas psicológicas que demonstram que as pessoas geralmente respondem de maneira muito

---

* Trata-se da tradução da expressão latina *Primum non nocere* (ou *primum nil nocere*), termo da bioética também conhecido como princípio da não maleficência e que define a ideia hipocrática de que cabe aos profissionais de saúde "não prejudicar", "não causar danos aos pacientes", ou seja, evitar riscos, custos e danos desnecessários aos pacientes ao realizar exames, diagnosticar, medicar ou fazer cirurgias. [N.T.]

diferente à mesma informação, a depender de como a informação lhes é apresentada. O enquadramento já é uma tática bem conhecida e estudada por executivos de publicidade e marketing – é a razão pela qual nos rótulos dos alimentos consta a informação "95% livre de gordura" em vez de "contém 5% de gordura", apesar de ambas as frases transmitirem a mesma ideia. E parece provável que a mesma técnica possa ser empregada para reduzir os efeitos colaterais do nocebo.

À guisa de exemplo, vejamos um estudo da Universidade de Nova Gales do Sul, na Austrália, no qual estudantes acreditavam estar se inscrevendo para um teste de um fármaco benzodiazepínico, medicamento com função ansiolítica, ou seja, que atuava no tratamento de crises de ansiedade. Na realidade, todos receberam uma pílula falsa que não teria efeito químico direto no corpo. De acordo com o procedimento padrão, os estudantes foram informados sobre alguns dos benefícios esperados, como relaxamento muscular e diminuição da frequência cardíaca, bem como sobre os possíveis efeitos colaterais, que incluíam dores de cabeça, náuseas, tonturas e sonolência.

Em alguns casos, as informações foram enquadradas de forma negativa, com destaque para o número de pessoas que sentiriam desconforto, como:

Possíveis efeitos colaterais incluem sonolência. Aproximadamente 27 em cada 100 pessoas sentirão sonolência.

Em outros casos, a informação foi enquadrada de forma mais positiva, com ênfase no número de pessoas que permaneceriam imunes a efeitos colaterais, como:

Possíveis efeitos colaterais incluem sonolência. No entanto, 73 em cada 100 pessoas não sentirão sonolência.

Apesar do fato de que as duas frases equivalem a transmitir a mesma estatística, as pessoas no grupo de enquadramento positivo relataram menos efeitos colaterais de curto prazo ao ingerir a pílula.[39] Sempre que nos deparamos com uma informação desse tipo como pacientes, devemos questionar se poderia ser reenquadrada de forma mais positiva. Pensar na pior das hipóteses não serve para preparar a pessoa, mas apenas para fomentar a pior das hipóteses.

Importante em igual medida é que podemos aprender a reavaliar os sintomas que de fato vivenciamos. Lembre-se de que as respostas nocebo podem exacerbar os efeitos colaterais que se originam da ação direta de um medicamento. Nesse caso, não adianta fingir que o desconforto não existe, mas o médico pode mudar a forma como o paciente interpreta suas experiências e os significados que atribui a elas a fim de minimizar o desconforto a longo prazo. As consequências para o bem-estar do paciente podem ser profundas.

Em um extraordinário experimento desse tipo, pesquisadores do Laboratório Mente e Corpo da Universidade Stanford ajudaram a tratar um grupo de crianças e adolescentes com grave alergia a amendoim. Todos os pacientes estavam sendo submetidos a "imunoterapia oral", que envolvia a gradativa exposição do corpo a doses cada vez maiores de proteína de amendoim durante um período de seis meses. Se tudo corresse bem, o paciente deveria tornar-se cada vez menos sensível ao alérgeno, até por fim conseguir comer um amendoim inteiro sem reação grave; mas a terapia em si pode, por vezes, resultar em sensações desagradáveis, como urticária, coceira na boca, congestão nasal e dor de estômago. Além de ser uma fonte de desconforto imediato, esses efeitos colaterais geralmente dão a sensação de serem o início de uma reação alérgica total, desencadeando um aumento da ansiedade em relação ao tratamento em si, o que resulta em uma taxa de abandono relativamente alta. Na realidade, os efeitos colaterais tendem a permanecer bastante leves – e, em vez de sinalizarem o início de uma reação exagerada perigosa, podem ser vistos como um sinal de que o sistema imunológico está respondendo ao estímulo, o que é uma etapa essencial no processo de dessensibilização.

Será que o conhecimento desse fato poderia modificar as atitudes dos pacientes em relação aos efeitos colaterais? E essas atitudes alteradas seriam capazes de mudar sua experiência do tratamento geral em si? Foi o que os pesquisadores conjecturaram. Para descobrir, elaboraram um programa de informação que visava a mudar a mentalidade dos pacientes ao longo do tratamento; para tanto, forneceram-lhes folhetos informativos e organizaram longos debates com um profissional de saúde especializado. Nessas sessões de discussão, os pesquisadores compararam os efeitos colaterais aos músculos doloridos de um atleta após os treinos – uma sensação de desconforto que, no entanto, sinalizava a construção de força interna. Ao longo do caminho, os pacientes receberam exercícios que reforçavam sua compreensão, como escrever uma carta para seu futuro eu, lembrando sobre as novas maneiras de interpretar seus sintomas.

Um grupo de controle passou por reuniões semelhantes que se concentraram exclusivamente em maneiras de controlar os efeitos colaterais, como ingerir a dose de proteína com o estômago cheio, beber água ou tomar anti-histamínicos. Embora essas discussões contivessem muitos conselhos práticos, sempre enquadravam os sintomas como uma consequência infeliz que precisava ser suportada, em vez de um sinal positivo de que o tratamento estava funcionando. Por segurança, ambos os grupos também foram ensinados a identificar quaisquer sintomas que ameaçassem a vida, e especialistas estavam sempre disponíveis para discutir quaisquer preocupações sérias. (Se você também sofre de alergia, não tente criar sua própria imunoterapia sem supervisão médica.)

As mudanças nos sentimentos de ansiedade dos pacientes foram substanciais, e o reenquadramento positivo mitigou de maneira significativa suas preocupações acerca do tratamento. Essa mentalidade positiva reduziu o relato de sintomas reais à medida que os pacientes progrediam para doses maiores do alérgeno e, por fim, para amendoins de verdade. É importante ressaltar que os benefícios do reenquadramento foram evidentes não apenas nas experiências subjetivas dos pacientes, mas também nas medidas biológicas do sucesso do tratamento.

No início e no final da terapia, os pacientes fizeram exames de sangue que permitiram aos pesquisadores detectar um anticorpo chamado IgG4, produzido pelo corpo em resposta à ingestão da proteína do amendoim. Se estiver presente em níveis adequados, a IgG4 parece inibir outras respostas imunes que causariam uma reação alérgica em grande escala.[40] No início do estudo, ambos os grupos apresentavam pouquíssimo IgG4 nos exames de sangue. Ao final, no entanto, as crianças e os adolescentes da intervenção positiva aumentaram a produção para um nível muito mais alto do que os do grupo de controle, reduzindo os sintomas que sentiam à medida que o teste avançava.

Como todos os efeitos da expectativa, a mudança provocada pela alteração nas crenças pode ser explicada por mecanismos fisiológicos reconhecidos. A preocupação crônica pode desencadear uma inflamação de baixo nível, que parece desarticular a capacidade de adaptação do sistema imunológico, por exemplo. Pode ser que os participantes do grupo de intervenção, ao serem instruídos com informações positivas, tenham se libertado dessa barreira biológica, permitindo que seus corpos respondessem de forma mais eficaz às doses crescentes da proteína do amendoim.[41]

Além de ser um poderoso exemplo da conexão mente-corpo em ação, o estudo sobre a alergia ao amendoim também nos proporciona uma perfeita demonstração de um processo conhecido como reavaliação, no qual procuramos interpretações positivas de eventos negativos. E, como veremos agora, nós mesmos podemos aplicar essa técnica sempre que estivermos feridos ou doentes.

■ A MENTALIDADE DO ALÍVIO DA DOR

Vamos começar avaliando como você pensa atualmente sobre dor ou desconforto. Imagine que você esteja sofrendo de enxaqueca ou dor nas costas, ou que tenha quebrado o braço. Se você é mais ou menos como eu, corre o risco de automaticamente cair na armadilha dos pensamentos "catastrofizantes", nos quais o aparecimento de um sintoma leva à expectativa de que o pior está por vir.

Os psicólogos medem a catastrofização pedindo aos pacientes que classifiquem, em uma escala de 0 (nunca) a 4 (sempre), afirmações como:

Quando sinto dor...
- Eu me preocupo o tempo todo se a dor vai passar
- É horrível, e acho que nunca vai melhorar
- Fico com medo de que a dor piore
- Não consigo parar de pensar na dor
- Fico pensando em outros acontecimentos dolorosos
- Eu me pergunto se algo muito sério pode acontecer

Cada afirmação reflete um tipo diferente de pensamento catastrófico; juntos, criam uma espécie de resposta nocebo que se autoperpetua.[42] A escala é um bom indicador do desconforto que as pessoas sentirão após uma cirurgia, por exemplo, e quanto tempo terão de permanecer no hospital.[43] A tendência à catastrofização também parece contribuir para a gravidade de enxaquecas e dores de cabeça, e para os sintomas de pessoas que sofrem de dores articulares e musculares crônicas.[44]

Levando-se em consideração o que sabemos sobre o papel da expectativa na dor, as cientistas Luana Colloca e Beth Darnall chegam a sugerir que o pensamento catastrófico é "como pegar uma lata de gasolina e despejá-la no fogo".[45] É pegar as respostas a ferimentos – que podem servir como um aviso útil em tempos de perigo – e então ampliá-las além de qualquer benefício possível.

A adoção de uma "mentalidade de alívio da dor" ajuda a quebrar esse ciclo vicioso. Os pacientes podem aprender, por exemplo, sobre a natureza da dor, incluindo os processos psicológicos capazes de exacerbar nosso desconforto e o fato de que nosso estado mental acaba por influenciar sobremaneira os sintomas.[46] Depois de terem aprendido a identificar o início do pensamento catastrófico, são ensinados a reconsiderar a base factual de suas ansiedades. Embora a dor possa ser um sinal de perigo, por exemplo, a intensidade da sensação não reflete necessariamente o dano real do tecido (uma enxaqueca pode ser agonizante, por exemplo, mas apenas muito de raro em raro é o resultado de um problema neurológico grave). Da mesma forma, se parecer que a dor é interminável, pode ser útil lembrar-se de que você superou os episódios anteriores. E se você passou a associar certos gatilhos – por exemplo, uma importante reunião de trabalho – a um surto, talvez valha a pena perguntar se essa associação é realmente tão inevitável quanto você supõe.[47]

Cada pessoa pode imaginar a iminência de riscos catastróficos de uma maneira singular, mas, como princípio geral, você pode se fazer as seguintes perguntas sempre que perceber que está ruminando sobre sua saúde: "Esse pensamento é negativo e alarmante, positivo e reconfortante ou neutro? Qual é a evidência a favor e contra esse pensamento? Existe uma maneira mais palatável de pensar a respeito disso?".[48] Por fim, você pode tentar se lembrar de algumas frases tranquilizadoras, a exemplo de "A minha dor está no meu cérebro" e "As sensações são reais, mas temporárias", que são capazes de neutralizar ansiedades mais gerais e enfatizam o poder da capacidade do cérebro de ocasionar seu próprio alívio.[49]

Como qualquer habilidade, a reavaliação requer prática, mas muitos estudos mostraram benefícios impressionantes para os pacientes que aprendem a aplicá-la. Mais da metade das pessoas com dor crônica relata uma redução de pelo menos 30% em seus sintomas ao usar essa técnica, e muitos pacientes sentem até 70% de melhora; a reavaliação também reduz o número de dias que as pessoas que sofrem de enxaqueca perdem com suas dores de cabeça.[50] A técnica também pode ajudar a aliviar o desconforto momentâneo, como aquela sensação de queimar a mão no forno.[51] De maneira surpreendente, a terapia psicológica leva a algumas mudanças duradouras no cérebro, incluindo uma redução no tamanho das regiões que supostamente lidam com o pensamento catastrófico. É como se a reavaliação desligasse os amplificadores da dor.

Embora a maior parte das pesquisas nesse campo até agora tenha se concentrado em distúrbios de dor, é provável que essa técnica possa oferecer alívio para outros males desagradáveis. Acredita-se que a catastrofização piore os sintomas da asma, que poderiam responder à reavaliação da mesma maneira – se você se lembrar, por exemplo, de que seu corpo continua a lhe fornecer a quantidade de oxigênio suficiente.[52] Há também alguns sinais de que a reavaliação reduz a gravidade do resfriado comum.[53] Se você reconhecer seus sintomas como um sinal de que seu corpo está combatendo adequadamente o vírus, poderá reduzir seu desconforto.

Ao abrandar a ansiedade em torno de doenças de longo prazo e aliviar os pensamentos carregados de desgraça, a reavaliação pode até beneficiar a saúde do seu coração. Um estudo constatou que a terapia cognitivo-comportamental (que inclui sessões sobre as melhores maneiras de reduzir o pensamento catastrófico) após a insuficiência cardíaca reduziu com êxito o risco de desenvolver mais doenças.[54] Precisamos de muitos outros estudos, em grande número de pacientes, para confirmar essa descoberta e para refinar essas terapias, é claro. Mas a importância das respostas nocebo para nossa saúde geral é inegável. E, o que é decisivo, esses efeitos da expectativa negativos podem ser neutralizados.

Esse entendimento é urgente, já que agora existem fortes evidências de que algumas respostas nocebo podem ser contagiosas. Como descobriremos no próximo capítulo, a disseminação de expectativas negativas entre as pessoas contribuiu para muitos dos temores de saúde modernos. Ao contrário das conclusões dos antropólogos e historiadores que estudam a "morte voluntária", nos países desenvolvidos os seres humanos podem estar mais suscetíveis à sugestão do que nunca – e precisamos de todas as ferramentas possíveis para neutralizar essa maldição moderna.

Como pensar sobre... dor e desconforto

- Quando você for avisado sobre os possíveis efeitos colaterais de algum medicamento, tente descobrir se os mesmos sintomas também foram observados no grupo placebo no teste desse medicamento (seu médico pode fornecer essas informações, ou você pode encontrar as estatísticas em sites oficiais). Nesse caso, há uma boa chance de os efeitos colaterais serem o resultado de uma resposta nocebo.
- Examine de forma mais crítica os dados que representam os riscos de efeitos colaterais e pratique o reenquadramento. Se lhe disserem que há 10% de chance de desenvolver um efeito colateral, por exemplo, tente se concentrar no fato de que 90% dos pacientes permanecerão imunes a esse sintoma.
- Se você sentir algum efeito colateral, tente perguntar se isso pode ser um sinal da ação curativa do medicamento. Fazer isso não apenas neutralizará sua ansiedade, mas poderá também incrementar os benefícios do tratamento.
- Avalie se você é propenso à "catastrofização da dor", usando a escala da página 85. Se concluir que sim, tente perceber

quando você começa a remoer sobre seus sintomas. A consciência é o primeiro passo para quebrar o ciclo vicioso.

- Quando você notar que está sucumbindo a pensamentos catastróficos, pergunte se há uma boa base factual para seus pensamentos; caso contrário, procure uma maneira de reinterpretar a situação de forma mais positiva.
- Lembre-se de sua compreensão da resposta nocebo e reforce esse conhecimento sempre que puder. Alguns estudos descobriram que uma boa ajuda é escrever uma carta para si mesmo descrevendo o que você sabe; outros sugerem que você crie uma postagem de mídia social compartilhando seus pensamentos.

CAPÍTULO 4 ▬▬▬▬▬▬▬▬▬▬▬▬▬▬

AS ORIGENS DA HISTERIA COLETIVA

*De que modo as expectativas se espalham
dentro dos grupos*

Em maio de 2006, Portugal foi assolado por um misterioso surto de doenças. Os sintomas atingiam apenas adolescentes, que
apresentavam tonturas, dificuldades respiratórias, pruridos e erupções
cutâneas. Em poucos dias, cerca de trezentos estudantes em todo o país
foram afetados. Um vírus ou algum tipo de envenenamento parecia ser
o patógeno mais provável, de acordo com alguns especialistas; outros
acreditavam que poderia ser uma reação alérgica a certo tipo de lagar-
ta, ou ao pó nas salas de aula. Nenhuma das explicações, no entanto,
parecia verdadeiramente convincente. Como observou uma autoridade
em saúde pública: "Não conheço nenhum agente que seja tão seletivo
a ponto de atacar apenas crianças em idade escolar".

As investigações acabaram revelando que a culpa era da série de
TV adolescente *Morangos com açúcar*, popularíssima à época. Nos dias
anteriores aos primeiros casos relatados do surto, o episódio da série
mostrou que a escola onde estudavam as personagens principais foi
atacada por um terrível vírus que causava sintomas muito semelhantes
e oferecia risco à vida dos infectados. De alguma forma, o "vírus" sal-
tou da telinha para um punhado de telespectadores, criando sintomas
físicos reais – apesar de a doença da série ser totalmente fictícia. Em
seguida, as crianças afetadas transmitiram a doença aos colegas, o que

fez os casos se multiplicarem. Era improvável que os adultos portugueses fossem espectadores assíduos do melodrama juvenil; além disso, estavam menos inseridos nas redes sociais dos adolescentes, portanto eram menos propensos a desenvolver a doença.[1]

Os cientistas chamam esse tipo de surto, sem vetor físico, de "doença psicogênica em massa"* (se o termo "psicossomático" pode se referir a sintomas existentes que são agravados e exacerbados por nosso estado mental, "psicogênico" significa que a origem de sintomas somáticos é puramente psicológica). Outros casos notáveis vão desde misteriosas manias de dança na Idade Média até o surgimento de estranhos e incontroláveis tiques faciais entre usuários do YouTube.[2] As experiências são bem angustiantes para os envolvidos, mas no passado os comentaristas muitas vezes menosprezavam essas moléstias, descrevendo-as como "imaginárias", deliberadamente enganosas ou o resultado de alguma fraqueza mental que tinha pouca relevância para a maioria das pessoas "normais". Assim como as "mortes vodu", presumimos que são ocorrências raras, que acontecem apenas com outras pessoas.

O surto do "televírus" de *Morangos com açúcar* nos mostra a facilidade com que os sintomas psicogênicos podem ser desencadeados em populações saudáveis. Nesse caso, a causa logo foi identificada e os adolescentes se recuperaram, mas pesquisas de ponta sugerem que o mesmo processo de contágio social está ajudando a espalhar e ampliar os efeitos nocebo para milhões de pessoas. E os adolescentes sugestionáveis não são os únicos afetados; a pesquisa mostra que qualquer pessoa pode ser suscetível à transmissão social de doenças psicogênicas. De fato, há uma boa chance de você mesmo ter "pegado"

---

* Na terminologia médica, a condição caracterizada pela rápida propagação de sintomas em um determinado grupo sem uma causa orgânica definida é conhecida como dpm e também chamada de doença sociogênica em massa ou distúrbio psicogênico em massa. Mais populares, os sinônimos "histeria coletiva", "histeria epidêmica" e "histeria em massa" hoje estão em desuso: histeria deriva do grego *histerus*, ou útero, de modo que os médicos do passado erroneamente associavam o quadro somente às mulheres, como se transtornos mentais fossem exclusividade do sexo feminino, de alguma maneira relacionados à falta de sexo ou às disfunções no aparelho reprodutor. [N.T.]

um efeito da expectativa, mesmo sem perceber – e somente aprendendo a reconhecer os sinais é que podemos nos proteger a fim de não sermos "infectados" novamente.

■ ESPELHO, ESPELHO... NO MEU CÉREBRO

Para entender as maneiras pelas quais um efeito nocebo pode se espalhar de pessoa para pessoa, devemos primeiro examinar as origens do contágio social de maneira mais geral. Isso surge por meio de um componente essencial da máquina de previsão denominado "sistema de espelhos", que nos permite incorporar a nossas simulações do mundo o estado físico e mental de outras pessoas.[3]

A história começa com um macaco e alguns amendoins na Universidade de Parma, na Itália. No início dos anos 1990, a equipe de neurocientistas de Giacomo Rizzolatti estava examinando a atividade neuronal que leva a movimentos intencionais – a mensagem que diz à sua mão para pegar uma casquinha de sorvete, por exemplo. Para fazer isso, acoplaram um sensor ao cérebro de um macaco e registraram a atividade elétrica dos neurônios do animal enquanto ele agarrava um brinquedo ou levava um pedaço de comida à boca. Depois de muitos testes, os pesquisadores descobriram que grupos distintos de células cerebrais eram acionados para cada movimento, com um padrão separado aparentemente representando as diferentes intenções. Como um passo importante para decifrar o "código neural" do cérebro, essa foi uma descoberta significativa por si só.

Por puro acaso, no entanto, descobriram que o cérebro do macaco também entrava subitamente em ação ao observar os pesquisadores agarrando seus amendoins ou brinquedos – mesmo que o próprio macaco permanecesse imóvel. Aspecto ainda mais impressionante é que as leituras mostraram um padrão de atividade elétrica extraordinariamente semelhante ao que o macaco exibia quando ele próprio segurava os objetos.[4] O cérebro parecia estar refletindo o que via e depois recriando a própria experiência, o que levou a equipe a descrever as células como *neuroni specchio*, "neurônios espelho". Esse processo, segundo eles, nos permite entender imediatamente o que outra pessoa está fazendo sem ter que pensar nisso de maneira consciente.[5]

Pesquisas posteriores, tanto em macacos como em humanos, revelaram que o sistema de espelhos do cérebro responde tanto a sentimentos quanto a ações. Quando vemos outra pessoa expressar uma emoção, mostramos atividade mais intensa nas regiões envolvidas no processamento emocional e nas regiões envolvidas na manifestação desses sentimentos – como se nós mesmos os sentíssemos.

É importante ressaltar que esse espelhamento interno pode levar a uma imitação física evidente.[6] Registros de atividade elétrica através da pele mostram que os músculos de nossa própria bochecha começam a se contorcer, muito de leve, quando vemos alguém sorrir; se a outra pessoa franze a testa, os músculos de nossas próprias sobrancelhas começam a se contrair; e se alguém aperta a boca em um esgar de nojo ou dor, inevitavelmente nos encolhemos e estremecemos um pouco – tudo por causa da atividade automática desse sistema de espelhamento. O tom e a velocidade do nosso discurso também mudarão para imitar a voz do nosso parceiro de conversa. Até mesmo nossas pupilas tendem a se dilatar ou se contrair para corresponder com a pessoa que estamos vendo.[7]

Sem que percebamos, a presença de outra pessoa pode, portanto, mudar tanto o nosso corpo quanto a nossa mente. E aparentemente esses efeitos corporais têm um propósito – aumentam nossa compreensão do que a outra pessoa está sentindo.[8] Em uma engenhosa demonstração dessa ideia, pesquisadores recrutaram pacientes de cirurgia estética submetidos a injeções de botox, toxina que paralisa temporariamente os músculos do rosto, e lhes pediram que descrevessem os sentimentos que as pessoas estavam exibindo em uma seleção de fotografias. Os pacientes com botox acharam muito mais difícil reconhecer as emoções, em comparação com os participantes que receberam uma injeção de "preenchimento facial" que em nada interferia nos músculos faciais. Os participantes precisavam do espelhamento físico para identificar completamente o que as pessoas nas fotos estavam sentindo; sem ele, seu processamento emocional ficou atrapalhado.[9]

Os humanos não se comunicam apenas com expressões faciais, é claro; temos palavras e símbolos que também podem estimular o sistema de espelhos do cérebro. Se você ouvir a palavra "sorriso", sentirá um traço de atividade nas áreas de processamento emocional, e talvez sinta até pequenos movimentos nos próprios músculos faciais, como se estivesse realmente prestes a abrir um sorriso. Assim como nossa imitação direta do rosto de outras pessoas, isso nos leva a sentir um vestígio dos efeitos em nós mesmos, apesar de não haver nenhuma razão objetiva para nos sentirmos mais felizes.[10]

Por acaso, a equipe de Rizzolatti – incluindo seu macaco – descobriu, portanto, uma base neural para a empatia, capaz de explicar como nossos sentimentos podem passar sutilmente de pessoa para pessoa por meio de uma espécie de contágio. "Quando as pessoas usam a expressão 'eu sinto sua dor' para indicar compreensão e empatia, talvez não percebam o quanto essa afirmação pode ser uma verdade literal", Rizzolatti escreveu mais tarde.[11]

É claro que, na maior parte do tempo, sentimos apenas um tênue reflexo dos sentimentos de outra pessoa. Não somos tomados pela maior alegria do mundo sempre que vemos a foto de um ganhador da loteria, tampouco somos subjugados por angústia extrema quando vemos alguém chorando; essas expressões alheias vão apenas modificar o que já estamos sentindo. Mas até mesmo os pequenos efeitos podem se acumular se passarmos muito tempo na companhia de alguém ou se tivermos múltiplas interações com pessoas diferentes que mostrem perfis emocionais semelhantes.

Para ilustrar a amplitude com que os sentimentos de alguém podem se espalhar, imagine que você se torna amigo de uma pessoa com uma atitude surpreendentemente positiva, que demonstra um incrível nível de satisfação com a vida que leva. Você pode se sentir um pouco feliz por seu amigo, mas será que a alegria dele também pode trazer uma felicidade duradoura para a sua própria vida? De acordo com uma detalhada pesquisa longitudinal – o Estudo Cardíaco de Framingham –, a resposta é sim. Por causa de suas interações regulares com esse amigo alto-astral, você teria 15% mais chances de obter uma pontuação alta na medida de satisfação da pesquisa – apesar de nenhuma mudança direta em suas circunstâncias imediatas.

E se fosse o amigo do seu amigo? O mesmo estudo descobriu que a felicidade dessas pessoas será passada ao seu amigo, que por sua vez a repassa a você, aumentando suas chances de felicidade em cerca de 10% nos meses seguintes. Sua satisfação atual com a vida é influenciada até mesmo por um amigo de um amigo de um amigo, que pode aumentar sua chance de felicidade em cerca de 6%. Trata-se de pessoas que você com quase toda a certeza nunca nem sequer viu pessoalmente, e de cuja existência provavelmente nem sabe, mas elas influenciam seu bem-estar por meio de uma cadeia de interações.[12]

As descobertas do sistema de espelhos e a extensão do contágio social em termos mais gerais têm consequências importantes para nossa saúde mental, revelando o quanto nosso bem-estar depende dos anéis concêntricos de nosso círculo social. Mas podem também lançar luz sobre como os sintomas se espalham em um grupo durante doenças psicogênicas em massa. Quando estamos em um grupo de pessoas extremamente preocupadas com a ameaça de uma arma biológica, por exemplo, cada pessoa pode começar a amplificar o medo da outra – criando uma espécie de câmara de eco que coloca todo mundo em estado de pânico.[13] Ainda mais importante, nosso cérebro empático hiperativo pode então começar a simular os sentimentos como dor, náusea ou vertigem que outra pessoa está relatando. Se tivermos sorte, esse efeito pode não ser forte o suficiente para ter um impacto real em nosso bem-estar. Porém, se já estivermos em uma situação em que a doença parece provável, as simulações do sistema de espelhos podem alimentar os cálculos da máquina de previsão, criando ou exagerando uma resposta nocebo. E, quanto mais interagirmos com pessoas que não estão bem, quanto mais virmos seu sofrimento e falarmos sobre seus sintomas, pior nos sentiremos.

Giuliana Mazzoni, psicóloga da Universidade de Hull, no Reino Unido, foi uma das primeiras a revelar a potência desse processo. Ela convidou um pequeno grupo de pessoas para participar de um "estudo das reações individuais a substâncias ambientais". Ela e seus colegas pediram aos participantes que, em pares, inalassem uma substância tóxica suspeita que, segundo foram informados, causava dores de cabeça, náusea, coceira na pele e sonolência (na realidade, era apenas ar puro). No entanto, sem o conhecimento dos verdadeiros sujeitos da pesquisa, seus "parceiros" no estudo eram na verdade atores, instruídos a fingir deliberadamente os sintomas ao inalar o gás. As consequências dessa observação foram surpreendentes. Os participantes que viram o parceiro em situação de desconforto relataram sintomas muito mais graves em comparação com as pessoas que não viram os efeitos colaterais relatados.[14]

Os resultados de Mazzoni foram publicados originalmente no final dos anos 2000, e agora temos uma infinidade de outros estudos mostrando que sintomas semelhantes ao nocebo podem passar de pessoa para pessoa por meio do contágio social. Um estudo que simulou um teste de medicamento descobriu que os participantes que tomavam uma pílula inócua relataram onze vezes mais sintomas – como náusea, tontura e dores de cabeça – depois de observarem um ator disfarçado fingindo estar doente.[15] Outro examinou doadores de sangue em suas visitas a clínicas e hemocentros. Não é incomum as pessoas sentirem tontura e vertigem depois que uma bolsa de 450 mililitros de sangue é retirada do corpo, mas esses sintomas eram duas vezes mais recorrentes se a pessoa tivesse acabado de ver outro doador prestes a desmaiar.[16]

Esses efeitos socialmente contagiosos são bastante específicos: os sintomas particulares da outra pessoa é que são transmitidos e intensificados durante a observação, em vez de sentimentos gerais de mal-estar. E ocorrem além da resposta nocebo típica que se pode obter de um aviso escrito ou falado de alguém que também não está apresentando os sintomas.[17]

É revelador que a suscetibilidade de uma pessoa a esses efeitos parece refletir sua capacidade geral de empatia e sua capacidade de amortecer esses sentimentos quando necessário. Uma medida padrão de empatia pede às pessoas que atribuam pontos ao classificar declarações como "Muitas vezes me emociono com as coisas que vejo acontecer", "Quando assisto a um bom filme, consigo facilmente me colocar no lugar de um personagem principal" e "Quando vejo alguém que precisa muito de ajuda em uma emergência, fico devastado(a)". Talvez porque tenham um sistema de espelho mais reativo, pessoas com pontuação alta nesse tipo de pergunta são mais propensas a absorver os sinais de doença de outras pessoas e a relatar os mesmos sintomas; são também mais propensas a se sentir melhor se a outra pessoa mostrar alívio.[18]

A evidência mais marcante do contágio de expectativas vem de Fabrizio Benedetti, da Universidade de Turim, na Itália. Benedetti vem ocupando um lugar central nas pesquisas sobre os efeitos placebo e nocebo e seus papéis em nossa saúde. Mas acontece que ele investigou também os efeitos da altitude no condicionamento físico, no centro de pesquisa Plateau Rosa, situado em uma montanha coberta de neve na porção noroeste dos Alpes, entre a Itália e a Suíça, a 3.500 metros acima do nível do mar. O local – que permanece aberto para esquiar durante todo o ano – propicia um cenário ideal para testar como as expectativas de doença podem se espalhar por um grupo em um ambiente não clínico.

O estudo em questão girou em torno da "dor de cabeça de altitude", sintoma relatado por muitos alpinistas e esquiadores, e que se acredita ser um efeito direto da rarefação do ar em grandes alturas. Não há dúvida de que a fisiologia desempenha um papel direto nesse fenômeno: para lidar com o baixo oxigênio, nossos vasos sanguíneos se dilatam, por exemplo, o que aumenta a pressão nos capilares do cérebro. Uma resposta nocebo deveria aumentar tremendamente o desconforto, e Benedetti quis investigar se o contágio social poderia se espalhar e amplificar esse efeito da expectativa negativa entre as pessoas. Para isso, ele convidou 121 estudantes das faculdades de medicina e enfermagem locais para uma viagem de três horas até seu laboratório de alta altitude – acessível via três teleféricos sucessivos. Os estudantes eram todos colegas de curso e se conheciam. Em vez de alertar cada um deles, individualmente, sobre os potenciais efeitos da altitude, a equipe de Benedetti selecionou apenas um estudante – o "gatilho" – para ser informado de antemão acerca das expectativas de uma dor de cabeça. Esse estudante-gatilho recebeu um panfleto que explicava o risco e assistiu a um vídeo que mostrava uma pessoa sofrendo em uma cama e fazendo caretas de dor (o tipo de cena que provavelmente desperta sentimentos de empatia). Depois, pediu-se a esse estudante-gatilho que ligasse para os pesquisadores dois dias antes da viagem a fim de confirmar a dose certa de aspirina a ser levada na subida.

A equipe de Benedetti não instruiu o estudante a passar adiante a mensagem; apesar disso, o gatilho mencionou a informação para alguns amigos, que então a repassaram a seus conhecidos. No momento da viagem, a notícia do risco potencial havia chegado a 35 outras pessoas – todas ligaram para o centro pedindo conselhos sobre a quantidade de aspirina que deveriam levar consigo.

Os efeitos sobre a saúde deles durante a visita foram impressionantes. Quando Benedetti pesquisou o grupo, 86% desses alunos alertados de antemão tiveram dor de cabeça causada pela altitude, em comparação com 53% dos alunos que não foram avisados pelos colegas quanto ao risco. Ademais, a intensidade média das dores de cabeça também foi muito maior para as pessoas que tiveram contato com o gatilho. Analisando amostras de saliva dos estudantes, colhidas depois de chegarem ao laboratório de alta altitude, Benedetti descobriu que essas diferenças se refletiam até mesmo na química do cérebro dos participantes, que mostrava uma resposta exagerada a muitas das mudanças conhecidas que ocorrem em resposta à rarefação do ar. Por exemplo, os participantes que tiveram contato com o gatilho mostraram níveis mais altos de moléculas de prostaglandina, que, acredita-se, são responsáveis pela função de vasodilatação que pode causar as dores de cabeça de altitude.

Benedetti teve uma ideia genial: pediu aos estudantes que relatassem de que modo souberam do risco da dor de cabeça e com quem haviam conversado desde então – o que lhe permitiu mapear a propagação do contágio no grupo. Ele descobriu que, quanto mais vezes os estudantes debatiam entre si sobre os sintomas, piores eram suas dores de cabeça e mais altos os níveis de prostaglandinas. Cada interação servia para aumentar sua ansiedade, e o resultado é que sentiam mais dor, com mudanças concretas na química neural.[19] "Ao que parece, não importa de onde vêm as expectativas. Elas podem ser suscitadas por um médico ou um colega; porém, quanto mais fortes forem as expectativas, mais fortes serão os efeitos", Benedetti me disse.

Talvez de maneira contraintuitiva, efeitos da expectativa contagiosos como esse possam servir a um propósito útil – sobretudo quando é alto o risco de uma doença transmitida fisicamente. Imagine que você mora em uma região com perigosos carrapatos ou mosquitos transmissores da malária. Se você vir pessoas se coçando ao seu redor, ou ouvi-las falando sobre uma coceira, seu cérebro pode aumentar a sensibilidade da sua pele, de modo que você tenha mais chances de detectar a presença dos insetos e enxotá-los antes que transmitam doenças. Da mesma forma, se você estiver fazendo uma refeição em grupo e um de vocês passar mal, "pegar" a náusea da pessoa adoentada pode ser desagradável, mas pode também impedir que você continue consumindo um patógeno potencialmente perigoso. Afinal de contas, os seres humanos são animais sociais, e a máquina de previsão está simplesmente usando todas as dicas e deixas possíveis para preparar você para prováveis doenças ou ferimentos.

Na maioria das vezes, isso funciona às mil maravilhas. Em certas circunstâncias, no entanto, pode fazer eclodir imensos surtos de doenças que não têm absolutamente nenhuma origem física.

■ AS TRÊS LEIS DO CONTÁGIO

Agora que entendemos a mecânica de como os indivíduos espelham os sintomas físicos uns dos outros, temos condições de resolver muitos mistérios médicos – e identificar as condições precisas que tornam mais provável uma doença psicogênica em massa.

Se voltarmos a Portugal em 2006, é fácil imaginar como foi possível os espectadores da série de TV *Morangos com açúcar* se sentirem tão envolvidos no drama, uma vez que o sistema de espelhamento do cérebro deles recriou os sentimentos de doença das personagens. Assim que alguns dos adolescentes começaram a ter sintomas físicos, suas demonstrações de doença podem ter infectado a mente dos colegas, que por sua vez infectaram outras pessoas, em alguns casos levando a hospitalizações e ao fechamento de escolas. Depois que as autoridades começaram a sugerir as causas plausíveis – a presença de poeira tóxica ou de lagartas perigosas –, os casos apenas se multiplicaram, até que finalmente se anunciou a verdadeira origem psicogênica.

Processos semelhantes podem estar por trás de muitos relatos de doenças psicogênicas em massa ao longo da história. Na era pré-científica, esses surtos tomaram a forma de violentas convulsões, desmaios e até uma série de "manias dançantes" que afligiram cidades e vilarejos inteiros na Europa medieval e no início da Era Moderna. Do outro lado do Atlântico, um surto de doença psicogênica em massa pode até ter levado aos julgamentos das bruxas de Salem em 1692. Os relatos de possessão paranormal começaram com duas primas – Elizabeth (Betty) Parris e Abigail Williams – que sofriam de convulsões e, em poucos dias, os sintomas se espalharam para as outras adolescentes da cidadezinha. Alguns médicos modernos argumentaram que os ataques podem ter sido causados por ergotismo – envenenamento por um fungo que infectou as plantações dos moradores –, mas outros sugerem que os relatos carregam todas as características de uma doença psicogênica em massa. É possível que uma coisa tenha levado à outra, é claro – talvez Parris ou Williams tivesse alguma doença orgânica e os sintomas se espalharam para outras pessoas por meio de um efeito da expectativa contagiosa.[20]

Nos séculos XIX e XX, esses episódios tornaram-se muito mais raros. Doenças psicogênicas em massa passaram a tomar a forma de aparentes envenenamentos que, no fim, ficava claro, não tinham origem física. Um dos casos mais dignos de nota aconteceu entre os trabalhadores de uma fábrica em Spartanburg, Carolina do Sul, que em 1962 começaram a sentir náuseas, cãibras, fraqueza corporal, tontura e fadiga extrema. Logo começaram a circular rumores de que um inseto venenoso havia chegado em um carregamento de tecidos da Inglaterra. Em questão de poucas semanas, cerca de sessenta trabalhadores adoeceram. Especialistas do Centro de Doenças Transmissíveis vasculharam por completo as instalações da fábrica em busca do culpado. Encontraram formigas pretas, moscas domésticas, mosquitos, besouros e ácaros – mas nenhuma dessas espécies poderia ter causado a doença. No fim das contas, rastrearam o surto até chegar ao paciente zero, uma operária de 22 anos, que disse a uma amiga que achava ter sido picada e logo em seguida desmaiou. Todos os outros casos surgiram então por contágio social.

Entrevistando os operários, os sociólogos descobriram que dois fatores eram capazes de prever quais funcionários específicos se tornariam vítimas de doenças. O primeiro fator era a quantidade de estresse que vinham sentindo nos últimos tempos: funcionários com dificuldades conjugais ou problemas familiares eram mais propensos a ser afetados do que aqueles com circunstâncias estáveis. O segundo fator era a ligação com as outras vítimas: se o funcionário conhecesse pessoalmente outro sofredor e com ele interagisse com regularidade, era mais provável sucumbir.[21]

Estas poderiam ser consideradas as duas primeiras leis do contágio. A terceira – e última – diz respeito ao meio ambiente: se existe uma ameaça viável que aumentaria as expectativas gerais de doença. Parece improvável que os ingleses trabalhadores da fábrica estivessem preocupados havia muito tempo com o risco de insetos, mas, em algumas regiões, o medo de uma doença iminente nunca sai de vez do coração e da mente, o que torna muito mais provável a disseminação de sintomas.

Isso pode explicar por que as doenças psicogênicas em massa parecem ser especialmente comuns em tempos de agitação política ou guerra. Em 1983, por exemplo, alunas e funcionárias de uma escola para meninas palestinas na Cisjordânia começaram a sentir a visão turva e problemas respiratórios, acompanhados pelo cheiro de ovo podre. À medida que a notícia do surto se espalhava, quase mil estudantes da região adoeceram. Por fim, os epidemiologistas conseguiram rastrear o surto na escola original até uma latrina quebrada que emitia um odor desagradável, que as meninas interpretaram como um gás venenoso. Quanto mais próximas as salas de aula eram do banheiro, maior a probabilidade de as alunas relatarem sintomas no primeiro dia. Durante o intervalo das aulas, essas meninas conversavam sobre o perigo com suas amigas, que por sua vez o debatiam com as amigas delas – assim como os estudantes do estudo encabeçado por Benedetti sobre o mal-estar de altitude. Em pouco tempo, a expectativa da doença se espalhou por toda a escola e – conforme os relatos ficavam mais conhecidos – por outros estabelecimentos da região.[22]

Os Estados Unidos sofreram surtos semelhantes após o 11 de setembro. No final de 2001 e 2002, eram generalizados os temores de novos ataques terroristas islâmicos, incluindo a possibilidade de guerra biológica. A eclosão se iniciou com relatos de erupções cutâneas entre crianças em idade escolar no estado de Indiana e se espalhou para o norte da Virgínia, depois para a Pensilvânia, Oregon e Massachusetts. Estranhamente, os sintomas pareciam estar ligados às movimentações diárias das crianças: as erupções ficavam mais intensas na escola, mas aos poucos amainavam assim que as crianças voltavam para casa. Desnecessário dizer que os surtos causaram tremenda ansiedade entre os pais, mas os cientistas não conseguiram identificar um gatilho ou qualquer outra causa ambiental. Eles especularam sobre o uso de pesticidas, mofo nos prédios e até mesmo uma reação alérgica aos produtos químicos utilizados na fabricação de livros didáticos – mas nenhuma das explicações resistiu a um escrutínio mais cuidadoso.[23]

Um efeito da expectativa, transmitido por contágio social, pode lançar luz até mesmo sobre a misteriosa "síndrome de Havana", cujo primeiro registro se deu entre diplomatas e agentes de inteligência dos Estados Unidos destacados para trabalhar em Cuba. Nos últimos dias de 2016, um agente da CIA [sigla em inglês para Agência Central de Inteligência, o serviço secreto estadunidense] em Havana chegou à embaixada norte-americana relatando sintomas estranhos: tontura, dor de ouvido, zumbidos no ouvido, confusão mental e lapsos de memória. O elemento mais bizarro era a suposta fonte de seu desconforto: em casa, ele teve a nítida impressão de que um barulho extremamente irritante o seguia de cômodo em cômodo. O som só ia embora, disse ele, quando abria a porta da frente.

À medida que as notícias de sua experiência se espalhavam, outros colegas – diplomatas e funcionários do governo norte-americano e familiares – se apresentaram para dizer que nos meses anteriores também haviam notado os mesmos sintomas insólitos. As descrições do som variaram de extremamente agudo ("uma chaleira de chá fervendo loucamente") a uma "sensação desconcertante semelhante a dirigir um carro com os vidros das janelas parcialmente abertos".[24] Alguns alegaram a sensação de que eram sacudidos por uma vibração ou "pressão" que os acordava à noite; alguns perderam a audição, mas ainda sentiam uma sensação de desorientação, confusão e vertigem. O que ficou claro é que se tratava de algo extremamente desagradável, que vinha acompanhado de sintomas de concussão, o que levou o governo dos Estados Unidos a declarar que alguma espécie de arma acústica estava sendo utilizada para intimidar seus diplomatas e agentes de inteligência.

Os temores logo se espalharam para diplomatas de outros países; funcionários canadenses relataram sintomas muito semelhantes, além de sangramento nasal e insônia. Em seguida, supostos ataques de natureza semelhante foram registrados em outros países, a milhares de quilômetros de Havana: após um surto, o Departamento de Estado dos Estados Unidos evacuou funcionários de sua embaixada em Beijing e de consulados em Xangai e Guangzhou.

Cientistas acústicos pelejaram tentando identificar alguma maneira possível de uma onda sonora ser direcionada, a distância e com intensidade suficiente, para causar danos significativos ao cérebro humano. A bem da verdade, a análise de uma suposta gravação dos sons que atormentavam o pessoal da embaixada revelou que as ondas eram o som de cigarras. Ainda hoje há um animado debate científico sobre a causa definitiva desses sintomas; alguns especialistas argumentam que pode ter sido o resultado de uma arma de emissão de pulsos de ondas de rádio direcionadas e de alta energia. Outros, no entanto, estão convencidos de que a doença era psicogênica. Os sinais da síndrome de Havana certamente apresentam uma estranha semelhança com muitos dos outros sintomas que sabidamente surgem de expectativas nocivas, e a comunidade muito unida de expatriados, vivendo sob tremendo estresse em um país estrangeiro, forneceria um ambiente fértil para a disseminação de sintomas psicogênicos de pessoa para pessoa.

Como vimos nos julgamentos das bruxas de Salem, o papel potencial da doença psicossomática não exclui uma origem ambiental. Algumas causas físicas – até o momento desconhecidas – podem ter desencadeado a doença em um pequeno grupo de pessoas, cujos sintomas se alastraram, por meio da observação e expectativa, para muitas outras que não tiveram contato direto com a ameaça original.[25]

O mais interessante, do meu ponto de vista, foram as reações das pessoas a essa possibilidade – e como elas pareceram entender muito pouco o poder das nossas expectativas de criar doenças. "Para exibir artificialmente todos esses sintomas, a pessoa teria que pesquisar, praticar, ser o ator mais consumado de todos os tempos e convencer um especialista após o outro", declarou um dos médicos que estiveram envolvidos no diagnóstico inicial na época.[26] O senador Marco Rubio, que presidiu uma audiência especial sobre os ataques, adotou uma linha de raciocínio semelhante, descrevendo a doença psicogênica em massa como "um bando de pessoas [que] estão apenas sendo hipocondríacos e inventando coisas".[27] Como demonstra a abundante pesquisa científica em efeitos da expectativa, isso não poderia estar mais longe da verdade. Nas doenças psicogênicas em massa não há nada de artificial nem de fantástico – trata-se de uma consequência natural de nossa mente socialmente sensível e da surpreendente capacidade que a máquina de previsão tem de antecipar ameaças.

■ PENSAMENTOS VIRAIS

Embora as doenças psicogênicas em massa discutidas até agora tenham sido eventos extremamente preocupantes, afetaram apenas um número limitado de pessoas em comunidades isoladas. E, uma vez eliminados os riscos físicos, muitos dos sintomas dos pacientes começaram a diminuir. No entanto, outros surtos não foram tão fáceis de conter – graças, em grande parte, à imprensa tradicional e às mídias sociais.

Esses "pânicos de saúde" podem começar como efeitos nocebo regulares – causados pelo medo do desconhecido ou até mesmo por um alerta razoável de um profissional de saúde – que em seguida são compartilhados entre conhecidos e pessoas mais ou menos próximas entre si. Assim que os casos atingem uma massa crítica, documentários, artigos online e postagens de mídia social espalharão a notícia por toda parte – muitas vezes com relatos extremamente emotivos em primeira pessoa, que acionam o sistema de espelhamento do cérebro. Isso, por sua vez, levará muito mais pessoas a desenvolver sintomas e, em um curto período, uma ocorrência relativamente rara pode começar a afetar milhares ou até milhões de pessoas.

Vamos primeiro ponderar sobre o "tecnopânico" causado pela introdução de novas tecnologias. Muitas vezes as pessoas temem a inovação, criando uma ansiedade que pode facilitar a transmissão de um efeito nocivo de expectativa. Isso resulta na disseminação dos sintomas, de início por meio de interações sociais diretas e depois pela cobertura da mídia. Já em 1889, o *British Medical Journal* relatou um acentuado aumento nos casos de "sobrepressão auricular", resultando em um contínuo zumbido no ouvido, "tontura", "excitabilidade nervosa" e "dores nevrálgicas". O culpado? O ultramoderno telefone de Alexander Graham Bell.[28] Surtos semelhantes acompanharam o surgimento do telégrafo, do rádio e dos monitores de computador – dispositivos que, hoje, poucos considerariam como sérios riscos à saúde.[29]

Mais recentemente, a ascensão da tecnologia sem fio resultou em relatos de dores de cabeça, falta de ar, insônia, fadiga, zumbido no ouvido, olhos secos e problemas de memória na presença de sinais Wi-Fi ou 5G. Embora isso possa parecer uma preocupação de nicho, a "eletrossensibilidade" afeta um número considerável de pessoas – de 1,5% na Suécia (cerca de 150 mil pessoas) a 4% no Reino Unido (cerca de 2,6 milhões de pessoas).[30] Os que sofrem dessa hipersensibilidade acreditam que a exposição prolongada a campos eletromagnéticos pode interromper a sinalização entre os neurônios e levar a danos celulares a longo prazo. No entanto, estudos de laboratório mostram que certamente as doses baixas com as quais convivemos em casa ou no escritório não são potentes o suficiente para causar qualquer dano.

Para descobrir se uma origem psicogênica poderia ser a explicação, James Rubin, professor do King's College em Londres, convidou sessenta pessoas "eletrossensíveis" para seu laboratório. Ele deu a cada participante uma espécie de tiara com uma antena de celular acima de uma orelha. Em alguns testes, o dispositivo emitia um sinal; em outros, não. Por um período de cinquenta minutos, solicitou aos participantes que anotassem os sintomas que sentiam. Se a eletrossensibilidade surge dos efeitos físicos do campo eletromagnético, seria de se esperar que um número muito maior de sintomas fosse relatado durante a exposição real, em comparação com os testes simulados. Na realidade, os sujeitos da pesquisa na condição de controle mostraram-se um pouco mais propensos a relatar problemas, por exemplo, dor de cabeça (apesar do fato de que nenhuma onda eletromagnética estava sendo emitida). Isso solapa seriamente a noção de que os efeitos colaterais são causados por uma reação biológica inerente ao eletromagnetismo.[31] "Não tenho dúvidas de que as pessoas estão genuinamente sentindo sintomas físicos", disse-me Rubin. Mas esses sintomas eram resultado de expectativa e contágio social, não de radiação.

O estudo de Rubin foi publicado em 2006, e experimentos posteriores mostraram que pessoas saudáveis, que jamais haviam sentido sintomas de eletrossensibilidade, são muito mais propensas a relatar sintomas depois de ver um vídeo alarmista descrevendo os "perigos".[32] É importante ressaltar que essas informações online geralmente incluem vídeos curtos de indivíduos compartilhando diretamente relatos de suas doenças – e, como vimos antes, ver e ouvir alguém com sintomas torna muito mais provável que o efeito nocebo se instale.

Igualmente comuns – mas muito mais problemáticas para a saúde global – são as reações psicogênicas às vacinas. Muitas pessoas que receberam a vacina contra influenza, por exemplo, relatam sintomas como febre, dores de cabeça e dores musculares. Alguns afirmam até que a vacina pode transmitir a gripe, em uma variante das mais pesadas (de acordo com uma pesquisa recente, cerca de 43% dos cidadãos dos Estados Unidos agora acreditam que isso é verdade[33]).

A verdade aqui é um pouco mais complicada do que nos relatos de sintomas de eletrossensibilidade. Existem várias formas de vacina contra a gripe, mas qualquer vacina contra a gripe administrada por injeção contém uma forma inativada do vírus ou uma única proteína retirada do vírus. Em ambos os casos, o vírus alterado ou sua proteína são incapazes de se replicar dentro do corpo – o que significa que a vacina simplesmente não pode levar à infecção. É impossível. No caso de vacinas injetáveis, os ensaios clínicos mostram que a probabilidade de as pessoas que recebem um placebo apresentarem os sintomas da gripe é idêntica à dos pacientes que recebem a vacina real.[34] De acordo com os Centros de Controle e Prevenção de Doenças dos Estados Unidos (CDCs), a única diferença é que, no caso da vacina real, é um pouco mais provável que o braço da pessoa fique dolorido no local da injeção.[35]

O caso de certas vacinas contra a gripe administradas por spray nasal é mais complicado. Elas contêm um vírus "atenuado", que, embora enfraquecido, ainda é potencialmente ativo. A virulência do vírus foi reduzida para que não cause gripe forte, mas há algumas evidências de que pode ocasionar sintomas leves, como coriza e febre moderada nos dias seguintes. Mesmo assim, os estudos sugerem que essa ação biológica direta dá conta de explicar apenas uma pequena porção dos mal-estares relatados, e que os sintomas de muitas pessoas – sobretudo sensações de fadiga ou dor de cabeça – podem ser psicogênicos.[36]

Em ambos os casos, as advertências dos médicos podem ter dado origem a alguns dos sintomas – mas as chances de senti-los serão muito maiores se a pessoa souber de algum parente ou amigo que também tenha sentido o mesmo desconforto, ou se viu postagens nas redes sociais em que alguém reclamava dos efeitos colaterais. E por vezes as consequências desse contágio social podem ser impactantes.

Durante o surto de gripe suína de 2009, 46 estudantes taiwaneses do ensino médio, após receberem a vacina, adoeceram gravemente e tiveram de ser hospitalizados, mas os médicos constataram que seus sintomas eram puramente psicogênicos.[37]

Doenças psicogênicas em massa desse tipo transtornaram muitos outros programas de inoculação, incluindo um surto na Colômbia em 2014 durante o lançamento da vacinação contra o HPV (sigla em inglês para papilomavírus humano). Tudo começou com algumas alunas do município de El Carmen de Bolívar, que relataram ter adoecido gravemente após receberem a vacina. Não demorou para que vídeos das meninas inconscientes e acometidas de espasmos fossem carregados no YouTube e compartilhados nas mídias de massa – isso resultou em mais seiscentos casos nas semanas seguintes.[38] Mais uma vez, as investigações mostraram que os sintomas tinham origem puramente psicogênica – mas o evento teve consequências desastrosas para o programa, com uma enorme queda na aceitação da vacinação ao longo dos anos seguintes.

Padrões muito semelhantes podem ser observados nos efeitos colaterais das estatinas. Esses medicamentos são prescritos aos montes para reduzir o colesterol no sangue, que pode obstruir as artérias e aumentar o risco de doenças cardíacas e derrames, e há fortes evidências de que podem melhorar significativamente a longevidade do paciente. No início de 2010, no entanto, os pacientes começaram a expressar preocupações sobre os efeitos colaterais, incluindo dores musculares crônicas, que pareciam decorrer do uso de estatinas.[39] Essas preocupações tiveram ampla repercussão em vários meios de comunicação, que entrevistaram pacientes ávidos por descrever sua agonia e publicaram fotos de pessoas enfrentando episódios de dor extrema – exatamente o tipo de conteúdo que vai começar a ativar o sistema de neurônios-espelho do cérebro.[40] Como resultado, milhares de pessoas começaram a relatar sintomas e pararam de tomar seus medicamentos.

Ensaios clínicos controlados por placebo, no entanto, mostraram que a taxa de efeitos colaterais entre as pessoas que tomam estatinas é quase tão alta entre as pessoas que tomam uma pílula inerte.[41] (De acordo com uma análise da Associação Norte-Americana do Coração – AHA, na sigla em inglês –, a diferença é inferior a 1%.[42]) No entanto, é difícil aplacar os temores das pessoas, e o rápido aumento do número de casos confirma que os relatos individuais de pacientes, amplificados pela mídia e compartilhados à exaustão nas redes sociais, em um piscar de olhos podem criar uma doença psicogênica em massa a partir de eventos relativamente raros.

Uma comparação entre treze países diferentes constatou que a acessibilidade da cobertura online negativa é diretamente proporcional à porcentagem de pacientes que apresentam efeitos colaterais na região em questão. Nos Estados Unidos e no Reino Unido – onde as histórias negativas sobre as estatinas são encontradas com mais frequência –, a proporção de pacientes que relatam dores musculares é de cerca de 10% a 12%, ao passo que na Suécia ou no Japão gira em torno de 2%, o que é muito mais próximo das taxas previstas por ensaios clínicos controlados por placebo.[43]

Talvez o efeito da expectativa mais preponderante diga respeito ao surgimento de certas intolerâncias alimentares, que estão se tornando cada vez mais comuns na Europa e nos Estados Unidos. Vejamos o caso de alguns dos problemas digestivos associados ao glúten, proteína encontrada no trigo, no centeio e na cevada. Acredita-se que cerca de 1% das pessoas sofram de doença celíaca,[44] causada por um sistema imunológico excessivamente reativo que confunde o glúten da dieta com um patógeno perigoso.[45] O dano resultante ao intestino prejudica a capacidade do corpo de absorver nutrientes e pode levar a à anemia e outras deficiências. Pouco mais de 1% dos adultos podem ser afetados pela alergia ao trigo, na qual outras proteínas do grão, além do glúten, desencadeiam uma resposta imune exagerada, resultando em sintomas imediatos como vômito e coceira.[46]

Um terceiro grupo, no entanto, relata uma "sensibilidade ao glúten" menos fácil de definir. Essas pessoas não apresentam os danos intestinais observados na doença celíaca ou a liberação de anticorpos que caracterizam a alergia ao trigo, mas ainda assim relatam dor abdominal, inchaço, diarreia e dores de cabeça.[47] E as pesquisas mais recentes sugerem que as expectativas das pessoas muitas vezes podem ser responsáveis por esse desconforto. Em testes cegos, por exemplo, os suspeitos de sofrer de sensibilidade ao glúten cortaram completamente essa proteína de sua dieta por algumas semanas; depois, os cientistas pediram que comessem produtos como pão ou muffins, que poderiam ou não conter glúten. Combinando os resultados de dez estudos diferentes, uma metanálise recente descobriu que 16% das pessoas que alegavam sensibilidade ao glúten realmente reagiram ao glúten, mas não ao placebo, ao passo uma proporção muito maior – cerca de 40% – responderam igualmente a ambos os grupos de alimentos, o que sugere que a expectativa desempenhou um papel relevante em seus sintomas.[48] (Importante salientar que muitos desses estudos excluíram alimentos placebo que também poderiam conter carboidratos FODMAPS,* apontados como uma causa potencial dos sintomas.)

Cada caso terá que ser avaliado individualmente, mas, com base nesses resultados, um efeito nocebo é uma causa provável para um número considerável de pacientes. A fartura de revistas e sites descrevendo os perigos do trigo e as contínuas conversas em jantares que surgiram a partir dessa profusão de informações aceleraram rapidamente a disseminação dessas expectativas negativas sobre os alimentos que ingerimos. Em meados da década de 2010, o número de pessoas no Reino Unido que descrevem sofrer de sensibilidade ao glúten cresceu 250% em três anos, subindo para cerca de um terço da população total – um surpreendente aumento, e é extremamente improvável que tenha origem em qualquer fonte física.[49] Os dados são escassos para outras regiões, mas a tendência parece estar se popularizando em muitos outros países.[50]

■ O FEDOR DO ESTIGMA

Esses exemplos são apenas algumas das maneiras pelas quais os efeitos da expectativa, disseminados ou amplificados pelo contágio social, afetam nos dias de hoje a saúde mundial, mas sem dúvida há muitos mais. Mais recentemente, os efeitos fisiológicos de crenças

---

* Conjunto de alimentos fermentáveis que são mal absorvidos pelo nosso organismo e que podem causar desconforto intestinal. São classificados como oligossacarídeos, dissacarídeos, monossacarídeos e polióis. Os alimentos fermentáveis referidos são os carboidratos não digeridos pelo trato digestivo humano. [N.T.]

nocivas podem explicar as reações de algumas pessoas ao uso de máscaras durante a pandemia de Covid-19 – um número considerável de pessoas argumentava que as coberturas faciais as deixavam com falta de ar e enxaqueca. A maioria das máscaras era de tecido relativamente leve que não deveria obstruir a respiração, mas a expectativa negativa de sufocamento, amplificada pelo contágio social, pode ter contribuído para o aparecimento desses sintomas.

Depois de ouvir membros de minha família descreverem essas experiências, de início senti algumas dores de cabeça e falta de ar. Minha suscetibilidade não é surpreendente; minha pontuação é bastante alta no teste de empatia (p. 75), que, acredita-se, reflete a reatividade de nossos neurônios-espelho. Graças ao meu conhecimento do efeito nocebo, porém, pude questionar a origem desses sintomas e logo encontrei na internet um vídeo de um cardiologista realizando um treino físico com máscara cirúrgica – sem demonstrar qualquer perda no nível de oxigênio no sangue. A demonstração foi suficiente para recalibrar as previsões do meu cérebro, e os sentimentos desconfortáveis logo desapareceram – fornecendo-me outro exemplo de nosso poder de reenquadrar e reinterpretar nossos sentimentos.

Sempre que nos deparamos com uma nova tecnologia, procedimento médico ou mudança na dieta, o desconhecimento sobre a inovação e a pouca familiaridade com ela criará desconfiança e medo, que podem levar expectativas nocivas a infectar uma população. O desafio para as autoridades de saúde é distinguir entre os riscos físicos reais e o produto das expectativas e atender às necessidades das pessoas da maneira mais adequada; ignorar qualquer um dos aspectos será prestar um grande desserviço aos pacientes. Em muitos casos, os sintomas de uma pessoa diminuem lentamente tão logo a possibilidade de ameaça física é eliminada e seu cérebro atualiza suas previsões – mas isso só pode funcionar se o paciente confiar nos especialistas que trazem a notícia. Se os especialistas não transmitirem a mensagem de maneira sensível, é provável que os pacientes desconsiderem a explicação psicogênica e possam até mesmo decidir que há certa dissimulação por parte dos médicos. Isso não apenas exacerbará seu próprio sofrimento, mas também aumentará a chance de transmitirem a expectativa de doença a outras pessoas.

É por isso que precisamos urgentemente de maior conscientização da opinião pública sobre os efeitos das expectativas em geral. Por sorte, agora há evidências de que ensinar as pessoas sobre os efeitos nocebo e sua força pode ajudar a protegê-las de futuros patógenos mentais. Keith Petrie e Fiona Crichton, da Universidade de Auckland, na Nova Zelândia, por exemplo, documentaram o surgimento da "síndrome da turbina eólica" – doença psicogênica em massa causada pelo medo das ondas baixas de "infrassom" criadas pelas velas dos geradores eólicos. Os sintomas são incrivelmente desagradáveis, incluindo dor de cabeça, dor de ouvido, zumbido, náusea, tontura, palpitações cardíacas, vibrações do corpo, articulações doloridas, visão turva, dor de estômago e problemas de memória de curto prazo, mas estudos meticulosos mostram que todos esses problemas surgem das expectativas das pessoas e do contágio social dos sintomas, estejam ou não ondas de infrassom realmente presentes.[51] Petrie e Crichton, no entanto, descobriram que uma explicação clara da resposta nocebo e o poder da expectativa de criar sintomas físicos podem "imunizar" as pessoas contra a doença.[52] Para evitar sofrimento desnecessário, esse tipo de informação deve ser incorporado às mensagens de saúde pública sobre questões de preocupação emergente que podem ser de natureza psicogênica.[53]

Em um nível individual, todos nós podemos tentar ser mais criteriosos na maneira de pensar sobre possíveis novos problemas de saúde. Devemos estar cientes de que histórias e relatos pessoais, embora convincentes, não fornecem evidências sólidas de um perigo real, e de que os sintomas relatados pelas pessoas podem surgir de várias fontes. Cabe a nós verificar se os relatos da mídia são baseados em pesquisas científicas confiáveis e procurar comparações de sintomas em pessoas que foram e não foram expostas à suposta ameaça (a exemplo dos testes de fármacos controlados por placebo, qualquer bom estudo deveria idealmente incluir algum tipo de "exposição simulada" capaz de testar se as expectativas desempenharam um papel relevante). Se não houver diferença entre essas populações, você provavelmente não precisa se preocupar: os sintomas são em grande medida produto de expectativas. Mesmo que haja diferença, tente observar se o risco absoluto é alto ou baixo. Para muitos problemas de saúde – por exemplo, a intolerância às estatinas –, os efeitos colaterais puramente biológicos ainda são muito raros (se você tiver preocupações mais sérias com sua saúde, é claro que deve consultar um médico).

À medida que as pessoas passam a reconhecer cada vez mais o poder da expectativa de criar sintomas, precisamos abandonar o estigma associado às doenças psicogênicas e psicossomáticas. Afinal, a sociedade deu importantes passos no avanço de nossas conversas sobre doenças mentais como depressão e ansiedade. No entanto, as pessoas são – de forma inexplicável – muito mais desdenhosas com relação às doenças que podem surgir na mente e depois acabam influenciando o corpo. Segundo um dos especialistas com quem conversei, esse estigma é lamentavelmente predominante entre os médicos, que podem inclusive comunicar seu desdém a seus pacientes.

A verdade é que todos somos suscetíveis a efeitos da expectativa que podem ocasionar verdadeiros desconfortos físicos. Descobrir esse fato não deveria ser mais vergonhoso do que ter uma infecção recorrente, um osso quebrado ou depressão clínica. Os sintomas psicogênicos e psicossomáticos são um resultado natural da extraordinária máquina de previsão do cérebro, e o reconhecimento de suas origens psicológicas, sociais e culturais será essencial à medida que avançamos para investigar, nos capítulos seguintes, as consequências de nossas expectativas relativas a exercícios físicos, dieta, estresse e sono.

▶ Como pensar sobre... "pânicos de saúde"

- Esteja ciente das pessoas ao seu redor e das maneiras pelas quais seu corpo pode começar a imitar o estado mental e físico delas por meio do sistema de neurônios-espelho do cérebro.
- Tenha em mente as situações específicas que podem dar origem a uma doença psicogênica em massa – como períodos de elevada ansiedade política, introdução de novas tecnologias e adoção de novas práticas médicas. Tente não associar "desconhecido" com "perigoso".

- Ao avaliar casos próximos a você, lembre-se do potencial papel da coincidência (pode parecer que uma vacina causou uma doença em seu amigo, por exemplo, mas provavelmente ele contraiu a infecção antes de receber a injeção).
- Aplique o pensamento crítico à cobertura midiática acerca de questões de saúde que você lê. Procure fontes científicas confiáveis e tente encontrar dados sobre pessoas que foram e não foram expostas à suposta ameaça. Não confie apenas em relatos ou histórias pessoais, por mais convincentes que possam parecer.
- Se você se sentir doente, com sintomas de uma possível doença psicogênica, procure orientação médica, mas mantenha a mente aberta sobre a possibilidade de que isso seja o resultado de um efeito da expectativa. Depois que suas crenças se consolidam, pode ser muito mais difícil desfazer os efeitos.
- Ao pensar em si mesmo ou nos outros, evite linguagem estigmatizante. O estigma apenas tornará mais difícil questionar as crenças que podem estar causando uma doença ou exacerbando seus sintomas.

CAPÍTULO 5

MAIS RÁPIDO, MAIS FORTE, EM PLENA FORMA

Como eliminar a dor dos exercícios físicos

É 18 de julho de 1997, na 12ª etapa do Tour de France, e Richard Virenque, ciclista da equipe francesa Festina, se prepara para a prova de contrarrelógio individual em Saint-Etienne. A especialidade de Virenque são as acidentadas etapas montanhosas, não as provas de contrarrelógio [corridas de velocidade nas quais vence o competidor que fizer o percurso estipulado no menor tempo], mas ele ouviu falar de uma nova droga capaz de fornecer uma carga de energia para o circuito de 55 quilômetros e, portanto, pede a seu fisioterapeuta, Willy Voet, que obtenha a "poção mágica". A equipe não é tão novata assim em termos de experiência com drogas para melhorar o desempenho, então as objeções iniciais de Voet são mais de ordem prática do que moral; ele teme utilizar uma substância completamente nova no meio do torneio sob o risco de que uma reação adversa destrua as chances de Virenque. Depois de alguma persuasão, porém, ele concorda em se encontrar com o *soigneur* [o assistente faz-tudo responsável por alimentar, vestir, massagear e transportar os ciclistas e auxiliar a equipe em geral] que providencia a droga, e então se vê na posse de um pequeno frasco de um misterioso líquido branco – ele é instruído a injetar a substância nas nádegas de Virenque antes da prova.

No dia da corrida, Voet aplica diligentemente a injeção, e os resultados são de tirar o fôlego. Virenque disputa cabeça a cabeça com seu grande rival Jan Ullrich durante grande parte da corrida. Embora o alemão acabe vencendo com o tempo de 1 hora, 16 minutos e 24 segundos, Virenque fica 3 minutos e 4 segundos atrás dele – resultado muito melhor do que ele poderia imaginar. "Deus do céu, me senti bem demais!", declarou ele mais tarde a Voet. "Essa coisa é incrível." Foi, disse Voet, "o contrarrelógio de sua vida".

Mal sabia Virenque que não havia ingrediente ativo na poção mágica. Antes de aplicar a injeção, Voet havia trocado a misteriosa substância branca por uma solução de glicose. O aumento da confiança – combinado com o apoio da torcida – era tudo de que Virenque precisava para dar o seu melhor. Daquela vez, pelo menos, ele não violou nenhuma regra.

"Não existe substituto para a autoconfiança", Voet escreveria mais tarde em sua autobiografia. "Não havia droga mais eficaz para Richard do que a torcida do público. Algumas injeções de '*Allez, Richard!*' [Vamos, Richard!] circulando em suas veias, uma poderosa dose de entusiástica adoração para elevar seu limiar de dor, uma porção de idolatria para fazê-lo se sentir invencível. Esse era o tipo de equipamento de que Richard precisava."[1]

Histórias de drásticos e impressionantes aumentos de desempenho são comuns no esporte. Você pode treinar seu corpo dia sim, dia não, por anos a fio – mas, no final das contas, é sua mentalidade que decidirá seus limites físicos.

O corredor de média e longa distância Paavo Nurmi (1897-1973) – nove vezes medalhista de ouro olímpico e apelidado de "finlandês voador" – expressou isso quando afirmou: "A mente é tudo; músculos, pedaços de borracha. Tudo o que sou eu devo à minha mente". A mesma coisa vale para o britânico Roger Bannister, o primeiro homem a correr uma milha (1.609 metros) em menos de 4 minutos, em 1954. "É o cérebro que determina até que limite é possível forçar os sistemas de exercício", ele escreveu em sua autobiografia.[2] É também a filosofia do maior maratonista do século XXI, o queniano Eliud Kipchoge. "Sempre digo que não corro com as pernas, mas com o coração e com a mente", explicou Kipchoge.

"O que faz uma pessoa correr mais é a mente. Se sua mente estiver calma e bem concentrada, todo o corpo estará sob controle."[3] No momento em que escrevo este texto, Kipchoge já venceu treze das quinze maratonas das quais participou – e detém o recorde mundial de 2 horas, 1 minuto e 39 segundos.[4]

Apesar do predomínio dessa ideia no folclore esportivo, os cientistas do esporte levaram um século para entender o verdadeiro poder de nossa mente para influenciar a performance física. Após o repentino aumento do interesse em placebos médicos, no entanto, os pesquisadores agora estão investigando com entusiasmo os efeitos da expectativa no condicionamento físico e no esporte. No centro disso está um novo trabalho sobre o papel do cérebro na regulação do nosso gasto de energia e na criação das sensações físicas de esforço e fadiga. A máquina de previsão estima até que ponto pode forçar o corpo sem causar danos e, quando acredita que está atingindo seus limites, freia nosso desempenho, criando a sensação de que estamos "batendo na parede" – seja no meio de uma corrida de cinco quilômetros ou no último trecho de um triatlo Ironman.

Essas descobertas podem ajudar atletas profissionais a conquistar recordes mundiais, mas são ainda mais relevantes para a espécie mais relutante de praticantes de exercícios físicos, que suam a camisa para manter um regime de condicionamento físico. Adotando a mentalidade certa, até mesmo o mais rematado dos sedentários pode desfrutar de mais ganhos e menos dor em seus treinos.

■ A MENTE ACIMA DOS MÚSCULOS

De maneira muito parecida com a pesquisa sobre placebos e nocebos, nossa nova compreensão dos exercícios físicos surgiu aos trancos e barrancos – a partir do trabalho do fisiologista italiano Angelo Mosso no final do século XIX. Em experimentos realizados com extremo apuro na Universidade de Turim, ele prendeu pequenos pesos nos dedos médios das pessoas. Os participantes tinham que mover os dedos até chegarem à exaustão, enquanto Mosso fazia ergogramas (registros gráficos das contrações musculares) usando um "ergógrafo" (dobrar e flexionar os dedos pode parecer um exercício bastante trivial, mas era atraente para o experimento precisamente porque Mosso podia controlar e medir os movimentos com meticulosa precisão).

Como era de se esperar, os participantes começavam com mão forte, mas com o tempo os movimentos tornavam-se cada vez mais árduos, à medida que seus músculos se cansavam, e, por conta dos exercícios físicos realizados de antemão, os participantes se fatigavam depois de uma quantidade menor de movimentos. É importante ressaltar, no entanto, que Mosso descobriu que tarefas puramente intelectuais – como dar aulas ou corrigir provas universitárias – também poderiam levar a um declínio mais rápido em sua força muscular. Com base neste e em muitos outros experimentos, ele concluiu que nossa sensação de fadiga vem de duas fontes diferentes – um "processo psíquico" da exaustão da "vontade" baseada no cérebro e o acúmulo de "venenos" químicos nos próprios músculos. "A exaustão do cérebro reduz a força dos músculos', ele escreveu em *La Fatica* [A fadiga], sua grande obra sobre o tema. Mosso afirmou que, se quisermos aumentar a resistência, precisamos treinar tanto a mente quanto o corpo – os dois estão estreitamente conectados.[5]

Se os rumos da história científica fossem justos, Mosso teria amplo reconhecimento por seu trabalho em fisiologia e neurociência, e os cientistas do esporte teriam continuado a investigar os muitos fatores psicológicos que influenciam nossa força e resistência. Mas Mosso morreu em 1910 e, depois disso, os cientistas se concentraram de forma quase exclusiva nas mudanças bioquímicas nos próprios músculos. "Ele foi, em essência, eliminado da história", disse-me Timothy Noakes, fisiologista da Universidade da Cidade do Cabo, na África do Sul.

De acordo com a teoria vigente, nossos músculos se cansam quando ficam sem combustível (na forma da molécula de glicogênio, que é armazenada no próprio tecido) e por conta do acúmulo de subprodutos tóxicos, a exemplo do ácido lático, o que dificulta a contração das fibras, retardando nossos movimentos (como o ácido lático também é um produto da fermentação, os músculos estão sendo basicamente "colocados em conserva", de acordo com essa teoria). Isso é problemático em especial com exercícios prolongados ou intensos, se nosso coração tiver de se esforçar para bombear quantidades de combustível e oxigênio suficientes para que o corpo possa reabastecer os suprimentos, e caso nossos músculos trabalhem tanto a ponto de não haver tempo suficiente para converter o ácido lático de volta em glicogênio.

Atribuiu-se também a outros fatores – desidratação e temperatura corporal, por exemplo – um papel relevante na definição de nossos limites físicos, mas sempre se julgou que a mente tinha menos importância. Um atleta poderia tentar de tudo para controlar seu ritmo de modo a evitar gastar toda a sua energia cedo demais, mas, se forçasse a barra e pegasse pesado demais, gastava todos os seus recursos e chegava a um estado de total exaustão; aí, seu aspecto psicológico pouco poderia fazer para recrutar mais fibras musculares ou diminuir a sensação física de esgotamento. Se um atleta é melhor que outro, é simplesmente porque consegue produzir energia de forma mais eficiente com menos subprodutos tóxicos graças ao seu treinamento e à sorte da loteria genética.

Essa explicação bioquímica da exaustão prevaleceu ao longo de décadas – provavelmente você aprendeu isso nas aulas de biologia na escola. Durante os últimos anos, no entanto, os fundamentos da teoria começaram a desmoronar, com uma série de descobertas intrigantes. Vale notar que os cientistas tentaram (e não conseguiram) encontrar evidências de que a maioria dos atletas atua em sua máxima capacidade física, conforme previsto pela teoria bioquímica. Em vez de mostrar um platô ou declínio no ponto de exaustão, por exemplo, o débito cardíaco [o volume de sangue sendo bombeado pelo coração – ejetado do ventrículo esquerdo para a aorta – por minuto] e o consumo de oxigênio dos atletas parecem ser elevados o suficiente para manter a realização do exercício por mais tempo – de qualquer maneira, ainda assim eles ficam exauridos.

Ainda mais problemáticos para a teoria aceita são os estudos que examinam a atividade de nossos músculos enquanto se movimentam. Ao conectar eletrodos aos braços e pernas dos participantes, pesquisadores descobriram que apenas 50% a 60% das fibras musculares parecem estar operando durante exercícios prolongados ou intensos. Se as alterações bioquímicas nas fibras musculares fossem a única causa da fadiga física, seria de se esperar que um número muito maior de fibras fosse recrutado para dividir a carga, antes de chegarmos à exaustão – mas pelo visto não é isso o que acontece.[6] "É uma simples refutação da teoria predominante", disse-me Noakes. E embora haja evidências abundantes de que o ácido lático se acumula durante os exercícios, é difícil provar que isso enfraquece e cansa os músculos como pensávamos – alguns estudos sugerem que na verdade pode até melhorar os movimentos dos músculos durante momentos de esforço extremo.[7] Considerando-se essas descobertas, é muito difícil identificar com precisão qualquer alteração corporal que possa explicar de forma convincente o rápido ataque da exaustão.

Isso sem falar nos impressionantes efeitos psicológicos há muito observados por atletas e treinadores. Experimentos meticulosos confirmaram que os atletas têm um desempenho uniformemente melhor quando estão em uma competição direta, frente a frente ou ombro a ombro com os adversários, em comparação com solitárias sessões de treinos. Eles parecem recorrer a uma reserva oculta que é ativada somente em determinados contextos, o que é difícil de explicar se a exaustão for o resultado de glicogênio esgotado e ácido lático acumulado.[8]

Talvez o aspecto mais excepcional de todos seja que a teoria bioquímica não é capaz de explicar o intrigante fato – observado por Mosso e replicado em tempos mais recentes – de que o esforço intelectual por si só pode levar a um desempenho físico subsequente marcadamente pior. Em 2009, pesquisadores da Universidade Bangor, no País de Gales, descobriram que os ciclistas tiveram uma redução de 15% na resistência depois de realizarem um cansativo teste de noventa minutos de duração projetado para testar sua memória e concentração.[9] É verdade que o cérebro consome glicose, mas parece bastante improvável que um exercício puramente intelectual pudesse ter um efeito tão grande sobre a exaustão física se a sensação de fadiga se devesse apenas ao esgotamento dos próprios músculos.

Esses enigmas levaram um número cada vez maior de cientistas do esporte, a exemplo do próprio Noakes, a retornar a uma teoria "psicobiológica" da exaustão, que aceita plenamente o papel do cérebro na determinação de nossos limites físicos, assim como Mosso havia proposto um século antes.[10] Na visão desses cientistas, o cérebro lança mão de sua experiência anterior, de sensações fisiológicas como a temperatura corporal central, do estado de ânimo atual e da sensação de tensão mental, e de suas previsões acerca da tarefa restante para julgar com cuidado a quantidade de exercícios que somos capazes de realizar e em que intensidade. Esses cálculos determinarão quantas fibras musculares recrutar e a intensidade dos movimentos que o corpo é capaz de suportar; se o cérebro perceber que corremos o risco de sucumbir ao esforço em demasia, freará nossos movimentos, inibindo os sinais enviados aos nossos músculos e criando uma sensação geral de fadiga que torna cada vez mais difícil continuar.[11] Embora essa sensação de exaustão seja desconfortável no curto prazo, ela nos ajuda a preservar um pouco de energia para mais tarde e nos impede de forçar a barra até o ponto de lesão.

Via de regra as estimativas do cérebro com relação ao que podemos realizar são muito conservadoras, e isso faz sentido em termos evolutivos: a menos que estejamos enfrentando uma ameaça do tipo vida ou morte, geralmente é melhor ser precavido a fim de evitar possíveis danos. Mas essas previsões precisam ser flexíveis para se adaptar às mudanças das circunstâncias, o que significa que muitas vezes é possível liberar algumas dessas reservas ocultas com pequenos empurrões psicológicos. Tenha em mente um estudo de R. Hugh Morton, da Universidade Massey, da Nova Zelândia. No final dos anos 2000, ele pediu a um grupo de ciclistas que completassem três percursos idênticos, durante os quais deveriam pedalar com o máximo vigor por alguns minutos – até a exaustão. Em uma das tentativas, a cronometragem do percurso dos participantes foi rigorosamente precisa; nas outras duas, o relógio estava instável, correndo 10% mais rápido ou 10% mais lento. Se as previsões do cérebro não desempenhassem nenhum papel em nossa sensação de fadiga, a diferença no funcionamento do relógio não deveria ter efeito na resistência dos ciclistas. Na realidade, sua energia aumentou 18% quando o relógio andou devagar e caiu cerca de 2% quando o relógio andou rápido, em comparação com a cronometragem exata. A percepção instável do tempo levou o cérebro dos ciclistas a estimar que empregaram mais ou menos esforço do que realmente aconteceu – e o cérebro ajustou sua sensação de exaustão de acordo com essa percepção bagunçada.[12]

Benefícios semelhantes ficaram evidentes quando ciclistas competiram consigo mesmos em uma pista virtual que mostrava seu ritmo atual ao lado de um desempenho anterior. Sem o conhecimento dos participantes, o avatar que representava seu desempenho anterior foi programado para pedalar mais rapidamente do que seu recorde pessoal, e a redefinição das expectativas dos ciclistas sobre o que seriam capazes de alcançar permitiu que os atletas ultrapassassem seus limites anteriores.[13]

Como a máquina de previsão atualiza constantemente seus cálculos com feedback do corpo, também podemos incrementar o desempenho alterando a interpretação desses sinais internos. Atletas costumam ter mais dificuldade para se exercitar quando estão com calor, por exemplo, uma vez que o cérebro cria a sensação de exaustão para evitar o superaquecimento do corpo – mas isso pode ser manipulado. Ciclistas britânicos pedalando em condições quentes e úmidas tinham resistência significativamente maior se fossem informados de que a temperatura central do corpo estava pouca coisa mais baixa do que de fato estava.[14] Da mesma forma, um estudo de 2019 forneceu aos ciclistas leituras falsamente altas de sua frequência cardíaca, por meio de fones de ouvido. O feedback levou seu cérebro a superestimar o nível de esforço intenso de seu corpo, gerando mais rapidamente a sensação de exaustão.[15]

Nossa compreensão do modelo psicobiológico de exaustão ainda está se aprimorando, e há um interesse crescente em suas origens neurais. Colocando eletrodos no couro cabeludo de pessoas durante a prática de exercícios físicos, os pesquisadores começaram a localizar as regiões do cérebro envolvidas no processamento de nossas expectativas quanto ao exercício e na criação da sensação de exaustão. No centro de tudo está o córtex pré-frontal – localizado atrás da testa –, que usa nosso conhecimento factual do exercício em questão, nossas experiências anteriores e sinais sensoriais de todo o corpo para prever seu saldo fisiológico restante e as consequências de seus esforços. Em seguida, ele transmite esses cálculos ao córtex motor (que planeja nossos movimentos) para controlar nossa produção de energia de acordo – e para nos impedir de continuar o exercício quando corremos o risco de causar danos ao nosso corpo.[16]

Se vivo estivesse para acompanhar essas pesquisas, Mosso talvez considerasse essas regiões como o lugar da "vontade". Mas, se as compararmos às áreas neurais envolvidas nas respostas placebo e nocebo, veremos que todas são componentes da mesma máquina de previsão que controla grande parte de nossa realidade física.

Essa nova teoria da exaustão, que coloca corretamente o cérebro no papel de controlador das coisas que o corpo é capaz de fazer, nos ajuda a entender a influência dos tratamentos com placebo no esporte. Voltando ao incrível contrarrelógio de Virenque no Tour de France de 1997, a injeção da "poção mágica" aumentou sua percepção do que ele seria capaz de fazer. O cérebro do ciclista calculou que poderia dedicar mais recursos do corpo à corrida sem correr o risco de lesões, permitindo que os músculos de Virenque trabalhassem com mais vigor na pista. O fato de que o estimulante era apenas água com açúcar pouco importava: por causa de seus efeitos na máquina de previsão, mesmo assim aumentou a quantidade de energia que Virenque foi capaz de gastar. Podemos descrever a substância como "inerte", mas em termos de seus efeitos sobre o desempenho, era tudo menos isso. A crença de Virenque e o senso de ritual que acompanharam a injeção impregnaram a substância de poder.

Estudos cuidadosamente controlados mostram que uma grande proporção de todos os suplementos esportivos comerciais pode ajudar no desempenho incrementando a percepção das habilidades dos próprios atletas, a despeito de quaisquer efeitos fisiológicos diretos.[17] A cafeína, por exemplo, há muito é considerada um estimulante muscular que pode turbinar a performance em muitos esportes – mas em grande parte isso é um produto de nossas expectativas sobre o que ela é capaz de fazer. Em um estudo, estudantes adeptos do levantamento de pesos receberam uma injeção de um líquido de sabor amargo, que foram levados a acreditar que continha uma elevada concentração de cafeína. Na verdade, era uma dose de café descafeinado – mesmo assim os atletas conseguiram aumentar o número de extensões em cerca de 10% acima do limite anterior.[18] Já as pessoas que tomaram cafeína acreditando que era uma substância inerte tiveram um aumento de desempenho muito menor.[19]

Os efeitos da expectativa podem estar por trás até mesmo de alguns dos benefícios de substâncias proibidas, incluindo esteroides anabolizantes e eritropoietina, hormônio que estimula a produção de glóbulos vermelhos. Em uma corrida de três quilômetros, os atletas que tomaram uma injeção de solução salina inerte correram a uma velocidade 1,5% mais rápida do que um recorde pessoal anterior, quando acreditavam ter ingerido uma substância semelhante à eritropoietina – uma margem pequena, mas significativa, que em uma disputa acirrada poderia facilmente lhes dar a vantagem, uma vez que as classificações olímpicas muitas vezes dependem de uma fração de segundo de diferença nos tempos de corrida. Em outras palavras, pode ser que atletas como Virenque não precisem recorrer ao doping que coloca em risco sua carreira, contanto que consigam mudar suas expectativas por outros meios.[20]

A prática por parte de treinadores de oferecer placebos a um atleta alegando tratar-se de uma droga ilegal pode ser duvidosa do ponto de vista moral. Mas alguns cientistas estão preocupados com a possibilidade de os treinadores encontrarem maneiras ainda mais inteligentes de burlar as regras em torno do doping. É possível, por exemplo, potencializar os efeitos do placebo usando uma substância proibida durante o treinamento e, em seguida, alterando aos poucos a dosagem até que a droga seja totalmente substituída por uma substância inerte. O atleta entrará na competição com expectativas infladas de seu sucesso e, como resultado, uma imensa vantagem física – e passará ileso nos testes antidoping. Conta como doping se o atleta não tiver de fato usado a substância na prova em si? Pode ser legal pelas regras de competição de hoje – mas está longe de ser ético.

■ NÃO CONSEGUE (OU NÃO QUER) FAZER EXERCÍCIO?

Por mais importantes que sejam as implicações para os atletas profissionais, essa nova compreensão de "mente acima dos músculos" é ainda mais relevante para praticantes esporádicos de exercícios físicos. Muitas pessoas têm dificuldade para se manter ativas em prol da saúde por causa de suas expectativas negativas com relação à sua própria forma física – e as consequências da inatividade para a saúde e longevidade são mais sérias do que perder um lugar em um pódio olímpico. Se você teve experiências ruins nas aulas de educação física nos tempos de escola, por exemplo, talvez tenha passado a vida adulta acreditando que não é uma pessoa "esportista". Ou pode ser que você já tenha sido muito mais atlético, mas agora que está se aproximando da meia-idade começou a engordar. Pode ser que presuma que sempre será uma árdua batalha recuperar sua condição física e de saúde anterior. Ou talvez você tenha sofrido recentemente uma lesão ou enfrentado uma doença e acabou perdendo toda a confiança em sua capacidade de voltar à boa forma.

De acordo com o novo entendimento psicobiológico da fadiga, todas essas expectativas podem mudar seus sentimentos subjetivos de exaustão e seu desempenho objetivo, tornando sua prática de exercícios muito mais difícil do que precisa ser. Mas seria possível evitar essas dificuldades recalibrando nossas percepções de nossas próprias habilidades?

Um dos estudos mais rigorosos avalia a "capacidade aeróbica máxima" dos participantes – uma medida padrão da aptidão física da pessoa. Nesse tipo de teste, os indivíduos são normalmente colocados em uma esteira e instruídos a correr em velocidades progressivas, enquanto a equipe mede o volume de oxigênio que estão inalando, até atingirem a exaustão. A capacidade aeróbica máxima (também conhecida como VO_2 max) é a taxa máxima de consumo de oxigênio ao longo de trinta segundos durante esse período – e destina-se a refletir a capacidade dos pulmões e do coração de fornecer combustível aos músculos. Quanto maior for o VO_2 max, maior a resistência do indivíduo durante o exercício.

Para descobrir se o feedback positivo poderia alterar essa medida básica de aptidão física, Jeff Montes e Gabriele Wulf, da Universidade de Nevada, campus de Las Vegas, solicitou a um grupo de participantes que se submetessem a dois testes de VO_2 max. Embora o primeiro teste tenha sido medido com precisão, os participantes receberam feedback falso. Em uma conversa informal, alguns foram informados de que estavam em melhor forma do que a maior parte dos outros membros do grupo, ao passo que outros participantes não receberam nenhum contexto para sua pontuação. Alguns dias depois, repetiram o teste de VO_2 max. Os indivíduos com as expectativas aumentadas obtiveram pontuação significativamente melhor, ao passo que os do grupo de controle tiveram um desempenho na verdade um pouco pior. No geral, houve uma diferença de cerca de 7% entre os grupos. Em outras palavras, o aparente condicionamento físico de cada indivíduo do grupo – de acordo com o teste padrão de capacidade aeróbica – mudava de acordo com o que ele pensava acerca de sua própria forma física.[21]

Além de ampliar a capacidade aeróbica, expectativas elevadas desse tipo também podem melhorar a eficiência dos movimentos de um atleta. Em um experimento, pediu-se aos participantes que corressem em uma esteira em uma velocidade fixa, sem aumentar nem diminuir, por dez minutos. Os pesquisadores descobriram que elevar as expectativas dos corredores sobre suas habilidades levou a uma significativa redução no consumo de oxigênio durante o exercício. Isso sugere que os músculos estavam queimando menos energia para manter o ritmo.[22] Essa é uma importante mudança que, por sua vez, deve deixar a pessoa com uma quantidade maior de recursos para mais tarde, caso precise deles – intensificando a resistência geral. Talvez por causa da fadiga reduzida, esses participantes também eram mais propensos a sentir uma melhora de humor após o exercício.

Surpreendentemente, nossas expectativas acerca de nossas habilidades físicas podem substituir certas disposições genéticas para os exercícios, de acordo com um artigo publicado em 2019 em uma edição da prestigiada revista *Nature*. Primeiro os cientistas realizaram um teste genético para identificar se seus participantes carregavam certa versão do gene CREB1, que, estudos anteriores sugerem, pode reduzir a capacidade aeróbica das pessoas e aumentar a temperatura corporal durante os exercícios físicos – tornando toda a experiência mais difícil e desagradável. O teste era verdadeiro, e os pesquisadores mantiveram o registro dos resultados. O resultado entregue aos participantes, no entanto, era aleatório, criando expectativas acerca de se eles eram ou não "naturalmente" bons em exercícios. E isso teve um efeito importante na resistência física: as expectativas negativas reduziram o fluxo de ar para dentro e para fora dos pulmões e a transferência de oxigênio e dióxido de carbono, que resultou em menor resistência geral. É importante ressaltar que aparentemente os efeitos das expectativas exerceram mais influência do que o tipo de gene genuíno em algumas dessas medidas fisiológicas. Quando se tratava da troca de oxigênio e dióxido de carbono, a crença dos participantes de que eram geneticamente avessos aos exercícios provou ser mais prejudicial ao seu desempenho do que o gene efetivo.[23]

É lógico que nem todas as pessoas podem contar com falsos feedbacks fornecidos por cientistas, mas existem algumas evidências de que nós mesmos podemos provocar mudanças semelhantes, sem qualquer fraude. Os ciclistas melhoraram seu desempenho depois de usar um suplemento esportivo, por exemplo, mesmo que antes de tomá-lo tivessem sido informados de que era fisiologicamente inerte.[24] Nesse caso, os suplementos parecem estar funcionando como os placebos abertos que se mostraram tão eficazes para o alívio da dor. Uma compreensão do potencial do cérebro para controlar o desempenho físico é suficiente para gerar um impulso. Portanto, sinta-se à vontade para usar qualquer ajuda que funcione bem para você. Seja uma bebida favorita, roupas esportivas sofisticadas, seja música motivacional, é a mudança de mentalidade que trará os benefícios.

Enquanto isso, Grace Giles, do Centro de Comando do Exército dos Estados Unidos para o Desenvolvimento de Capacidades de Combate dos Soldados, mostrou que as técnicas de reenquadramento podem reduzir a percepção de esforço das pessoas durante os exercícios, tornando-o menos exaustivos.[25] Como já vimos no capítulo 3, a reavaliação envolve um exame um pouco mais desapaixonado de nossos sentimentos e um esforço para considerar se eles podem ser neutralizados ou mesmo interpretados sob uma luz mais positiva.

Muitas pessoas já começam a formar pensamentos negativos sobre os exercícios físicos antes mesmo de saírem pela porta de casa, então um primeiro passo importante é focar os benefícios imediatos que você deseja obter com os exercícios – por exemplo, sentir-se revigorado e energizado no final de uma sessão de treinos. Durante estágios mais avançados da prática dos exercícios pode ser fácil interpretar a sensação de esforço intenso – falta de ar ou músculos doloridos, por exemplo – como um sinal de péssimo condicionamento físico. Pode ser que você comece a presumir que isso é uma prova de que não nasceu para se exercitar – e, quanto mais você se concentra nesse pensamento, pior se sente. Nesse caso, tente ponderar se essas sensações são, de fato, desejáveis. Da mesma forma que podemos reinterpretar os efeitos colaterais de um medicamento como um sinal de que ele está fazendo efeito, podemos repensar nossas dores como evidência de que nosso exercício está realmente mudando nosso corpo. Se você está sem fôlego e seus braços e pernas começam a ficar pesados, é um sinal de que você está fortalecendo seus músculos, expandindo os pulmões e aumentando a resistência do seu coração. O exercício está funcionando.

Depois de começar a se exercitar com mais regularidade, pode ser que você ainda enfrente dias de frustração – quando simplesmente não parece capaz de correr na velocidade que deseja ou levantar tanto peso quanto gostaria. Em vez de insistir nos sentimentos de fracasso, no entanto, vale a pena ter em mente que simplesmente fazer qualquer exercício é melhor do que não fazer exercício nenhum; seu corpo ainda está se beneficiando. Talvez você precise apenas se recuperar de uma semana de trabalho difícil ou de alguma outra fonte de estresse em sua vida. Essa simples constatação fará com que a sessão de exercícios pareça muito menos cansativa do que se você continuar agonizando com seu desempenho ruim e se martirizando por não atingir seu objetivo.

Ademais, você deve estar atento à possível fadiga ou esforço excessivo, é claro; portanto, certifique-se de testar suas habilidades em pequenas etapas e consultar seu médico se tiver alguma dúvida acerca de sua segurança. O objetivo é você evitar a superinterpretação de suas dificuldades, ou seja, extrapolar e atribuir a elas o significado de que são o reflexo de uma incapacidade inerente; em vez disso, concentre-se no arco geral do progresso por meio de etapas graduais. As pesquisas mostram que simplesmente reconhecer que sua aptidão física está sob seu controle e pode ser aperfeiçoada ao longo do tempo garantirá que você mantenha seu entusiasmo e energia, em vez de descambar para uma ruminação autodestrutiva – fato aparentemente óbvio do qual, entretanto, muitas pessoas se esquecem.[26]

Na condição de um ex-relutante no que diz respeito a praticar exercícios físicos, descobri que esse tipo de reenquadramento realmente ajuda a eliminar a dor das sessões de treinos. Quando criança, odiava as aulas de educação física na escola, mas, sabendo da importância da atividade física, durante anos tentei malhar com regularidade. No entanto, sempre me pareceu um fardo; muitas vezes mal podia esperar para sair da esteira. Apesar disso, aprender a reenquadrar os sentimentos de esforço me ajudou a me sentir muito mais energizado durante e após os treinos. Quando sinto que estou prestes a chegar a um estado de total exaustão, acho especialmente útil lembrar a mim mesmo que meu corpo tem reservas ocultas de energia talvez ainda inexploradas e imaginar meus pulmões se expandindo e meu coração bombeando mais nutrientes para meus braços e pernas. E, durante o treino em si, com frequência faço um esforço para me lembrar dos benefícios a longo prazo que os exercícios podem trazer. Além dos exercícios aeróbicos regulares, agora faço treinamento intervalado de alta intensidade cinco vezes por semana – e é genuinamente o ponto alto do meu dia. Posso apenas descrever a mudança de mentalidade como uma grande libertação, permitindo que meu corpo execute os exercícios que sempre foi capaz de fazer.

■ EXERCÍCIO INVISÍVEL

Com essas técnicas, todos podemos começar a nos adaptar a um estilo de vida mais ativo. Contudo, o poder do reenquadramento não termina na academia de musculação. Muitas tarefas diárias podem fortalecer o corpo, mesmo que não se pareçam com um treino típico; de acordo com algumas pesquisas inovadoras, os significados que atribuímos a essas atividades podem determinar se colheremos ou não todos os benefícios dos exercícios.

A existência do "exercício invisível" não deveria ser uma surpresa – nossa compreensão dele remonta ao primeiro estudo a examinar os benefícios da atividade física. Logo após a Segunda Guerra Mundial, Jeremy Morris, do Conselho de Pesquisa Médica do Reino Unido, queria entender por que algumas pessoas são mais propensas do que outras a doenças cardíacas. Suspeitando que os exercícios físicos poderiam ser a resposta, ele procurou um grupo de pessoas de classe social e status semelhantes, cujas profissões diferiam apenas na quantidade de tempo que passavam sendo fisicamente ativas.

Homens que trabalhavam nos ônibus de dois andares de Londres mostraram ser a população perfeita a se estudar. Embora seu nível de instrução formal e sua condição financeira fossem praticamente os mesmos, os motoristas passavam a maior parte do dia sentados, ao passo que os cobradores estavam constantemente ativos, subindo e descendo as escadas para recolher o dinheiro da passagem, emitir bilhetes e ajudar os passageiros com as bagagens. No total, o cobrador subia em média cerca de 500 a 750 degraus todos os dias.[27] Embora fosse um exercício relativamente leve – comparado ao treinamento para uma maratona, digamos –, Morris descobriu que a atividade diária reduzia pela metade o risco de insuficiência cardíaca nos cobradores de ônibus.

Morris ficou conhecido como "o homem que inventou o exercício", e suas descobertas inspirariam uma avalanche de pesquisas adicionais sobre os benefícios da prática de exercícios físicos. A recomendação muito alardeada de que devemos tentar realizar 150 minutos de exercícios moderados (ou 75 minutos de atividade vigorosa) por semana remonta aos cobradores de ônibus de Londres. Essas diretrizes são divulgadas regularmente – mas muitos de nós não sabem com tanta clareza o que realmente conta como exercício moderado ou vigoroso, e isso é importante quando se trata da formação de nossa mentalidade de condicionamento físico.

Para comparar a intensidade de diferentes atividades, os fisiologistas usam uma quantidade conhecida como "equivalentes metabólicos" ou METS – que é a taxa metabólica do exercício dividida pela taxa metabólica de repouso. Se uma atividade é de 2 METS, por exemplo, você está queimando o dobro de calorias de quem está sentado assistindo à TV. Exercícios moderados estão entre 3 e 6 METS, e exercícios vigorosos acima de 6 METS. Não importa se você faz esse exercício em sessões curtas ou em uma única sessão mais longa – o que importa é o tempo total da semana. E muitas atividades e passatempos cotidianos atendem a esses requisitos. Basta ter em mente a tabela a seguir.[28]

ATIVIDADE METABÓLICA	EQUIVALENTE
Manutenção da casa	
Passar aspirador de pó/lavar o chão	3
Limpar janelas	3,2
Arrumar a cama	3,3
Cozinhar/lavar	3,3
Mudar móveis de lugar	5,8

ATIVIDADE METABÓLICA	EQUIVALENTE
Faça você mesmo	
Carpintaria (por exemplo, martelar pregos)	3
Pintar paredes/colocar papel de parede	3,3
Telhamento	6
Jardinagem	
Aparar arbustos	3,5
Cortar lenha	4,5
Cortar a grama	6
Lazer	
Passear com o cachorro	3
Tocar bateria	3,8
Brincar ao ar livre com crianças	5,8
Dançar	7,8

Quantos de nós arrumam a cama, brincam com os filhos ou passam a noite inteira dançando em uma balada sem nem sequer perceber que na verdade está malhando? Até mesmo o deslocamento diário poderia contar como exercício. Um estudo do Imperial College de Londres mostrou que cerca de um terço de todos os ingleses usuários do transporte público já atendem às diretrizes governamentais para atividade física em seus deslocamentos de ida e volta para o trabalho – esperando o ônibus, caminhando de ou para a estação ou trocando de trem nas baldeações.[29]

No mínimo, um maior reconhecimento desses tipos de atividade deve nos levar a ser mais positivos sobre nosso próprio condicionamento físico – uma alteração de expectativa capaz de reconfigurar a máquina de previsão para que outros exercícios mais formais pareçam menos cansativos. De forma ainda mais extraordinária, no entanto, essa mudança de mentalidade também pode determinar os benefícios de longo prazo das próprias atividades. Ao pensar nas atividades cotidianas como exercícios em vez de trabalho, parece que podemos nos tornar mais saudáveis.

Vejamos um estudo famoso de Alia Crum e Ellen Langer na Universidade Harvard, que descrevo brevemente na Introdução. Como você deve se lembrar, os participantes eram faxineiros de sete hotéis diferentes. Crum e Langer suspeitavam que poucos desses trabalhadores tinham noção da quantidade de exercício físico que seu trabalho cotidiano exigia, e, levando-se em conta o poder da expectativa de moldar nossa fisiologia, isso poderia impedi-los de obter todos os benefícios de seu treino diário. Para testar a ideia, os cientistas visitaram quatro dos hotéis e forneceram aos faxineiros informações sobre o tipo de atividade física que contava como exercício, enfatizando o fato de que "não precisa ser difícil ou doloroso para ser bom para a saúde... é simplesmente uma questão de mexer os músculos e queimar calorias". Em seguida, deram-lhes alguns detalhes sobre as demandas energéticas do trabalho que os faxineiros realizavam – que trocar a roupa de cama durante quinze minutos queimava 40 calorias, passar o aspirador por quinze minutos queimava 50 calorias, e limpar banheiros por quinze minutos queimava 60 calorias – tudo somado, ao longo de semana facilmente chegava-se às recomendações de exercícios do Serviço Nacional de Saúde dos Estados Unidos. Além de distribuir panfletos com esses fatos, os pesquisadores também afixaram cartazes com as informações em quadros de avisos nas salas de descanso dos funcionários, para que tivessem um lembrete diário dos exercícios que estavam fazendo.

Um mês depois, os cientistas visitaram novamente os faxineiros a fim de verificar quaisquer mudanças em sua saúde. Apesar de não relatarem nenhuma alteração na alimentação ou aumento da atividade física fora do ambiente de trabalho, os faxineiros que receberam as informações haviam perdido cerca de um quilo cada um, e a pressão arterial média caiu de elevada para normal. A simples mudança na expectativa – e o significado que os faxineiros atribuíram às suas atividades de trabalho – provocou alterações em seu corpo, ao passo que os funcionários da limpeza dos três outros hotéis, que não haviam recebido as informações, não mostraram diferença.[30]

Foi, reconhecidamente, um estudo de pequenas proporções – e sempre havia a possibilidade de que, depois de terem recebido as informações, os faxineiros passaram a colocar um pouco mais de "entusiasmo" em seu trabalho. Mas um acompanhamento de Crum, que agora está na Universidade Stanford, e de sua colega Octavia Zahrt fornece evidências muito mais convincentes de que as expectativas das pessoas podem efetivamente influenciar os benefícios a longo prazo dos exercícios físicos por meio da conexão mente-corpo. Esse estudo utilizou dados de pesquisas de saúde monitorando mais de 60 mil pessoas por até 21 anos. Crum e Zahrt constataram que a "atividade física percebida" dos participantes – se tinham a sensação de que faziam mais ou menos exercícios do que a média das pessoas – poderia prever seu risco de mortalidade, mesmo depois de ajustarem variáveis como a quantidade de tempo que os participantes alegavam realmente dedicar à prática de exercícios e outros fatores de estilo de vida, como dieta.

É importante ressaltar que alguns dos participantes dessas pesquisas usaram acelerômetros durante parte do período do estudo – mas a influência de sua atividade física percebida perdurou depois que os pesquisadores levaram em consideração essas medidas objetivas de atividade física. De maneira geral, as pessoas com uma visão mais pessimista a respeito de sua própria forma física eram até 71% mais propensos a morrer durante o estudo, em comparação com as pessoas que se julgavam mais ativas do que a média – qualquer que fosse o status de sua efetiva rotina de exercícios.[31]

Como escritor de divulgação científica, de início fiquei surpreso quando ouvi falar desse artigo – mas, quanto mais me aprofundo na ciência da expectativa, menos surpreendente ele me parece. Afinal, vimos que aspectos como a pressão arterial podem se alterar devido às nossas expectativas sobre o efeito de uma pílula. Se nossas expectativas em relação a um betabloqueador podem ter um efeito perceptível em nossa saúde, por que nossas percepções acerca de nossa condição física – que carregamos conosco em todas as atividades, todos os dias – seriam menos relevantes? Quando formulamos a questão nesses termos, o que realmente surpreende é que os pesquisadores tenham levado tanto tempo para investigar a possibilidade.

Hoje sabemos que muitos dos outros benefícios da prática de exercícios físicos podem ser o produto da expectativa. Por exemplo, os exercícios físicos são notórios por melhorar o humor e a saúde mental das pessoas, e também atuam como analgésicos, reduzindo os sintomas das dores agudas e crônicas. Acredita-se que tanto a melhora do humor quanto a analgesia resultem da liberação de endorfinas. Embora isso possa ser uma reação fisiológica automática à atividade física, as crenças e convicções das pessoas parecem desempenhar um papel importante no desencadeamento da resposta – e educar as pessoas sobre esse potencial parece aumentar os efeitos.[32] Se você espera se sentir mais relaxado e energizado, ou que suas dores desapareçam, são maiores as chances de que você sinta isso.

Poderia haver o perigo de estarmos levando essa mensagem longe demais? Se as pessoas começarem a se concentrar em demasia em reavaliar as atividades que já praticam e em melhorar suas opiniões sobre sua atual forma física, não correm o risco de se tornarem complacentes – e se esforçar menos para fazer os exercícios de que precisam? Felizmente, os estudos existentes até agora sugerem que não é provável que isso aconteça. É possível estimular as pessoas a terem uma visão mais positiva de sua condição física sem empurrá-las para a indolência.[33] Os governos fariam bem em ter esse fato em mente quando planejarem políticas públicas e campanhas de saúde incentivando a prática de exercícios. De acordo com essa pesquisa, o emprego de linguagem estrita ou crítica – enfatizando a atual falta de condicionamento físico da população – será um tiro pela culatra em comparação com mensagens que permitam às pessoas terem uma visão mais otimista. Em vez disso, cientistas como Crum e Zahrt argumentam que a mensagem para motivar as pessoas a um estilo de vida mais saudável deve reiterar o fato de que até mesmo pequenas melhorias podem ter efeitos significativos a longo prazo. A recomendação de trinta minutos de exercícios moderados por dia, cinco dias por semana, pode ser o padrão-ouro, mas meros quinze minutos diários podem aumentar a expectativa de vida de uma pessoa em três anos.[34]

De maneira mais geral, os estudos de Zahrt e Crum sugerem que devemos evitar "comparações para cima", que constantemente nos equiparam as pessoas que estão em forma física bem melhor que a nossa. Embora não haja nada de errado com um pouco de pensamento ambicioso, isso pode facilmente se transformar em sentimentos de inadequação, pois passamos a formar expectativas mais negativas sobre nossa condição física. Essas percepções podem, então, reduzir os benefícios de nossos treinos.

Essa é uma lembrança especialmente importante quando pensamos em nossos feeds de mídia social. O Instagram e o TikTok estão apinhados de contas de "fitspiration" ou "inspiração fitness" (#fitspo), com imagens manipuladas de corpos tonificados malhando dia e noite sem parar. Os vídeos e fotos deveriam ser motivacionais, mas um estudo australiano publicado em 2020 sugere que fazem mais mal do que bem. Pediu-se às participantes (todas do sexo feminino, estudantes de graduação em Adelaide) que vissem um conjunto de imagens – lindas fotos de destinos de viagem exóticos, ou dezoito fotos de gurus fitness concluindo seus treinos em uma academia de musculação. Em seguida, as participantes passavam dez minutos em uma esteira, exercitando-se na velocidade de sua escolha, e preenchiam uma série de questionários sobre seus sentimentos. As estudantes que viram as imagens de inspiração fitness sofreram em quase todos os quesitos. Tiveram pior imagem corporal e maior sensação de fadiga durante a corrida na esteira; em vez de sentirem a euforia e o bem-estar do "barato do atleta", seu humor se mostrou significativamente pior após o treino em comparação com as participantes que viram as fotos de viagem.[35]

Aparentemente as fotos dos corpos perfeitos prejudicaram a percepção das participantes sobre sua própria forma física, e as autocomparações negativas as levou a acreditar que eram menos saudáveis do que de fato eram. E a sensação de inadequação resultante tornou o exercício mais árduo e menos agradável – anulando completamente qualquer um dos supostos benefícios motivacionais.

A necessidade de formar metas pessoais positivas, mas realistas, é especialmente importante quando ponderamos sobre mais uma maneira notável de preparar nossa mente e nosso corpo para alcançar forma física e saúde aprimoradas. Usando apenas nossa imaginação, podemos ajustar as previsões do cérebro para aumentar a força de nossos músculos e melhorar nosso desempenho físico.

■ TRABALHE A MENTE, TRABALHE O CORPO

Com 28 medalhas conquistadas (23 delas de ouro), o nadador norte-americano Michael Phelps continua sendo o atleta olímpico mais condecorado de todos os tempos. As habilidades de Phelps pareciam desafiar os limites do corpo humano, a ponto de alguns jornalistas questionarem se seus feitos eram "bons demais para ser verdade". No entanto, durante sua carreira Phelps se inscreveu voluntariamente em muitos testes antidoping e passou em todos eles.

Talvez a melhor explicação para suas inacreditáveis marcas nas piscinas seja uma outra vantagem não natural – seus extraordinários poderes de visualização. Durante os treinos e na preparação antes de um grande evento, ele imaginava a prova perfeita. "Consigo ver a largada, as braçadas, as paredes da piscina, as viradas, a chegada, a estratégia, tudo", ele escreveu em sua biografia, *Sem limites*.[36] "Visualizar as coisas assim é como programar uma prova na minha cabeça, e essa programação às vezes parece fazer acontecer exatamente como imaginei." É essa capacidade – mais do que uma habilidade puramente física – que o ajudou a se tornar o maior atleta olímpico, Phelps acredita.

Experimentos científicos confirmaram que os efeitos da visualização podem ser profundos, tanto para esportistas profissionais quanto para praticantes esporádicos de atividades físicas.[37] Os efeitos mais marcantes – e surpreendentes – foram verificados na força muscular das pessoas. Em um estudo, cientistas mediram a força do antebraço dos participantes antes de realizarem uma forma de treinamento mental. A tarefa era simples, embora entediante: eles tinham que passar quinze minutos por dia, cinco dias por semana, imaginando que levantavam um objeto pesado – uma mesa, por exemplo – usando os antebraços. Alguns foram instruídos a fazer isso de uma perspectiva interna, visualizando mentalmente os movimentos como se estivessem de fato levantando o pesado objeto; a outros pediu-se que fizessem isso de uma perspectiva externa – como se estivessem fora de seu próprio corpo, vendo a si mesmos erguer o pesado objeto. O grupo de controle não realizou nenhuma prática física.

Seis semanas depois, os resultados foram contundentes: a visualização interna em primeira pessoa produziu um aumento de 11% na força dos participantes – apesar de esse grupo não ter levantado fisicamente nem um único peso sequer.[38] Entre as pessoas que usaram a perspectiva externa a melhora foi mais modesta, cerca de 5% (embora os pesquisadores não pudessem ter certeza de que isso era estatisticamente significativo), ao passo que o grupo de controle parecia um pouco mais fraco.

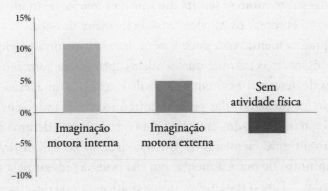

Mudança na força do braço após seis semanas de treinamento mental.

Tal qual outras técnicas psicológicas aplicadas para aprimorar o condicionamento físico, essas descobertas seriam inexplicáveis se a força fosse determinada apenas pela massa muscular.[39] No entanto, com o novo entendimento psicobiológico do exercício, isso faz mais sentido. Lembre-se de que o desempenho depende da expectativa do cérebro sobre aquilo que o corpo é capaz de realizar e do nível de arduidade do exercício, informações que ele então utiliza para planejar a força e o esforço dos músculos. A imagem mental permite que a pessoa refine conscientemente essas previsões e aumente as percepções do corpo acerca de suas próprias habilidades, impulsionando os sinais que enviará aos músculos e melhorando a coordenação do movimento. Como o trabalho de Noakes demonstrou, os atletas normalmente não recrutam a maioria de suas fibras musculares mesmo durante o pico do esforço, mas as imagens podem estar encorajando o corpo a convocar mais fibras que não foram utilizadas.

Tomografias cerebrais de atletas incumbidos de visualizar com a maior nitidez possível suas façanhas mostram que a visualização do exercício ativa áreas do córtex motor primário e dos gânglios da base que normalmente atuam no planejamento e execução de movimentos, à medida que o cérebro calcula exatamente quais músculos precisam ser estimulados e os efeitos que isso terá no corpo.[40] E essas expectativas incrementadas se traduzirão em um aumento concreto de desempenho. De acordo com essa teoria, a imaginação interna é mais bem-sucedida do que a imaginação externa porque leva a pessoa a fazer previsões mais detalhadas sobre como se sentirá durante o exercício, de modo que seu corpo possa executar os movimentos de forma mais eficaz.

A prática mental não pode e nem deve substituir a prática física em si, é lógico, mas permite que os atletas aproveitem ao máximo seus períodos de descanso e evitem a perda de força após uma lesão.[41] Normalmente os músculos das pessoas enfraquecem quando seus braços e pernas são imobilizados em gesso para o tratamento de uma fratura, por exemplo, mas cientistas da Universidade Ohio descobriram que alguns minutos de prática mental por dia podem reduzir pela metade essas perdas.[42] Para o restante de nós, a prática mental deveria ser simplesmente outra ferramenta para maximizar os benefícios de exercícios. Se você acha que ir à academia é uma tarefa extenuante e deseja mudar sua mentalidade sobre os exercícios físicos, visualizar com regularidade os benefícios da atividade física pode tornar todo o processo mais atraente. Vários estudos recentes – junto a participantes adolescentes, de meia-idade e idosos – mostraram que a prática regular de imagens mentais de exercícios, alguns minutos por semana, pode aumentar a motivação e o prazer das pessoas em seus regimes de exercícios, bem como em seu desempenho.[43]

Ao testar isso por si mesmo, tente não ser excessivamente ambicioso nas visualizações de seu desempenho. Você não quer se decepcionar – o que reduzirá sua motivação – tampouco incorrer no esforço excessivo que pode resultar em lesões. (Sem treinamento físico constante, há limites para o que a ligação mente-corpo consegue realizar.) Ao visualizar seus exercícios, tente se concentrar também nas sensações positivas que espera sentir durante os exercícios: a sensação de estar energizado, estimulado e "ligadão", em vez de cansado ou esgotado, por exemplo. Assim como Phelps, você "reprogramará" a conexão mente-corpo, permitindo-se superar as restrições mentais que podem ser prejudiciais a seu desempenho, de modo que os exercícios não pareçam mais um desafio intransponível.

■ FORÇA OCULTA

Ainda não sabemos a extensão total da influência do cérebro sobre o desempenho físico – mas evidências episódicas sugerem que pode ser verdadeiramente imensa. Em 2012, por exemplo, Alec Kornacki foi esmagado por seu BMW 525i enquanto trocava um pneu – e sua filha de 22 anos, Lauren, levantou o carro para tirá-lo de debaixo do veículo. "O carro parecia uma mesa com uma das pernas mais curta que as outras. Ele meio que se reequilibrou de novo e mudou de posição o suficiente para eu conseguir tirar meu pai de debaixo do chassi", disse ela em entrevista ao canal ABC News.[44] Em seguida ela realizou a ressuscitação cardiopulmonar e salvou a vida do pai.

O fenômeno de pessoas comuns demonstrando habilidades incríveis em momentos de crise é conhecido como "força histérica", e há relatos dessas proezas protagonizadas por pessoas de todas as idades, desde duas adolescentes que tiraram o pai de debaixo de um trator de 1.360 quilos até um septuagenário que ergueu um jipe para salvar seu genro.[45] Se esses eventos parecem ações dignas do Incrível Hulk, bem, não é exatamente uma coincidência. Ao que parece, o desenhista e roteirista de histórias em quadrinhos norte-americano Jack Kirby encontrou a inspiração para criar o personagem depois de ver uma mãe erguer um carro para salvar uma criança, quando o puro pânico liberou reservas ocultas de força que havia nela.[46]

Levantar um automóvel com as próprias mãos, mesmo que apenas alguns centímetros, seria uma façanha além das forças do mais ávido dos fisiculturistas. Então o que estava acontecendo? Esses feitos surpreendentes geralmente são explicados por uma descarga de adrenalina, mas, segundo alguns cientistas, a melhor explicação é uma explosão de energia que emerge do cérebro. Embora a máquina de previsão geralmente compare seus recursos com as demandas da situação e calcule com extremo apuro o grau de esforço que é capaz de suportar sem arriscar esgotamento total ou uma lesão, a pura urgência emocional pode suplantar o controle tipicamente cauteloso do cérebro; em essência, ele decide que a tarefa é tão importante que vale a pena o risco de lesão. Como resultado, começa a disparar mais fibras musculares dos braços e pernas, produzindo uma inacreditável força explosiva.[47]

Demonstrar força histérica é perigoso: as consequências habituais são músculos rompidos e dentes quebrados. E é exatamente por isso que o cérebro quase sempre é tão cuidadoso ao dividir nossos esforços e limitar nossa força, mesmo quando os atletas estão em uma competição séria que define carreiras. No entanto, esses episódios fornecem um espantoso lembrete de que nossas habilidades físicas são muitas vezes limitadas pelo cérebro, tanto quanto pelo corpo. Muitas vezes não precisamos ser capazes de levantar um carro, mas a maioria de nós precisa de uma ajudinha em nosso regime de condicionamento físico. Se pudermos usar o lado bom das expectativas para chegar a uma pequena porção que seja das reservas físicas mostradas por Virenque, Phelps ou Kornacki, todos poderemos desfrutar de um futuro em melhor forma.

Como pensar sobre... condicionamento físico

- Antes de se exercitar, pense cuidadosamente sobre quais são seus objetivos para as sessões de treinos. Como você espera se sentir no final? E quais são suas metas de desempenho? Você pode ter a expectativa de estabelecer um novo recorde pessoal, ou talvez esteja à procura de uma rápida maneira de impulsionar seu bom humor e reduzir os níveis de estresse e ansiedade – de qualquer forma, você aumentará sua motivação e ajudará a calibrar a máquina de previsão para a atividade seguinte se, antes mesmo de começar, já tiver definido com clareza o que deseja da atividade.
- Utilize qualquer uma das muletas mentais que ajudem você a se sentir bem com o exercício físico. Certos alimentos, bebidas, roupas ou músicas farão com que você se sinta energizado. Tal como acontece com os "placebos abertos",

você pode saber que as vantagens vêm da crença e ainda se beneficiar disso – portanto, tire proveito de qualquer ajuda que ofereça as melhores associações pessoais.

- Questione suas suposições sobre sua disposição inata para a prática de esportes e exercícios. Lembre-se de que, na determinação de sua resposta fisiológica a uma sessão de treinos, suas expectativas podem ser mais importantes do que fatores genéticos conhecidos.

- Reenquadre os sentimentos de esforço intenso e exaustão. Dores moderadas e passageiras e sensações de fadiga são a prova de que você está fortalecendo seu corpo, e ter em mente esse fato pode tornar todo o treino mais agradável e menos cansativo.

- Reconheça a atividade física que você realiza fora de seus treinos regulares – durante o trabalho doméstico, no deslocamento entre sua casa e o trabalho ou em seus passatempos (talvez você possa até gostar de manter um diário por uma semana). Graças a um efeito da expectativa, você pode otimizar os benefícios fisiológicos desses exercícios – simplesmente prestando mais atenção a eles.

- Evite "comparações para cima", julgando-se com severidade ao tentar se equiparar a outras pessoas, pois isso o levará a formar impressões mais negativas sobre sua própria forma física.

- Durante os períodos de descanso, passe alguns momentos visualizando-se durante a realização dos exercícios de sua próxima sessão de treinos. Isso aumentará sua força muscular e preparará seu cérebro para um melhor desempenho.

CAPÍTULO 6

O PARADOXO DA COMIDA

*Por que a satisfação dos desejos é essencial
para uma alimentação saudável*

Imagine que você está pensando em adotar uma nova dieta para reduzir a ingestão de calorias e refrear sua tendência a fazer "lanchinhos" entre as refeições. Dos dois planos diários apresentados seguir, qual tem mais chances de deixá-lo saciado e satisfeito? E qual é o mais propenso a ajudá-lo a perder peso rapidamente?

PLANO SUPERMAGRO
Refeições saudáveis para um futuro saudável

Café da manhã
Duas fatias de torrada integral com abacate amassado
Smoothie de manga e abacaxi (sem adição de açúcar)

Almoço
Salada niçoise de atum pescado com vara e linha
1 copo de suco de laranja orgânica fresco

Jantar
Refogado de frango com baixo teor de gordura e aspargos orgânicos

Lanche revigorante pós-treino (opcional)
Barrinha de granola simples

Ou:

O BOA-VIDA
Refeições deliciosas para maximizar o prazer

Café da manhã
Croissant integral de manteiga
Chocolate quente com pimenta mexicana

Almoço
Espaguete a putanesca (tomate, anchova e azeitona)
Salada de frutas mista (abacaxi, laranja, melão, manga, maçã e
mirtilo)

Jantar
Escondidinho de peixe com crosta cremosa de purê de batata
Salada de folhas mistas

Recompensa pós-treino (opcional):
Dois minidonuts

Se você já seguiu alguma dieta na vida, o Plano Alimentar Super-Magro provavelmente parece ser a melhor escolha para a rápida perda de peso. Sem contar o petisco de recuperação pós-treino (e presumindo tamanhos de porção padrão), equivaleria a cerca de 1.750 calorias por dia[1] – uma redução bastante decente para a pessoa média, e suficiente para levar a uma perda de peso constante. A desvantagem, claro, é que pode vir acompanhada de menos satisfação geral.

O Plano Alimentar Boa-Vida, por outro lado, parece apinhado de calorias. Começa com um croissant e chocolate quente, prevê espaguete no almoço e termina com um escondidinho! Sem dúvida, não deve proporcionar menos energia do que a salada e o refogado de frango, certo? Você pode escolher esta opção se quiser aproveitar a vida – mas é melhor não esperar que o ajude a perder peso rapidamente. No entanto, tem menos calorias do que o Plano SuperMagro – apenas 1.632 no total,[2] se você não incluir o lanchinho pós-treino.

Quando você inclui as guloseimas pós-treino, a incompatibilidade entre nossas expectativas e a realidade é ainda maior. A barrinha de granola, que soa como um lanchinho "sensato", é tão carregada de açúcar que contém 279 calorias no total – mais do que o dobro das 110 calorias de dois minidonuts.

Se você está surpreso com esses números, não é o único: as pesquisas mostram que a maioria das pessoas tem dificuldade em avaliar o número de calorias dos alimentos, e somos especialmente propensos a subestimar o conteúdo de produtos que em geral são comercializados como alimentos saudáveis, com slogans como "simples", "saudável" e "sem culpa".

A consequência mais óbvia é que podemos decidir de forma consciente que temos licença para comer mais petiscos se acharmos que consumimos menos do que realmente consumimos. Os verdadeiros efeitos podem ser muito mais profundos, no entanto. Devido à influência do processamento preditivo do cérebro, nossas expectativas sobre os nutrientes de um alimento também influenciarão diretamente as respostas de nosso corpo ao alimento, incluindo digestão (a quebra e absorção de nutrientes no intestino) e metabolismo (o uso desse combustível para fornecer energia às nossas células). Quando pensamos que estamos ingerindo menos calorias do que realmente estamos, o corpo responde como se isso fosse verdade: ele se sente menos saciado, de modo que você sofre com dores de fome muito piores, e deixa de queimar tanta energia a fim de preservar seus estoques de gordura existentes. Passamos por uma "mentalidade de privação", o que pode tornar muito mais difícil perder peso com uma dieta aparentemente espartana do que com refeições repletas de suas comidas afetivas favoritas.

Seja qual for o plano de dieta específico que estamos seguindo, esse efeito da expectativa tem o potencial de tornar nossa perda de peso muito mais difícil do que o necessário. Se quisermos manter um peso saudável, então, precisamos não apenas mudar o que comemos, temos que mudar toda a nossa forma de pensar e falar sobre os alimentos que ingerimos. E uma parte fundamental disso é evitar ver "saudável" e "prazeroso" como uma dicotomia e reconhecer que uma sensação de satisfação dos desejos deve ser um ingrediente essencial em todas as refeições.

■ EM BUSCA DAS REFEIÇÕES PERDIDAS

Para entender de que modo as previsões de nosso cérebro podem influenciar a fome, a digestão e o metabolismo, devemos primeiro examinar o apetite voraz de um dos pacientes mais famosos da neurologia, Henry Molaison.[3] Nascido em Connecticut em 1926, Molaison era um menino saudável de classe média até que, no final da infância e no início da adolescência, seus pais e professores notaram que, no meio da conversa, ele costumava "desligar" por cerca de noventa segundos, com um olhar ausente no rosto. Os médicos diagnosticaram uma forma de epilepsia e, por volta do aniversário de 15 anos de Molaison, os ataques se tornaram muito mais violentos, episódios em que seu corpo era tomado por convulsões rítmicas que o deixavam tremendo e se contorcendo no chão.

Crises epilépticas são causadas por repentinas explosões de atividade elétrica que impedem as células cerebrais de se comunicarem umas com as outras. Como Molaison não respondeu à medicação, a equipe médica decidiu submetê-lo a uma cirurgia experimental no cérebro, removendo uma porção de cada um de seus lobos temporais, onde se julgava que as incapacitantes crises epilépticas se originavam. Funcionou: Molaison parou de sofrer das graves convulsões que atormentavam sua vida, mas logo ficou claro que esse alívio havia sido alcançado por meio de um enorme sacrifício. Embora Molaison conseguisse se lembrar de eventos de seu passado, ele havia perdido completamente a capacidade de formar novas memórias. No hospital, por exemplo, Molaison se encontrava com a mesma equipe de médicos e enfermeiros várias vezes sem se lembrar de já tê-los visto antes. Se alguém lhe contasse um fato surpreendente pela manhã, ele ficaria igualmente pasmo com a descoberta à tarde, como se estivesse ouvindo a história pela primeira vez; ele estava, nas palavras da neurocientista Suzanne Corkin, vivendo em um "tempo presente permanente".

Ao longo das décadas seguintes, os estudos sobre Molaison – conhecido na literatura médica pelas iniciais H.M. para ter a privacidade preservada – revolucionaram por completo a nossa compreensão de como o cérebro funciona. Esses estudos permitiram que os cientistas associassem a formação, o armazenamento e a consolidação da memória a uma área do cérebro conhecida como hipocampo, que havia sido gravemente danificada na operação de Molaison, e mostraram que podemos aprender algumas habilidades de forma inconsciente, mesmo quando não temos lembrança explícita do evento de aprendizagem. Poucas pessoas tiveram tanta influência na neurologia e na psicologia quanto Molaison, que morreu em 2008. Hoje ele é famoso entre estudantes de ciências em todo o mundo.

Fato muito menos conhecido, no entanto, é sua contribuição para a compreensão do apetite. Os cientistas que estudavam Molaison havia muito notaram que ele raramente dizia estar com fome, mas sempre parecia pronto para comer.[4] No início dos anos 1980, Nancy Hebben, da Universidade Harvard, e seus colegas decidiram colocar isso à prova, pedindo-lhe que avaliasse sua sensação de saciedade em uma escala de 0 (faminto) a 100 (completamente cheio) antes e depois das refeições. Se nosso apetite fosse dirigido sobretudo por sinais enviados pelo estômago, seria de se esperar que a taxa aumentasse após a refeição; o déficit de memória de Molaison não deveria ter afetado sua plena satisfação do apetite. No entanto, Molaison atribuiu a mesma pontuação – cerca de 50 – em ambas as avaliações. Preso no "presente permanente", sua fome parecia nunca mudar.

A fim de verificar se o déficit de memória de Molaison alteraria também seu comportamento alimentar, os cientistas realizaram um experimento na hora do jantar. Assim que Molaison fez sua refeição, a equipe de sua casa de repouso limpou a mesa e, um minuto depois, lhe serviu uma segunda refeição. Surpreendentemente, ele comeu quase tudo, deixando apenas a salada. Mesmo assim, mostrou somente moderado aumento na saciedade, enquanto a maioria das pessoas perderia por completo o apetite após duas refeições substanciais.[5] Sem uma lembrança do que havia comido, Molaison parecia não dispor de meios para regular seu consumo alimentar.

Molaison pode ter sido um caso ímpar, é claro, mas estudos sobre vários outros pacientes amnésicos chegaram a conclusões semelhantes. "É realmente incrível de ver", afirma Suzanne Higgs, da Universidade de

Birmingham, no Reino Unido, que chefiou algumas dessas pesquisas. Ela se lembra de um paciente que olhava para o relógio na parede toda vez que lhe perguntava se ele queria comer: "É como se ele realmente não fosse capaz de descobrir se estava com fome ou não, e consultar o horário tornou-se sua única maneira de saber se era apropriado comer". Outro participante amnésico (não o de Higgs) mostrava uma fome tão voraz mesmo depois de duas lautas refeições que estava sempre pronto para comer um terceiro prato; temerosos do impacto na saúde do paciente se o deixassem comer tanta comida, os cientistas decidiam remover o prato depois que ele devorava alguns bocados.

Como isso é possível? Não há dúvida de que o apetite vem em parte da atividade do sistema digestivo, as chamadas fontes de informação "de baixo para cima". Quando comemos, o intestino começa a se esticar a fim de abrir espaço para a comida. Temos sensores nos músculos ao redor do esôfago e do trato gastrointestinal que são capazes de detectar esse movimento. Eles passam seus sinais através do nervo vago para o cérebro e ajudam a criar uma sensação de recompensa e satisfação quando estamos cheios (ou uma sensação de inchaço quando comemos demais).[6] O intestino também tem seus próprios receptores químicos que podem detectar a presença de nutrientes, como gordura ou proteína, e que, quando estimulados, liberam hormônios que inibem nossa fome.[7]

As experiências de pacientes amnésicos como Molaison, no entanto, sugerem que essas pistas sensoriais podem nos dar apenas uma estimativa grosseira da quantidade que comemos. Parece que a máquina de previsão precisa recorrer a outras fontes de informação de cima para baixo – por exemplo, memória e expectativa – para dar sentido à informação que vem do intestino e criar a sensação de fome ou saciedade. Sem a capacidade de formar uma memória das refeições do dia, o cérebro de Molaison não era capaz de contextualizar os sinais corporais dessa maneira, o que significa que ele nunca se sentiria totalmente saciado após uma refeição.

É razoável especularmos se essas descobertas têm relevância para nossa vida hoje. Mas ninguém precisa sofrer uma lesão cerebral para ter uma memória ruim – e até mesmo um leve esquecimento parece levar uma pessoa a se empanturrar.[8] Além disso, pesquisadores como Higgs mostraram que mesmo pequenas mudanças na maneira de pensar em comida – no passado e no presente – podem modificar a avaliação do cérebro sobre o que comemos, com efeitos profundos em nosso apetite.

Em um experimento notável, Higgs convidou um grupo de estudantes a seu laboratório depois do almoço para realizar um teste de sabor com alguns biscoitos – depois de preencherem alguns questionários, eles estavam livres para consumir quantos biscoitos quisessem. Higgs descobriu que simplesmente estimular os participantes a se lembrarem de seu almoço – gastando alguns minutos para anotar a lembrança do que haviam acabado de comer – reduzia o consumo total de biscoitos em cerca de 45%, em comparação com os participantes que escreveram sobre seus pensamentos e sentimentos gerais, em vez de suas memórias alimentares. Foi uma diferença de cerca de quatro biscoitos por pessoa. Não foi o caso dos estudantes que escreveram sobre uma refeição do dia anterior – evento mais distante que teria pouco efeito sobre a sensação de saciedade naquele momento. Em vez disso, eram as expectativas de saciedade atual, com base na memória recente, que pareciam importar.[9]

O papel da memória e da expectativa na criação de uma sensação de saciedade também explica por que a aparência da comida pode influenciar de forma exacerbada a quantidade de comida que ingerimos. Em um estudo de 2012, uma equipe da Universidade de Bristol mostrou aos participantes uma tigela de sopa de tomate – 300 ml ou 500 ml – e depois lhes pediu que comessem. Sem o conhecimento dos participantes, no entanto, a tigela estava equipada com uma pequena bomba que poderia aumentar ou reduzir a quantidade de sopa que estavam consumindo. Como resultado, alguns participantes acreditavam estavam tomando 500 ml de sopa – uma porção relativamente grande – quando na verdade estavam tomando 300 ml, uma porção mais padrão, e vice-versa. Como era de esperar, ao longo das três horas seguintes a fome dos participantes foi em larga medida determinada por sua lembrança da comida que tinham visto, e não pela quantidade que realmente consumiram. Os que comeram 300 ml de sopa, mas tinham visto 500 ml na tigela, sentiram muito menos fome do que os participantes que comeram mais, tendo visto uma quantidade menor. A sensação de saciedade e satisfação era quase totalmente o resultado da "saciedade esperada", ou seja, era baseada em na memória visual do que acreditavam ter comido, e não na comida que realmente consumiram.[10]

Exatamente a mesma resposta foi observada com estudantes levados a um laboratório para comer uma omelete no café da manhã. Antes de preencherem os questionários, os pesquisadores lhes mostraram os ingredientes da omelete e pediram que confirmassem que não eram alérgicos a nenhum deles. O detalhe decisivo foi que a alguns os cientistas mostraram apenas dois ovos e 30 gramas de queijo, ao passo que outros viram quatro ovos e 60 gramas de queijo. Na verdade, todos os participantes comeram uma omelete de três ovos com 45 gramas de queijo – mas a apresentação inicial mudou a sensação de saciedade e a fome por horas depois. Graças a uma menor saciedade esperada, os participantes que receberam os dois ovos e um pedaço menor de queijo comeram uma porção maior de macarrão de um bufê na hora do almoço, em comparação com aqueles que viram uma quantidade mais generosa de ingredientes.[11]

Todos os dias, muitos de nós formamos memórias imprecisas sobre comida, idênticas a essas – com sérios efeitos em nossa cintura. O hábito nada saudável de trabalhar, assistir à TV ou navegar na internet enquanto comemos pode atuar como uma distração que prejudica a formação da memória dos alimentos que consumimos, diminuindo nossa expectativa de saciedade. "Na verdade, é análogo ao que vemos com pacientes amnésicos, porque a pessoa não consegue codificar essas novas memórias de refeição", diz Higgs, que investigou o fenômeno. Como consequência, não apenas comemos mais durante a refeição em si, mas também comemos mais petiscos nas horas seguintes à refeição.[12]

E há a apresentação dos alimentos industrializados, que muitas vezes pode atrapalhar nossa capacidade de avaliar com precisão o conteúdo do que estamos consumindo. No passado, nossos ancestrais podiam fazer uma ideia muito melhor dos ingredientes que compunham um prato. Quando compramos alimentos e bebidas prontos, no entanto, temos pouca ideia das verdadeiras quantidades de ingredientes que os compõem. Um smoothie, por exemplo, contém muitas porções de frutas, mas parece bem menor em uma garrafa ou frasco. À medida que o cérebro calcula sua ingestão diária, ele se lembra de ter comido muito menos do que se tivesse visto toda a tigela de frutas que foram batidas para fazer a bebida, e isso cria a expectativa de fome no final do dia.[13]

O marketing em torno de alimentos supostamente "saudáveis" também pode distorcer a estimativa do cérebro com relação ao que comeu. Um alimento pode ser rotulado como "com baixo teor de gordura" mesmo que tenha alto teor de açúcar, simplesmente porque reduziu ligeiramente a gordura em comparação com o produto padrão, por exemplo. O resultado é uma fome maior mais tarde. Vários estudos confirmam que exatamente o mesmo alimento – por exemplo, uma salada de macarrão – resultará em menor saciedade quando for rotulado como "saudável" em comparação a quando receber o rótulo específico "substancioso", graças à expectativa de que dará menos satisfação.[14] Com efeito, a associação profundamente arraigada entre a ideia de alimentação saudável e a sensação de fome por vezes é tão forte que comer um lanche virtuoso pode ser pior do que não comer nada. Por exemplo, os participantes de um estudo que receberam uma barrinha de proteína com sabor de chocolate descrita como "saudável" não apenas ficaram menos satisfeitos do que as pessoas que comeram a mesma barrinha rotulada como "saborosa" (ver a seguir), como na verdade sentiram mais fome do que as pessoas que não comeram absolutamente nada.[15]

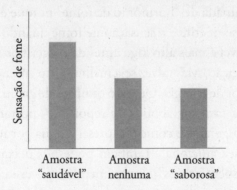

Fome depois de comer a barra de chocolate "saborosa" e "saudável"

Esses efeitos da expectativa serão prejudiciais para qualquer pessoa que esteja fazendo dieta. Mas, como veremos agora, as consequências não terminam com nossas sensações subjetivas de saciedade; nossas crenças e convicções acerca do que comemos também podem influenciar a digestão e o metabolismo. Por meio do poder da conexão mente-corpo, nossas atitudes em relação à comida podem determinar até mesmo o grau com que absorvemos nutrientes cruciais, como o ferro, que são essenciais para nossa saúde.

■ A MENTE ACIMA DO MILK-SHAKE

Quando se trata de experimentos que examinam a digestão, os milk-shakes são o alimento básico. Um dos motivos é a palatabilidade: será muito difícil encontrar alguém que não goste de milk-shake, sobretudo entre a população estudantil que compõe a maioria dos sujeitos dos experimentos. Outro é a capacidade de disfarçar o conteúdo: depois que os ingredientes são batidos com leite em um liquidificador, é naturalmente muito mais difícil identificá-los. Isso torna muito mais fácil para os cientistas manipularem as expectativas dos participantes sem que outros fatores – como a familiaridade com um determinado alimento – distorçam as respostas.

Um estudo digno de menção examinou os efeitos da expectativa nas respostas dos sujeitos à grelina, hormônio secretado pelo estômago quando está vazio que se liga a receptores no hipotálamo – região do cérebro envolvida na regulação de muitas funções corporais. A grelina é muitas vezes chamada de "hormônio da fome" porque é responsável por estimular nosso apetite e a sensação de fome quando o estômago está vazio – seu nível é mais alto logo antes de comermos e mais baixo logo após uma refeição. Mas talvez seja melhor visto entender a grelina como um regulador de energia. Quando os níveis de grelina estão altos, o corpo reduz sua taxa metabólica de repouso* – portanto, queima menos energia em geral – e começa a preservar sua gordura corporal em caso de escassez adicional. Também pode nos deixar letárgicos, de modo que "desperdiçamos" menos energia com exercícios físicos. Quando os níveis de grelina são mais baixos, por outro lado, a taxa metabólica aumenta, e é mais provável liberarmos parte de nossa energia

---

* A taxa metabólica de repouso (tmr) corresponde ao consumo de energia por um indivíduo em repouso, desconsiderando os efeitos do consumo alimentar, da atividade física e do estresse mental ou fisiológico. [N.T.]

armazenada para uso, sabendo que mais suprimentos estão a caminho e nos tornaremos mais ativos fisicamente. Dessa forma, a grelina ajuda a equilibrar nossa entrada e saída de energia a fim de garantir que nunca fiquemos sem combustível.[16]

No início da década de 2010, Alia Crum e seus colegas da Universidade Yale e da Universidade do Estado do Arizona convidaram os participantes para uma visita ao laboratório em duas ocasiões distintas, a fim de que experimentassem diferentes receitas de milk-shake.

O rótulo de um dos frascos anunciava em letras garrafais: "Satisfação: o prazer que você merece", e o comensal era incentivado a se deleitar:

Delicie-se com esta mistura gostosa e cremosa de todos os nossos ingredientes premium – sorvete suntuosamente suave, leite integral cremoso e baunilha doce. É o paraíso dentro de um frasco, irresistivelmente agradável ao paladar. Suave, saboroso e delicioso!

No item de informação nutricional, o frasco alegava conter ao todo 620 calorias (270 das quais vinham da gordura), e era acompanhado da fotografia de uma taça de vidro cheia de sorvete, calda de chocolate e confeitos.

O outro foi chamado de "Sensa-Shake" para uma "satisfação sem culpa":

Alimente-se com sensatez com o novo Sensa-Shake, que é light e saudável. Tem todo o sabor sem culpa – sem gordura, sem adição de açúcar, com apenas 140 calorias. O Sensa-Shake é tão leve e saboroso que você pode tomar todos os dias.

A ilustração era uma flor de baunilha – o sabor da bebida – de aparência insípida.

Na verdade, ambos os milk-shakes eram exatamente os mesmos, contendo 380 calorias cada. Para medir as respostas da grelina dos participantes a essas expectativas fabricadas, a equipe de Crum coletou amostras de sangue em intervalos regulares antes e depois de lerem o material de marketing e depois de terem bebido os milk-shakes. No caso do milk-shake prazeroso – "suave, saboroso e delicioso" –, os níveis de grelina mudaram exatamente como seria de esperar após uma refeição nutritiva e substanciosa, caindo de acordo com os efeitos esperados sobre a fome. Já com o milk-shake "sensato" e "sem culpa", no entanto, os níveis de grelina quase não mudaram.

Com uma simples mudança de mentalidade e nenhuma alteração concreta do conteúdo nutricional do milk-shake, a equipe de Crum parecia ter alterado os perfis hormonais dos participantes: em um caso, sugestionou sua maior saciedade e o aumento do metabolismo; no outro, preparou-os para uma fome maior e metabolismo reduzido.[17] "Quando as pessoas pensam que estão comendo de forma saudável, isso está associado à sensação de privação", Crum concluiu.[18] "E essa mentalidade é importante para moldar nossa resposta fisiológica."

Os efeitos imediatos dessas mentalidades podem ser vistos também nas regiões cerebrais associadas à regulação energética. As pessoas que tomaram uma bebida de baixa caloria rotulada como "guloseima" mostraram uma resposta mais acentuada no hipotálamo, por exemplo, em comparação com as pessoas que receberam uma bebida "saudável". Com efeito, a resposta ao rótulo "guloseima" pareceu muito semelhante à atividade observada quando os participantes realmente beberam um milk-shake de alto teor calórico da marca Ben & Jerry.[19] Com base apenas em informações verbais, ao que parece o cérebro estava ajustando sua previsão de ingestão de energia e gastos – independentemente do conteúdo real do copo.

Pesquisas posteriores revelaram que nossas expectativas em relação aos alimentos podem moldar tudo, desde o movimento da comida no intestino até nossa resposta à insulina. Vejamos um engenhoso estudo realizado por pesquisadores da Universidade Purdue em West Lafayette, Indiana, interessados em entender por que as bebidas açucaradas não saciam nosso apetite. Afinal, uma garrafa de Coca-Cola tem tantas calorias quanto um donut, mas, devido às nossas baixas expectativas, depois de beber o refrigerante ainda sentimos a mesma fome de antes – e não conseguimos compensar a energia ingerida reduzindo nosso consumo no final do dia. Tal qual a capacidade de Henry Molaison de comer uma refeição após a outra sem se saciar, isso era difícil de explicar se acreditarmos que nossa fome surge apenas da detecção química de nutrientes no intestino. Mas os pesquisadores de Purdue suspeitaram que isso se devia a uma suposição generalizada de que os líquidos contêm menos calorias do que os alimentos sólidos e proporcionam menos satisfação – expectativa que influencia diretamente como são digeridos, incluindo a quantidade de tempo que permanecem no intestino.

Em uma vertente do experimento, os participantes receberam uma bebida com sabor de cereja – antes de beberem, os pesquisadores fizeram uma "demonstração" de como a bebida reagiria quando encontrasse o ácido gástrico no sistema digestivo. Alguns participantes viram a bebida se misturar a outro líquido sem mudar de forma, ao passo que outros viram o líquido se solidificar para formar uma massa – processo que tornava o conteúdo de nutrientes parecer mais tangível e substancial. Os efeitos da manipulação ficaram claros nos comentários espontâneos e improvisados dos participantes, que os pesquisadores registraram enquanto realizavam o experimento. Os que acreditavam que a bebida permanecia líquida no estômago relataram sentir muito pouca saciedade com o que haviam acabado de beber ("Passou direto pelo estômago"); já os que acreditavam que o líquido poderia se transformar em sólido se sentiram muito mais cheios. "Parece que engoli uma pedra", disse um deles. "É muito surpreendente, tenho a sensação de ter feito uma refeição farta", disse outro. Um participante relatou sentir-se tão cheio que mal conseguiu terminar o copo.

Crum descobriu também que essas sensações relatadas se refletiam em várias medidas objetivas. Depois de tomar a bebida, os participantes engoliram um rastreador químico que permitiu aos cientistas rastrearem o deslocamento da bebida pelo trato digestivo. Quando os participantes acreditavam que o líquido havia assumido uma forma mais sólida, demorava mais tempo para passar da boca para o intestino grosso. Ao manter a comida no intestino por mais tempo, essa transição mais lenta poderia explicar por que razão os participantes se sentiram mais cheios por mais tempo. Como resultado, os participantes eram menos propensos a fazer um lanche mais tarde, e consumiam cerca de quatrocentas calorias a menos ao longo do dia em comparação com os participantes que acreditavam que a bebida havia permanecido na forma líquida no estômago.[20]

No dia a dia, as características sensoriais de uma bebida – seja ela espessa e cremosa, seja rala como a água – influenciarão essas expectativas de saciedade. Repetidos experimentos revelam que quanto mais viscoso é um líquido, mais esperamos que nos encha e mais acentuada é a resposta fisiológica.[21]

Os cientistas ainda estão tentando entender a verdadeira influência de nossas expectativas na digestão, mas um subestimado estudo realizado na década de 1970 sugere que os efeitos podem influenciar até mesmo a nossa absorção de vitaminas e minerais. Os cientistas em questão estavam examinando a deficiência de ferro na Tailândia, onde essa condição é sabidamente mais preponderante do que em muitos outros países. Nos primeiros experimentos, a fim de fornecer o nutriente, os pesquisadores utilizaram uma típica refeição tailandesa, mas toda picada em pedacinhos muito pequenos, e constataram que a absorção foi muito menor do que o esperado, levando-se em conta os níveis de ferro que os participantes receberam; simplesmente não parecia plausível que o corpo deles pudesse absorver uma quantidade tão pequena dos nutrientes da refeição, a menos que houvesse um grave problema de saúde, que por sua vez teria levado a uma anemia muito pior do que a que realmente os acometia. Isso instigou os pesquisadores a conjecturar se a apresentação da refeição – na forma de um mingau relativamente pouco apetitoso – teria distorcido os resultados. A comida, afinal de contas, fazia lembrar o tipo de papinha que serviríamos para bebês em fase de desmame, o que estava longe de ser o tipo de prato que encheria de alegria os olhos da maioria dos adultos.

Para testar essa hipótese, os pesquisadores decidiram comparar diretamente duas formas de refeição – um tradicional curry de vegetais tailandês e uma versão "homogeneizada", que passava por um processador. Os resultados foram surpreendentes: em média, os participantes absorveram 70% mais ferro quando a refeição foi apresentada em sua forma tradicional em comparação com a pasta "homogeneizada".[22] A equipe examinou também se o efeito estaria presente em diferentes culturas, então realizaram o mesmo teste em participantes suecos que comeram o estereótipo de uma refeição ocidental – um bife servido com purê de batatas e vagens. Mais uma vez, a absorção de ferro foi muito maior quando o alimento era servido como uma refeição reconhecível, em comparação com a papinha.[23]

Nesses experimentos, a apresentação da comida – e as consequentes atitudes dos participantes em relação a ela – alterava profundamente seus efeitos sobre o corpo. Quando a comida chega de forma pouco familiar ou apetitosa, não temos mais expectativas de satisfação e prazer, o que pode ter um efeito imediato na liberação de sucos digestivos que nos ajudam a tirar proveito de sua gostosura.

Muitas pessoas – incluindo os autoproclamados gurus da dieta – veem a alimentação como um processo puramente químico, como se estivéssemos apenas colocando combustível em uma fornalha. Mas todos esses experimentos mostram que o mesmo alimento pode tanto ser nutritivo e saciante quanto frustrante e vazio do ponto de vista nutritivo – em grande medida por causa das memórias do que comemos, nossas impressões sobre o que a comida contém e os significados que a ela atribuímos.

■ REFEIÇÕES TEMPERADAS COM SIGNIFICADO

Examinando a história dessas ideias, mais uma vez fiquei surpreso com o fato de a ciência convencional ter demorado tanto tempo para investigar o papel da expectativa na dieta e na nutrição. Mais de um século atrás, o cientista russo Ivan Pavlov descobriu que poderia treinar cães para associar comida a certos sinais, como uma buzina, um apito ou uma luz piscante (aparentemente, é um mito que ele algum dia tenha usado um sininho[24]). Por fim, a deixa foi suficiente para fazer os cães salivar mesmo sem a presença de comida, com a liberação de enzimas na boca que davam início à quebra do alimento em seus nutrientes absorvíveis. Esse é um efeito da expectativa dos mais básicos, mas poucos cientistas deram prosseguimento ao trabalho de Pavlov a fim de se aprofundar em como nosso pensamento mais amplo sobre comida pode influenciar a digestão.

Algumas pistas sobre o efeito que nosso cérebro exerce sobre o apetite e a digestão surgiram até mesmo nos estudos do efeito placebo na medicina. Pacientes com obesidade grave levados a acreditar que foram submetidos a uma cirurgia bariátrica – a redução do estômago com cortes ou grampos ou a colocação de um balão intragástrico – muitas vezes sentem redução do apetite e substancial perda de peso, mesmo que na verdade tenham recebido um tratamento simulado; no geral, relatam cerca de 70% dos benefícios observados pelas pessoas que se submetem à operação real.[25] As pesquisas sobre a saciedade esperada e seus efeitos fisiológicos proporcionam uma extensão muito natural dessas descobertas, mas levou décadas para os cientistas fazerem a conexão. Em retrospecto, parece uma tolice ter ignorado os elementos intelectuais, emocionais e culturais do que comemos, focando exclusivamente o conteúdo nutricional bruto dos alimentos.

Essa demora acarretou uma grande perda para a saúde mundial, pois a compreensão do papel da expectativa pode oferecer novas ferramentas interessantes em nossa luta contra a obesidade, que atualmente afeta 13% dos adultos em todo o mundo.[26] Embora muitas autoridades de saúde continuem a lançar campanhas para promover uma alimentação saudável, falham no que diz respeito a levar em consideração como as crenças e convicções das pessoas sobre alimentação e nutrição podem estar sabotando suas tentativas de perder peso.

Você mesmo pode fazer um teste. Em cada um dos seguintes pares de alimentos, o primeiro item contém mais, menos ou aproximadamente a mesma quantidade de calorias que o segundo item?

Um hambúrguer comum do McDonald's   *240 gramas de bacalhau grelhado*
Uma xícara de iogurte desnatado   *⅔ de uma xícara de sorvete*
Uma banana   *4 Hershey's kisses de chocolate ao leite*

Na realidade, o conteúdo calórico é mais ou menos igual, mas a maioria das pessoas acredita que o hambúrguer, o sorvete e os chocolatinhos são muito mais calóricos do que a banana, o iogurte desnatado e o bacalhau grelhado – o que superestima e subestima o verdadeiro conteúdo da comida em até 50%. E esses erros representam uma diferença real no peso das pessoas; quanto maior a incompatibilidade em suas estimativas, mais pesadas as pessoas são.[27]

Quando examinaram nossas associações com diferentes produtos, os pesquisadores descobriram que as pessoas são mais propensas a vincular alimentos como brócolis ou salmão a palavras e expressões como "com fome" ou "faminto" – associações que devem reduzir a saciedade esperada e aumentar sua fome depois.[28] Enquanto isso, os experimentos pediram aos participantes que avaliassem, atribuindo-lhes uma pontuação, declarações como as seguintes:

> Em uma escala de 1 (discordo totalmente) a 5 (concordo totalmente), você acha que:
> - Geralmente há uma compensação entre saudabilidade e sabor dos alimentos
> - É impossível tornar a comida mais saudável sem sacrificar o sabor
> - As coisas que são boas para mim raramente são gostosas

Os pesquisadores constataram, então, uma clara correlação entre as respostas a essas afirmações e a propensão das pessoas ao ganho de peso: quanto maior a pontuação de uma pessoa (ou seja, quanto mais veemente o seu grau de concordância com essas três afirmações), maior é o Índice de Massa Corporal (IMC), medida de peso em relação à altura que é um dos melhores indicadores de acúmulo de gordura não saudável.[29]

No passado, poderíamos imaginar que essas pessoas tinham baixo autocontrole – simplesmente não queriam abrir mão do prazer momentâneo da comida –, mas as pesquisas sobre o efeito da expectativa sugerem que a verdade é mais complicada.[30] Imagine que você visita um médico e, na consulta, ele lhe diz que você corre o risco de se tornar obeso. Você pode responder com boas intenções e comprar um bocado de alimentos de baixa caloria, mas a própria ideia de que eles são "saudáveis" – com todas as conotações que essa palavra carrega – causará em você sentimentos de privação, com efeitos diretos em sua fisiologia. Após cada refeição, seu corpo pode ter níveis mais altos de grelina, o "hormônio da fome", e seu intestino pode até esvaziar seu conteúdo mais rapidamente, o que significa que você se sentirá mais faminto e seus desejos serão ainda mais intensos. A crença de que fazer dieta é algo inerentemente árduo terá se tornado uma profecia autorrealizável. Ao enfrentar esse tipo de dificuldade, não surpreende que até mesmo um indivíduo com a mais ferrenha força de vontade possa pelejar para implementar uma mudança duradoura em sua alimentação.

Em breve explicarei de que modo podemos superar individualmente esses desafios. No entanto, perdura o fato de que nosso ambiente nos leva constantemente a fazer essas suposições, e precisamos aprender a identificar as mensagens que estão criando a mentalidade de privação, incluindo o marketing de alimentos, que continua a reforçar a crença de que alimentos saudáveis estão inerentemente fadados a proporcionar menos satisfação.

Em 2019, Alia Crum analisou os cardápios de 26 redes de restaurantes norte-americanas que oferecem opções de "alimentação saudável" e examinou as palavras que elas empregam para descrever diferentes tipos de alimentos. Ela constatou que os termos para anunciar as ofertas padrão eram muito mais propensos a incluir vocabulário sugestivo de emoções de prazer ("louco", "divertido"), vício ("perigoso", "pecaminoso") e prazer permissivo ("êxtase", "suculento", "de dar água na boca"), bem como as sensações de textura ("crocante", "cremoso", "pegajoso") e sabor ("picante", "saboroso") – todos os quais devem insinuar uma experiência de satisfação. Os alimentos saudáveis, por outro lado, contrastavam e eram muito mais propensos a conter palavras que evocavam simplicidade ("puro", "leve"), magreza ("light", "delícia de magreza") e privação ("sem gordura", "baixo teor de carboidratos"). Em outras palavras, essas descrições informam tudo o que os alimentos não são, estabelecendo exatamente o tipo de mentalidade de privação que amplificará a fome da pessoa e a enviará direto para o pote de biscoitos algumas horas depois.[31]

Os cardápios dos restaurantes – e os textos sobre alimentos em geral – não precisam ser assim. Crum e seus colegas apontam que seria bem fácil apimentar as descrições de pratos à base de legumes e verduras, digamos, com descrições sensuais e emotivas a evocar satisfação e prazer: "batata-doce picante com gengibre e açafrão", "vagens adocicado e fumegante e chalotas crocantes" e "bocadinhos de abobrinha caramelizada assados lentamente" no lugar de "batata-doce sem colesterol", "vagens light com baixo teor de carboidratos" e "opção mais leve de abobrinha". Essa alteração não apenas torna os vegetais mais apetitosos – aumentando o consumo em 29%, de acordo com um dos estudos de Crum –, mas também deve ajudar a garantir que o comensal fique menos propenso a "beliscar" depois.[32] Pesquisadores da Universidade de Bristol descobriram que simplesmente adicionar as palavras "mais satisfeito por mais tempo" a um pote de iogurte aumentou de maneira significativa a saciedade das pessoas até três horas depois de consumi-lo.[33]

À medida que os pesquisadores continuam a investigar em detalhes como nossas expectativas afetam a digestão, será especialmente relevante reconhecer a importância de fatores como a pobreza, que também podem mudar como percebemos certos alimentos. O baixo status socioeconômico é um conhecido fator de risco para a obesidade, e há muitas explicações possíveis para isso: o custo relativamente alto de produtos frescos em comparação com alimentos ultraprocessados de conveniência; a falta de tempo para preparar refeições nutritivas; e a falta de acesso a serviços de saúde e outras formas de instrução e apoio para orientar as pessoas quanto à perda de peso. Mas estudos recentes em Cingapura sugerem que um efeito da expectativa, decorrente do sentimento de insegurança financeira, também pode desempenhar um papel significativo. Quando as pessoas estão inclinadas a se sentirem mais pobres e menos seguras, tendem a comer petiscos mais doces e a optar por porções maiores.[34] E isso parece corresponder a mudanças observáveis na resposta hormonal do corpo e do cérebro à comida.

No estudo, primeiro os cientistas pediram aos participantes que preenchessem o formulário de um teste de aptidão, que em tese poderia prever seu sucesso profissional e renda futuros. A bem da verdade, o feedback era falso – todas as pessoas foram informadas de que, de acordo com sua pontuação, ficaram entre os 19% na parte de baixo da classificação, posição de inferioridade que os deixou com medo, pois enfrentariam imensas dificuldades na competitiva sociedade de Cingapura. Para destacar e ampliar essas preocupações, os pesquisadores apresentaram aos participantes a imagem de uma escada, que, segundo eles, representava a estrutura social do país. A tarefa dos entrevistados era decidir que lugar julgavam ocupar na escada e se comparar com as pessoas no topo. A instrução dos pesquisadores foi: "Pense em como as DIFERENÇAS ENTRE VOCÊS podem afetar os assuntos sobre os quais vocês conversariam, de que forma essa interação provavelmente ocorreria e o que você e seu interlocutor diriam um ao outro". Concluída a tarefa, os participantes recebiam um milk-shake; em intervalos regulares antes e depois, exames de sangue foram feitos.

Os resultados se mostraram muito semelhantes aos efeitos observados no estudo original de Crum sobre o rótulo dos alimentos – a diferença foi que aqui, os sentimentos de insegurança social e financeira das pessoas é que incutiram nos participantes uma sensação de privação, que, por sua vez influenciou sua resposta hormonal. Os participantes que, por causa do falso feedback no teste de aptidão colocaram-se no nível mais baixo da escala social de Cingapura, tendiam a apresentar níveis mais altos de grelina quando recebiam o milk-shake e, como resultado, sentiam-se menos satisfeitos. O corpo dessas pessoas parecia estar disposto a começar a se alimentar e armazenar gordura.[35] Os participantes foram entrevistados e avaliados após o experimento, então não deveriam ter sofrido nenhum efeito de longo prazo, mas, se a pessoa vive com sentimentos semelhantes de vulnerabilidade por anos a fio, essa resposta hormonal alterada pode levá-la lentamente à obesidade, mesmo que suas escolhas alimentares sejam mais ou menos saudáveis.

Em nosso passado evolutivo, isso teria sido uma resposta adaptativa sensata às dificuldades: se temos que nos preocupar com nossos recursos no futuro, precisamos fazer questão de aproveitar ao máximo o que temos hoje, por isso faz sentido comer mais enquanto podemos e desacelerar nosso metabolismo a fim de acumular algumas reservas. Respostas semelhantes podem ser vistas entre outros animais sociais: os que estão na extremidade inferior da hierarquia de um grupo tendem a comer mais quando surge a oportunidade e a queimar energia com menos rapidez, permitindo-lhes acumular reservas de gordura caso acabem enfrentando escassez no futuro. Outrora, isso nos teria protegido em nossa vulnerabilidade, mas na sociedade "obesogênica" de hoje – em que alimentos com alto teor calórico são relativamente baratos e prontamente disponíveis –, é mais provável que essas respostas resultem em uma saúde pior.

■ A MENTALIDADE DO PRAZER

Se temos o intuito de mudar nossa dieta, de que modo podemos aplicar essas descobertas? Embora as novas pesquisas não se prestem a nenhum plano de dieta específico, muitos regimes envolvem alguma forma de restrição calórica, e vários princípios psicológicos podem facilitar esse processo, refreando os desejos e garantindo que você obtenha mais prazer e satisfação com sua comida.

O passo mais óbvio é tentar evitar calorias líquidas em bebidas açucaradas. Como vimos ao longo deste capítulo, o nível de saciedade esperado da maioria das bebidas é muito baixo, o que significa que é improvável que reduzam a investida de desejos e vontades posteriores. Quando estou tentando perder peso, tento evitar até mesmo sucos e smoothies, pois essas bebidas me saciam menos do que alimentos sólidos. Se você não consegue viver sem elas, pelo menos tente prepará-las você mesmo em vez de comprar a versão engarrafada e pronta, porque assim você estará mais ciente dos sólidos que foram utilizados para fabricá-las. As pesquisas sugerem que essa medida simples pode ter um efeito significativo em sua saciedade geral.[36]

Seja especialmente cauteloso com as bebidas esportivas com alto teor de açúcar. De acordo com um estudo, um único shake pode conter 1.200 calorias – cerca de metade da ingestão diária recomendada para um adulto médio.[37] Além de sua forma líquida, o fato de ser rotulado como "saudável" criará a expectativa de menor saciedade, o que resultará em petiscos maiores mais tarde.[38] Isso não é necessariamente um problema se você estiver apenas procurando um rápido impulso de energia para substituir as calorias queimadas na prática esportiva – mas pode levar a uma supercompensação e, se sua motivação principal for perder peso, talvez você prefira encontrar uma maneira mais saciante de se reanimar.

Em segundo lugar, você deve maximizar o prazer que sente na comida. Em uma dieta, pode ser tentador fazer refeições insípidas e esquecíveis, quase como um ato de penitência, mas pesquisas recentes sugerem que sabor e textura são especialmente importantes durante a perda de peso, pois ajudam a criar a sensação de ceder a um desejo, o que aumenta a saciedade e turbina nossa resposta hormonal aos alimentos. Por isso, procuro opções mais picantes e fogosas (como o espaguete a putanesca já mencionado) e aproveite ao máximo ingredientes com alto teor de umami, a exemplo de anchovas ou queijo parmesão. O pequeno número de calorias que adicionamos a essa refeição é mais do que compensado pela maior saciedade que experimentamos mais tarde, o que, por sua vez, reduz os petiscos subsequentes. De acordo com essa pesquisa, a pior coisa que podemos fazer é comer algo depressivamente insípido que nos deixe com uma sensação de privação.[39]

Cultivar um senso de satisfação é importante sobretudo nos momentos em que saboreamos uma inevitável guloseima. Embora possa haver a tentação de chafurdar na culpa depois de comermos bolo ou sorvete, as pesquisas mostram que em vez disso devemos aproveitar ao máximo a experiência. Afinal, "beliscar" um lanchinho não deve ser motivo para jogar fora todas as nossas boas intenções; com a mentalidade certa, podemos dar um jeito para que o petisco nos dê a sensação de estarmos cheios, preparando nosso corpo para queimar a energia que ingerimos.

Se parece difícil acreditar nisso, tenha em mente em um estudo que durante três meses acompanhou 131 pessoas em dieta. Os participantes que associaram guloseimas como bolo a "culpa" tenderam a ganhar peso durante esse período, ao passo que os participantes que associaram bolo a "comemoração" avançaram em direção a suas metas de emagrecimento.[40] Está na moda rotular certos alimentos como "pecaminosos" ou "tóxicos", mas estudos de psicologia mostram que devemos evitar julgamentos de valor tão severos se quisermos fazer mudanças reais em nosso comportamento alimentar.

Podemos amplificar esses efeitos alterando a maneira de encarar a comida antes, durante e depois de comer – a começar com um intensificado senso de expectativa acerca do que estamos prestes a saborear. Em um estudo franco-canadense de 2016, os pesquisadores primeiro incentivaram os participantes a imaginar em detalhes o sabor, o cheiro e a textura de vários doces. Em seguida pediram aos participantes que indicassem a porção desejada de um bolo de chocolate de aparência deliciosa. Seria de se esperar que o exercício anterior tivesse aumentado sua volúpia por comida, levando-os a optar por uma fatia maior. Mas a maioria dos participantes mostrou exatamente a reação oposta, optando por uma porção menor do que aqueles que não foram instruídos a pensar nas qualidades sensoriais. Ao pensar com mais cuidado sobre os prazeres de comer, eles reconheceram que poderiam obter toda a satisfação desejada com menos bocados.[41] Os resultados condizem com outro experimento, em que se pediu aos participantes que se visualizassem comendo confeitos M&Ms ou queijo antes de serem apresentados ao produto real. Depois, comeram porções substancialmente menores dos lanches em comparação com os participantes que haviam imaginado outra atividade.[42] Com uma pequena porção de expectativa sobre o que estamos comendo, parece que podemos tornar cada mordida mais potente.[43]

Por fim, devemos evitar distrações enquanto comemos, e é imperativo saborearmos cada garfada. É um clichê, mas comer devagar, mastigando com atenção, deixa a pessoa mais satisfeita, pois aumenta a experiência "oral-sensorial" do que está comendo, o que pode desencadear uma maior reação hormonal à comida.[44] E, depois, na medida do possível, faça questão de se lembrar do que você comeu. Sempre que se sentir tentado a "beliscar" de forma desatenta um petisco qualquer, pense na refeição anterior e tente recriar a memória de tê-la comido; à medida que você faz sua máquina de previsão se lembrar de incorporar essas calorias a suas projeções de balanço energético, descobre que está com menos fome do que supunha.

Não espere milagres. Ninguém consegue transformar uma folha de alface em um banquete só com o poder da mente, e parece bastante improvável que uma dieta radical se beneficie desses pequenos passos psicológicos. Para regimes mais moderados, no entanto, essas mudanças mentais podem fazer toda a diferença na sua cintura e – o que é tão importante quanto – no seu estado de ânimo. Esteja você perdendo alguns quilos ou simplesmente mantendo seu peso atual, cada refeição deve ser vista como um prazer, a satisfação de um desejo, algo a ser comemorado. Isso beneficiará tanto a sua saúde física quanto a sua saúde mental.

■ SER UM BON VIVANT É TUDO DE BOM E SALVA VIDAS

Ao aplicar esses princípios, os comensais de muitos países bem que poderiam se inspirar na cultura francesa. Embora a crença de que alimentos saudáveis são incapazes de oferecer satisfação pareça ser relativamente comum nos Estados Unidos,[45] essa atitude é menos evidente no Reino Unido e na Austrália,[46] e na França parece ser mais corriqueiro ainda manter a visão diametralmente oposta. Na média, os franceses também são muito mais propensos a "discordar fortemente", por exemplo, da afirmação de que "As coisas que são boas para mim raramente são gostosas", e estudos de laboratório mostraram que rotular um alimento como "saudável" não reduz a satisfação e o prazer dos franceses, ao contrário do que ocorre em outros países ocidentais.[47]

Além de pensar de forma mais positiva sobre os alimentos mais saudáveis, os franceses também tendem a ter poucas conotações negativas em relação a guloseimas e sobremesas. Quando se pediu a franceses que selecionassem uma palavra associada a diferentes alimentos, como no exemplo "Sorvete pertence a qual categoria: delicioso ou engorda?", os franceses tendem a optar pela alternativa mais prazerosa, ao passo que os norte-americanos tendem a escolher a palavra com conotações mais negativas. Também em comparação com os norte-americanos, os franceses são mais propensos a endossar declarações como "Desfrutar da comida é um dos prazeres mais importantes da minha vida".

Haverá variações individuais entre os cidadãos de qualquer país, é claro, e essas atitudes podem mudar com o tempo – mas, de maneira geral, os franceses parecem ter expectativas muito mais positivas acerca dos alimentos que comem e dos efeitos da comida em seu corpo. Os efeitos dessa atitude prazerosa e celebrativa em relação à comida podem ser vistos no tamanho das porções e no tempo que os franceses gastam comendo. Mesmo quando cedem à tentação de comer fast food, os franceses tendem a escolher porções menores – pois sabem que podem obter mais prazer com menos bocados – e levam mais tempo para fazer a refeição, criando uma memória mais detalhada que cria neles a expectativa de que se sentirão saciados por mais tempo.[48] E isso parece fazer uma diferença concreta em seu peso corporal. De acordo com a Organização Mundial da Saúde, o IMC médio na França é de 25,3 – inferior ao de outros países europeus, como a Alemanha (26,3) e significativamente inferior ao da Austrália (27,2), do Reino Unido (27,3) e dos Estados Unidos (28,8).[49]

Além de explicar as divergências de IMC entre as nações, essas atitudes podem nos ajudar a entender as intrigantes diferenças de saúde que não podem ser facilmente explicadas pelo conteúdo nutricional da própria dieta. A dieta francesa típica contém uma proporção maior de gordura saturada de manteiga, queijo, ovos e creme de leite do que uma típica dieta inglesa ou norte-americana, mas os franceses são – de forma impressionante – menos propensos a sofrer de doença cardíaca coronariana do que os cidadãos do Reino Unido ou dos Estados Unidos. Outrora já se atribuiu isso a seus hábitos etílicos, incluindo o consumo moderado de vinho, que contém substâncias químicas antioxidantes e anti-inflamatórias que ajudam a reduzir os danos aos tecidos que surgem com a idade. Na realidade, provavelmente existem muitos fatores diferentes, cada um desempenhando um pequeno papel, incluindo as expectativas de cada cultura em relação a diferentes alimentos e os efeitos desses alimentos em nossa saúde e bem-estar.

Tenha em mente que as pessoas que acreditam ser mais suscetíveis a sofrer um ataque cardíaco têm quatro vezes mais chances de sofrer de doenças cardíacas, mesmo quando se levam em consideração todos os outros fatores. Em países como os Estados Unidos ou o Reino Unido, as mensagens sobre comida parecem estar gerando profecias autorrealizáveis semelhantes. Segundo a conclusão dos autores de um estudo: "Não é absurdo supor que, quando um aspecto importante da vida se torna um agente estressor e uma fonte de preocupação substancial, em vez de um prazer, observam-se os efeitos nos sistemas cardiovascular e imunológico".[50] Graças à sua cultura alimentar mais positiva, no entanto, os franceses parecem menos suscetíveis a essa resposta nocebo. Eles sabem que – com moderação – podem ter a faca e o queijo na mão. Todos nós seríamos mais saudáveis se sentíssemos o mesmo *joie de vivre*, o prazer de viver.

Como pensar sobre... comer

- Evite distrações durante as refeições e preste atenção aos alimentos que está consumindo. Tente cultivar memórias fortes da experiência, o que o ajudará a se sentir – e permanecer – saciado.
- Se você está tentando reduzir os lanchinhos e petiscos, lembre-se do que comeu na última refeição. Você pode

acabar descobrindo que a lembrança ajuda a conter as dores de fome.

- Tenha a clara noção das descrições de alimentos que criam uma sensação de privação. Mesmo que esteja procurando por refeições de baixa caloria, tente encontrar produtos que evoquem uma sensação de satisfação.
- Ao fazer uma dieta, preste atenção especial ao sabor, textura e apresentação dos alimentos – aspectos que aumentarão sua fruição da comida e vão deixá-lo mais satisfeito depois.
- Evite bebidas açucaradas. O corpo tem dificuldade para adaptar sua regulação energética ao alto teor calórico dessas bebidas.
- Desfrute da expectativa da comida. Isso estimulará sua resposta digestiva e o ajudará a se sentir mais satisfeito depois.
- Não se sinta culpado por comer uma guloseima de vez em quando; em vez disso, saboreie o momento de prazer.

CAPÍTULO 7 ━━━━━━━━━━

DESESTRESSAR O ESTRESSE

*Como transformar sentimentos negativos
em vantagem*

No final do século XIX, médicos, políticos e o clero começaram a travar uma guerra contra uma nova e perigosa perversão que ameaçava a saúde do mundo – e seu grito de guerra ainda pode ser ouvido até hoje. O vício não era o ópio nem o absinto, mas a ansiedade. Já em 1872, o *British Medical Journal* observou que a "agitação tensa e apressada destes tempos" estava exaurindo a energia nervosa das pessoas, levando a colapsos mentais e físicos e até mesmo ao aumento de doenças cardíacas. "Esses números", a publicação observou, "são um alerta para que tomemos um pouco mais de cuidado no sentido de não nos matarmos para viver." A revista defendia uma forma de "higiene" mental que eliminava o estresse desnecessário da vida de seus leitores.[1]

Era rotineiro que os médicos prescrevessem a homens e mulheres "curas pelo repouso" e, nos Estados Unidos, os ansiosos perenes podiam até mesmo frequentar os clubes "Não se preocupe", nos quais os membros ofereciam apoio mútuo uns aos outros em sua abstinência de ansiedade. O movimento foi fundado em um pequeno salão privativo na Cidade de Nova York pelo músico e escritor Theodore Seward. Os estadunidenses, argumentou ele, eram "escravos do mau hábito da inquietude", que era o "inimigo que destrói a felicidade": o desassossego precisava ser "atacado" com "esforço resoluto e perseverante".[2]

Seward chegou a declarar que o movimento "Não se preocupe" era uma "emancipação", e ele adorava comparações com o movimento da Lei Seca que então ganhava terreno.[3]

A ideia logo pegou e, no início dos anos 1900, o formidável psicólogo norte-americano William James observou que se estabelecera no país uma espécie de "religião da mente saudável", acompanhada por um "evangelho de relaxamento", com o intuito de afastar a mente de todos os pensamentos e sentimentos negativos, cultivando-se em vez disso a felicidade interior. "Em muitos lares proibiram-se as reclamações sobre o clima", ele observou, "e um número cada vez maior de pessoas passou a considerar deselegante falar de situações desagradáveis."[4] O objetivo, disse ele, era "agir e falar como se a alegria já estivesse instalada de antemão".[5]

Uma enxurrada constante de pesquisas médicas parecia confirmar os perigos da ansiedade e, na década de 1980, elas já eram consideradas verdades inquestionáveis, gerando ampla repercussão na mídia. No centro dessas pesquisas estava a ideia de que nossa resposta evoluída ao estresse, adequada ao perigo concreto dos predadores na natureza selvagem, entrava em sobrecarga e em estado de saturação máxima tão logo nos deparávamos com a menor dificuldade – desencadeando uma intensa resposta do tipo "lutar-ou-fugir". "O tigre dente-de-sabre já há muito foi extinto, mas a selva moderna não é menos perigosa. A sensação de pânico decorrente de um prazo no trabalho, um voo com a conexão muito apertada, um motorista imprudente na traseira do nosso carro são as novas bestas-feras capazes de fazer o coração disparar, os dentes rilharem no limite da tensão, o suor escorrer", declarou uma reportagem de capa da revista *Time* em 1983. "Nosso próprio modo de vida, como vivemos, vem se revelando como a principal causa atual de doenças." Mais uma vez os leitores da revista foram aconselhados a assumir a responsabilidade de pensar por conta própria. "A regra número 1 é: não se preocupe demais com as pequenas coisas. A regra número 2: tudo são pequenas coisas", declarou um cardiologista.[6] No mesmo ano, o termo "stressed out" ("estressado/estressada") entrou no léxico da língua inglesa.[7]

A partir da cobertura da mídia de hoje, pode-se presumir que estamos mais estressados do que nunca. Com frequência nos dizem que até mesmo os pequenos estressores, repetidos à exaustão – a leve irritação com os feeds de mídias sociais, por exemplo –, podem representar um perigo para nossa saúde física e mental, e somos constantemente lembrados das melhores estratégias para aliviar o fardo, desde "diários de gratidão" e aplicativos de atenção plena a "banhos de floresta" em meio à natureza e caríssimos "retiros de desintoxicação digital". Quer gostemos ou não, agora somos todos membros de um clube "Não se preocupe" de escala global.

Mas e se toda a cobertura jornalística, os livros multimilionários, os palestrantes motivacionais e "inspiradores" e até os próprios cientistas entenderam tudo errado? Ninguém quer sentir ansiedade se puder evitar, mas pesquisas recentes mostram que muitas de nossas respostas às emoções são muitas vezes um resultado direto de nossas crenças e convicções. Ao demonizar sentimentos desagradáveis, mas inevitáveis, criamos um potente nocebo da vida moderna. Uma avaliação desses efeitos da expectativa pode transformar nosso enfoque de toda uma gama de experiências, do esgotamento à insônia, e pode inclusive nos ajudar a redefinir a busca pela própria felicidade.

■ ESTRESSE EM CASCATA

Para entender a concepção tradicional da ansiedade e por que ela está errada, devemos em primeiro lugar conhecer um cientista húngaro-canadense chamado Hans Selye, cuja pioneira pesquisa no auge da Grande Depressão forneceu algumas das primeiras evidências claras acerca dos perigos do estresse. Como tantas grandes descobertas, a pesquisa de Selye começou por engano. Sua tarefa primordial era identificar os hormônios sexuais femininos e mapear seus efeitos em ratos de laboratório, mas ele topou com uma barreira quando descobriu que os ratos muitas vezes adoeciam de maneiras que simplesmente não faziam sentido, levando-se em conta os produtos químicos que injetava nos roedores. De início, Selye temeu que seus experimentos estivessem contaminados, até que começou a notar que os ratos apresentavam uma doença muito semelhante à resposta a uma gama de outros experimentos: quando eram submetidos a uma operação, colocados no frio ou no calor, ou se eram forçados a se exercitar por muito tempo em suas rodinhas de corrida. Como é que circunstâncias tão diferentes poderiam levar à mesma doença? Tomando de empréstimo um termo da mecânica, Selye começou a suspeitar que o "estresse" geral de todos esses experimentos estava deixando os ratos doentes, colocando-os em um estado de alerta que mais cedo ou mais tarde acabava em exaustão e doença.

Anos de pesquisas subsequentes detalharam a "cascata de estresse", uma espécie de reação fisiológica em cadeia que cria o estado de alerta e que lentamente aumenta o desgaste do corpo. Começa no cérebro, com duas pequenas massas de matéria cinzenta chamadas amígdalas, que leem informações de todos os sentidos e processam seu conteúdo emocional. Quando identificam uma ameaça – a aproximação de um predador, por exemplo –, as amígdalas enviam sinais para o hipotálamo, o mesmo centro de comando que monitora e controla nosso balanço energético e regula muitos outros elementos do estado fisiológico do corpo. Por fim a mensagem chega às glândulas adrenais, que começam a bombear epinefrina (adrenalina), hormônio que tem efeitos generalizados no corpo.

As consequências mais imediatas da liberação de epinefrina podem ser sentidas no sistema circulatório. O coração bate mais rápido, mas os vasos sanguíneos nas mãos, nos pés e na cabeça se contraem – resposta que evitará a perda de sangue se você se machucar. Sua respiração ficará rápida e superficial para fornecer oxigênio, e você sentirá uma descarga de açúcar, pois o hormônio libera a glicose armazenada em órgãos como o fígado. Para assegurar que a energia chegue aos seus músculos, o hormônio interrompe a digestão e outras atividades.[8] Sua mente, nesse ínterim, está preparada para se concentrar exclusivamente na ameaça percebida e em quaisquer outros perigos em seu ambiente. Essa é a resposta do tipo "lutar-ou-fugir", uma adaptação perfeita a ameaças imediatas como um ataque físico.

Se a ameaça diminuir – se o predador passar e for embora, por exemplo –, a epinefrina diminuirá e você poderá retornar rapidamente a um estado mais tranquilo. Mas se você continuar a sentir perigo, então se segue uma segunda onda de reações hormonais, incluindo a liberação de cortisol, hormônio que mantém o cérebro e o corpo em alerta máximo a médio e longo prazo.

Acreditava-se que era essa manutenção da agitação mental e fisiológica – ao longo de dias, semanas ou meses – o fator responsável pela exaustão e a doença que Selye observou em seus ratos de laboratório, e que também causava doenças em humanos. A pulsação acelerada e os vasos sanguíneos contraídos colocam pressão extra no sistema cardiovascular. As contínuas flutuações do cortisol enfraquecem ou estancam a liberação de hormônios "anabólicos" benéficos que contribuem para o reparo do tecido. Essas alterações hormonais prolongadas também podem contribuir para a inflamação crônica de baixo nível, capaz de danificar as paredes das artérias e os tecidos das articulações. A hipervigilância da mente, por sua vez, reduz o desempenho cognitivo geral, uma vez que ela está dedicando mais recursos para lidar com a ameaça em vez de se debruçar sobre maneiras novas e empolgantes de resolver problemas.

De acordo com Selye, agentes estressores modernos, como a competição no mercado profissional, longos trajetos de ida e volta para o trabalho e compromissos sociais frenéticos, nos colocam nesse estado crônico de agitação, e o resultado é a maior vulnerabilidade a uma série de doenças (de artrite a insuficiência cardíaca), tormento que começou a assolar as pessoas nos países industrializados. Essas "doenças da civilização", declarou Selye, eram "o preço que devemos pagar por pessoas bem-sucedidas e afeitas ao trabalho árduo sujeitas a sofrimento mental". As investigações de Selye sobre a resposta ao estresse tiveram uma influência tão grande que por dezessete vezes ele foi indicado ao Prêmio Nobel de Medicina, e muitos outros continuariam a investigar essa veia muito depois de sua morte em 1982.[9]

Desde o início, no entanto, havia motivos para duvidar das afirmações feitas com relação ao estresse. Os animais utilizados como sujeitos de pesquisa em muitos dos experimentos – incluindo os primeiros estudos de Selye – foram todos colocados sob extrema tensão, o que gerava uma espécie de pânico cego. Isso é conveniente para identificar em laboratório mudanças fisiológicas gritantes, mas não necessariamente reflete as pressões leves pelas quais a maioria de nós é submetida. Os estudos em humanos, por sua vez, negligenciavam a ideia de cogitar se as expectativas das pessoas poderiam estar determinando suas respostas ao estresse. Se pensarmos na existência dos clubes "Não se preocupe" já no final do século XIX, fica claro que nossa cultura há muito acredita que a ansiedade e a tensão nervosa são perigosas – sobretudo as tensões decorrentes da industrialização e urbanização. Por causa da conexão mente-corpo, essa atitude pode moldar as respostas reais das pessoas a eventos complicados e instigantes, criando uma profecia autorrealizável que talvez tenha distorcido muitas das descobertas científicas iniciais. Se isso estiver correto, deve ser possível mudar a resposta ao estresse de uma pessoa simplesmente modificando essas crenças e convicções.

■ FIQUE ESTRESSADO E CRESÇA

Desde o final dos anos 2000, Jeremy Jamieson, psicólogo da Universidade de Rochester, no estado de Nova York, está na vanguarda da pesquisa científica que investiga essa tentadora possibilidade. Seu interesse pelas maneiras de enquadrar a ansiedade surgiu de suas experiências como atleta nos tempos de estudante. Ele notou que alguns colegas de time costumavam ficar empolgados e animadíssimos antes de um jogo e ao mesmo tempo nervosos e "surtados" antes de uma prova da faculdade. Ambas eram situações de alto risco – então por que o estresse potencial era tão útil em um contexto e prejudicial em outro?

As suspeitas de Jamieson recaíram sobre como as pessoas avaliavam os diferentes eventos. No campo esportivo, os atletas interpretavam seus nervos à flor da pele como um sinal de energia, mas na sala de aula, no dia da prova, as mesmas sensações eram vistas como um sinal de iminente fracasso. Essas expectativas podem se tornar profecias autorrealizáveis, moldando as respostas do cérebro e do corpo ao estresse. Em um experimento inicial para investigar essa ideia, Jamieson recrutou sessenta alunos que planejavam fazer a Avaliação de Registros Acadêmicos (GRE, na sigla em inglês), teste padronizado que geralmente é exigido como critério de admissão em cursos de pós-graduação nos Estados Unidos e no Canadá. Antes de fazer uma prova prática no laboratório, metade dos participantes recebeu as seguintes informações:

As pessoas acham que sentir ansiedade ao fazer um teste padronizado resultará em um desempenho ruim na prova. No entanto, pesquisas recentes sugerem que o nervosismo não prejudica a performance nesses testes e pode até ajudar no desempenho – na verdade, as pessoas que se sentem ansiosas durante um teste podem se sair melhor. Isso significa que você não precisa se preocupar caso sinta ansiedade durante o teste GRE de hoje. Se você se sentir aflito, simplesmente lembre-se de que seu nervosismo pode estar ajudando você a se sair bem.

Essa pequena orientação – uma instrução simples que leva menos de um minuto para ser lida – não apenas melhorou as notas dos alunos no exame simulado, mas também o desempenho desses participantes no teste real alguns meses depois. As diferenças foram notáveis sobretudo na seção de questões de matemática, provavelmente a que mais causa medo e pavor entre os participantes (hoje a chamada "ansiedade à matemática" é considerada um problema de saúde real e muito comum).[10] A pontuação média do grupo de controle foi 706, ao passo que aqueles que aprenderam a ver seus sentimentos de ansiedade como uma fonte de energia chegaram a 770.

Foi uma melhoria espantosa para uma intervenção tão breve e simples, e poderia facilmente influenciar as chances de alguém ser admitido na universidade de sua escolha.[11] Em poucas frases, Jamieson conseguiu mudar a mentalidade dos alunos para o ponto de vista empolgado e energizado de seus companheiros de equipe esportiva e longe dos medos que normalmente os debilitavam – com efeitos imediatos e duradouros em seu desempenho.

Estudos de acompanhamento examinaram se uma reavaliação da ansiedade também poderia alterar as respostas biológicas das pessoas, mitigando potencialmente alguns dos danos de longo prazo sobre os quais Selye e outros haviam alertado. Assim como os participantes do primeiro experimento, alguns dos sujeitos da nova pesquisa foram lembrados de que sinais de agitação fisiológica (por exemplo, batimentos cardíacos acelerados ou sensação de falta de ar), que em geral associamos à ansiedade, não são necessariamente prejudiciais, mas a resposta natural do corpo ao problema ou à dificuldade, e de que a intensificação do estado de alerta poderia na verdade melhorar o desempenho. Aos participantes do grupo de controle, em contrapartida, solicitou-se que ignorassem os sentimentos e "os tirassem da cabeça", concentrando sua atenção em um ponto específico da sala.

Depois de lerem essas instruções, os participantes foram submetidos a uma tarefa exaustiva, conhecida como Teste de Estresse Social de Trier, concebido para provocar ansiedade elevada: primeiro tiveram que fazer uma breve apresentação sobre seus pontos fortes e fracos – o que aumentou a sensação de vulnerabilidade –, seguida de um teste de aritmética mental improvisado. Para tornar a tarefa ainda mais difícil, os juízes incumbidos de avaliar o desempenho dos participantes foram instruídos a adotar uma linguagem corporal negativa, com braços cruzados e rostos carrancudos, o que significava que os participantes careciam de qualquer feedback encorajador que pudesse acalmar seus nervos. Durante todo o tempo, os cientistas monitoraram como o corpo de cada participante respondia à ansiedade.

O grupo de controle mostrou todos os sinais esperados da clássica cascata de estresse: o coração estava acelerado, mas os vasos periféricos se contraíram, canalizando o sangue para o centro do corpo. Embora não corressem perigo físico, reagiam como se o corpo se preparasse para um ferimento. As pessoas que reenquadraram seus sentimentos de ansiedade, no entanto, mostraram uma resposta muito mais saudável. Logicamente não estavam "relaxadas" – o coração ainda estava acelerado, porém funcionando com mais eficiência, com vasos mais dilatados que permitiam que o sangue fluísse por todo o corpo. Isso é muito semelhante ao que acontece quando realizamos exercícios físicos; o corpo se energiza sem sobrecarregar o sistema cardiovascular.[12] Isso permite ainda que mais sangue chegue ao cérebro, fornecendo o impulso cognitivo que Jamieson vira também nos resultados da Avaliação de Registros Acadêmicos (GRE). A distração não funcionou, mas o reenquadramento sim.[13]

Novas evidências sugerem que nossas expectativas podem influenciar até mesmo a resposta hormonal ao estresse. Quando se ensina às pessoas que o estresse pode melhorar seu desempenho e contribuir para o crescimento pessoal, elas tendem a mostrar flutuações mais suaves no cortisol – apenas o suficiente para mantê-las mais alertas, sem colocá-las em um estado duradouro de medo.[14] Elas sentem também um aumento mais acentuado nos hormônios "anabólicos" benéficos, como sulfato de desidroepiandrosterona (DHEA-S) e testosterona, que podem ajudar no crescimento e reparo dos tecidos do corpo; entre as pessoas que veem o estresse como algo perigoso ou debilitante, quase não há mudança nenhuma.[15] São as proporções relativas de todos esses hormônios que de fato determinam quanto desgaste o corpo sofrerá com um acontecimento estressante – e quando as pessoas reavaliam os efeitos do estresse, atingem um equilíbrio muito mais saudável, como se enfrentassem um desafio físico realizável, em vez de uma grave ameaça existencial.

Por que a reavaliação tem esse poder? Para pesquisadores como Jamieson, tudo se resume às previsões do cérebro, que sopesa nossos recursos mentais e físicos em relação às demandas da tarefa para planejar a resposta mais apropriada. Se você vê sua ansiedade como um fator debilitante e redutor do desempenho, reforça a expectativa de que já está em desvantagem e que vai fracassar – e o cérebro responde como se estivesse enfrentando uma ameaça: prepara o corpo para o perigo e o potencial ferimento. Mas, se você vê os batimentos cardíacos acelerados como um sinal de energia para um evento importante e potencialmente recompensador, reafirma a ideia de que tem tudo de que precisa para prosperar. "A resposta ao estresse, em vez de se tornar uma coisa a ser evitada, na verdade se torna um recurso", afirmou Jamieson. O cérebro pode, portanto, concentrar-se na tarefa à mão sem estar alerta para todas as ameaças possíveis, ao passo que o corpo pode se preparar para executar a tarefa em sua capacidade máxima, e potencialmente crescer com a experiência, sem o risco de ser ferido.[16] Depois, o corpo pode retornar com mais rapidez a todas as outras atividades úteis, como a digestão, que normalmente realiza durante os períodos de descanso.

Além de levar a essas mudanças fisiológicas, as atitudes em relação ao estresse também podem transformar o comportamento e a percepção de maneiras bastante profundas. Quando se veem diante de um desafio difícil, as pessoas que encaram o estresse como um reforço tendem a se concentrar mais nos elementos positivos de uma cena (rostos sorridentes em uma sala lotada, por exemplo) em vez de insistir em possíveis sinais de ameaça ou hostilidade. Elas também se tornam mais proativas – deliberadamente buscam feedback e procuram maneiras construtivas de lidar com os problemas, em vez de tentar se esconder dos problemas em questão. Elas demonstram inclusive mais criatividade. Todas essas mudanças significam que essas pessoas estão mais bem aparelhadas no sentido de encontrar soluções permanentes para os desafios que, para começo de conversa, estavam causando o sofrimento ou perigo.[17]

Hoje sabemos que nossas atitudes em relação ao estresse podem ter um impacto significativo em todos os tipos de situação. A reavaliação dos sentimentos de ansiedade melhorou o desempenho das pessoas em negociações salariais,[18] por exemplo, ao passo que os membros dos SEALs (força de elite especial da Marinha dos Estados Unidos) com uma atitude positiva em relação ao estresse de seu trabalho mostraram maior persistência e performance mais destacada no treinamento.[19] Provou-se que a mudança de mentalidade melhora também as experiências de pessoas com diagnóstico de distúrbios crônicos, como transtorno de ansiedade social, ajudando-as a lidar de forma mais construtiva com seus medos de julgamento social. A equipe de Jamieson pediu a indivíduos com dificuldade de interagir no meio social que se submetessem ao Teste de Estresse Social de Trier. Ao reavaliar seus sentimentos, os participantes puderam fazer sua apresentação com menos sinais visíveis de ansiedade – menos inquietos, eles se remexeram menos e fizeram mais contato visual e mais gestos com as mãos abertas e usaram mais linguagem corporal.[20]

Embora muitos experimentos tenham examinado os benefícios em períodos relativamente curtos, estudos longitudinais sugerem que essas atitudes também podem ter um impacto significativo na saúde a longo prazo. Uma investigação junto a médicos e professores alemães, por exemplo, constatou que as atitudes das pessoas em relação à ansiedade podem prever seu bem-estar psicológico geral ao longo de um período de um ano. Os indivíduos que viam a ansiedade como uma fonte de energia – concordando com declarações como "Sentir-me um pouco ansioso me torna mais ativo na resolução de problemas" – eram muito menos propensos a sofrer de exaustão emocional do que aqueles que viam a ansiedade como um sinal de fraqueza ou uma ameaça ao seu desempenho.[21]

Nossas expectativas podem até anular a suposta ligação entre estresse e doenças cardíacas, uma das mensagens mais persistentes e alarmantes sobre a ansiedade. Um estudo longitudinal de oito anos de duração com mais de 28 mil pessoas, por exemplo, descobriu que altos níveis de ansiedade e tensão mental realmente levaram a um aumento de 43% na mortalidade – mas apenas se os participantes acreditassem que isso os estava prejudicando. Pessoas submetidas a extrema pressão, mas que acreditavam que isso exercia pouco efeito sobre sua saúde, eram na verdade menos propensas a morrer do que os indivíduos sob pouquíssimo estresse. Isso era válido até mesmo quando os cientistas controlavam uma série de outros fatores de estilo de vida, como renda, educação, atividade física e tabagismo. No geral, os autores calculam que a crença de que o estresse é nocivo leva ao equivalente a cerca de 20 mil mortes evitáveis por ano nos Estados Unidos, um número surpreendente de pessoas que, como os imigrantes hmongs que conhecemos na Introdução, estão essencialmente morrendo em decorrência de expectativas perniciosas e tóxicas.[22]

Como alguém que sofre regularmente de ansiedade, de início fiquei um pouco cético em relação a essas descobertas. Não é raro que nossos sentimentos nos atinjam em cheio como um trem desgovernado – e a ideia de levar a melhor sobre eles por meio de uma simples reavaliação parecia próxima demais do bordão inútil e irritante, repetido à exaustão, de que devemos simplesmente "esquecer e superar". Jamieson, no entanto, enfatiza que o objetivo é mudar nossa interpretação da ansiedade, em vez de suprimir o sentimento em si. Essa é uma distinção fundamental, já que as tentativas de evitar ou ignorar nossos sentimentos muitas vezes reforçam emoções desconfortáveis e aumentam seu estigma (por que, afinal de contas, você evitaria um sentimento se ele pudesse ser bom para você?). Com essas novas técnicas de reavaliação, você não precisa se preocupar se ainda sentir falta de ar e seu coração ainda estiver acelerado: o ponto simples a ser lembrado é que essas respostas não são um sinal de fraqueza e devem, na verdade, ajudá-lo a ter o melhor desempenho possível e a crescer no futuro.

A reavaliação tampouco requer qualquer tipo de enganação. Você está questionando racionalmente suas premissas sobre ansiedade e reinterpretando os efeitos potenciais de seus sentimentos com base em pesquisas científicas substanciais, em vez de desinformação ou otimismo infundado. Como examinamos com os "placebos abertos" no capítulo 2, os enfoques para o controle da dor no capítulo 3 e as reavaliações dos exercícios físicos no capítulo 5, é perfeitamente possível uma pessoa ver os efeitos benéficos da expectativa sem enganar a si mesma pensando em algo que não é verdade. É desnecessário dizer que os benefícios individuais dependerão das suas circunstâncias. A reavaliação não pode compensar a total falta de preparação antes de uma prova ou entrevista. Mas, quando a pessoa toma todas as medidas práticas para lidar com a situação em questão, isso garante que seus sentimentos trabalhem a favor dela, e não contra ela.

Muitos dos métodos de "gestão do estresse" existentes dependem do poder da expectativa. Somos inundados por aplicativos e livros que alardeiam os benefícios da respiração consciente, por exemplo. Embora respirações lentas e profundas possam ter alguns efeitos fisiológicos – parecem estimular uma atividade cerebral mais calma, por exemplo –, as respostas são muito maiores quando as pessoas recebem uma descrição detalhada dos supostos benefícios.

O mesmo vale para os "diários de gratidão", que estimulam a pessoa a anotar as coisas que valoriza em sua vida todos os dias. De acordo com vários artigos de revistas e sites, trata-se uma maneira comprovada de aplacar os efeitos da ansiedade, e alguns profissionais de saúde mental começaram a prescrever essa modalidade de registro de diários como parte de sua terapia. Não há dúvida de que a prática melhora o estado de ânimo, em comparação a não fazer nada. No entanto, um estudo de fôlego publicado em 2020 constatou que os efeitos eram menos impressionantes quando se cotejavam os "diários de gratidão" com tarefas de "controle ativo", por exemplo, elaborar listas diárias de "coisas a fazer", descrever a programação do dia ou manter um registro dos pensamentos (bons e ruins) do dia. Isso sugere que muitos benefícios podem surgir da sensação geral de que estamos fazendo algo construtivo, em vez de exercícios específicos.[23]

Em ambos os casos, as práticas levam a pessoa a ter a sensação de que dispõe de mais recursos para enfrentar os desafios e as dificuldades, o que por sua vez deve mudar a forma como encara os problemas e a ansiedade. Mas, se a pessoa não tem a expectativa de que estão lhe fazendo bem, pode ter dificuldade em perceber os benefícios. A verdade é que todos nós temos diferentes associações com alguma atividade específica que podem potencializar ou solapar os benefícios de se praticar essa atividade, e se cantar em um coral, ler um romance ou jogar Tetris faz alguém se sentir mais saudável e feliz do que uma hora de prática de ioga, é muito melhor aceitar esse fato do que tentar suprimir seus sentimentos com uma atividade que o deixaria entediado e frustrado.

Um dos benefícios da reavaliação do estresse é que as possíveis intervenções são incrivelmente baratas e fáceis de implementar. Há alguns anos, alunos de graduação da Universidade Stanford receberam um e-mail com algumas informações logísticas sobre a primeira prova intermediária de seu curso introdutório de psicologia. Soterrado na mensagem havia um parágrafo sobre os potenciais benefícios da ansiedade – do tipo que Jamieson usou em seu primeiro experimento. A breve explicação não apenas levou a melhores resultados na própria prova intermediária, mas também melhorou o desempenho geral dos estudantes ao longo de todo o curso.[24]

Se você tem dificuldades para imaginar os efeitos potencialmente positivos da ansiedade, pode ser útil identificar situações existentes nas quais você já lida bem com o estresse. Talvez você seja como os atletas que inspiraram a pesquisa original de Jamieson e já entenda que ficar com os nervos à flor da pele antes de um jogo ajuda a energizá-lo para disputar a partida. Neste caso, ter em mente de que modo você canaliza sua energia no campo esportivo deverá ajudá-lo a reenquadrar seu nervosismo que antecede uma prova ou entrevista, por exemplo.

Pode ser também que você julgue útil enquadrar suas ansiedades em termos de seus objetivos mais amplos, de modo que as próprias sensações possam ser lidas como um sinal de que algo é significativo para sua vida.[25] É improvável que você se sinta ansioso em relação a alguma coisa pela qual não se preocupa minimamente. Se você se sente nervoso antes de uma entrevista de emprego, é sinal da paixão que nutre pelo cargo que está em jogo e por seu potencial de crescimento. Dessa forma, você deixa de ver a situação difícil como uma ameaça (o que desencadeia a resposta do tipo "lutar-ou-fugir") e passa a encará-la como um desafio potencial que pode ser superado, o que facilita a reenquadramento do nervosismo como uma fonte de energia capaz de empurrá-lo na direção do sucesso. Os benefícios parecem se avolumar com a prática; portanto, esteja pronto para dar pequenos passos e permitir que sua confiança cresça no decorrer do tempo.[26]

Esse enfoque ajudou uma das maiores tenistas da história, Billie Jean King, a usar a ansiedade a seu favor. Nos tempos de escola, no quinto ano do ensino fundamental, aparentemente ela era tão tímida que se recusou a fazer a apresentação oral de um livro para os colegas, pois a mera sugestão de falar em público desencadeava nela a clássica resposta de "lutar-ou-fugir". "A ideia de me levantar e falar na frente da classe era absolutamente aterrorizante", King escreveu mais tarde. "Meu coração martelava tão forte no peito que parecia que ia sair pela boca e que eu morreria lá mesmo." À medida que sua carreira no tênis progredia, porém, ela encontrou uma maneira de reenquadrar esses sentimentos, concentrando-se não em seus medos, mas no potencial de crescimento que surgia a partir dos desafios mais difíceis: "Percebi que vencer um torneio era o derradeiro – e almejado! – resultado de todo o meu trabalho árduo e, gostando ou não, o privilégio de vencer vinha acompanhado da pressão de falar em público". O primeiro discurso de King – em um torneio juvenil de tênis – foi hesitante, mas ela conseguiu falar sem morrer de vergonha nem ter um ataque de nervos.

King logo começou a ver que o mesmo princípio – pressão é privilégio – se aplicava a todos os tipos de situação e que sua ansiedade era um sinal de sua motivação para o sucesso: "Momentos extraordinários trazem a reboque fardos extraordinários – e isso tem a ver com a pressão para desempenhar e realizar. E, embora possa ser uma dureza enfrentar esse tipo de pressão, pouquíssimas pessoas têm a chance de passar por essa experiência". Dotada desse discernimento, a tenista entendeu que deveria encampar em vez de suprimir sentimentos de estresse – mentalidade que lhe permitiu alcançar suas primeiras vitórias nos torneios do Grand Slam e enfrentar a enorme badalação da mídia em torno da partida da "Batalha dos Sexos" contra Bobby Riggs em 1973. King escreveu em seu livro de memórias: "No começo, me senti obrigada a jogar contra Riggs, mas escolhi aceitar como um privilégio a pressão que ameaçava me dominar. Isso mudou por completo a minha mentalidade e me permitiu encarar a situação com mais calma. E, com o passar do tempo, comecei a ver a partida como algo que eu tinha a oportunidade de fazer em vez de algo que eu tinha que fazer".[27] A tímida aluna do quinto ano que temia morrer de nervosismo ao falar em público tornou-se uma das nossas mais excepcionais atletas de todos os tempos e uma das mais destacadas porta-vozes do esporte.

Em última análise, o uso da reavaliação deve ser visto como uma ferramenta em potencial, um instrumento útil que pode lentamente nos ajudar a sair de nossa zona de conforto, e não como uma "bala de prata", uma solução definitiva.

■ O PARADOXO DA FELICIDADE

Pesando na balança os efeitos potencialmente energizantes da ansiedade, talvez precisemos repensar nossa visão em preto-e-branco acerca de muitas outras emoções e talvez até da própria "busca da felicidade". Desde o final do século XIX, o medo da ansiedade tem sido vinculado a uma filosofia mais geral de pensamento positivo, a ideia de que devemos cultivar ativamente a felicidade e o otimismo ao mesmo tempo em que "atacamos" todo e qualquer sentimento negativo. Essa era a "religião da mente saudável" que o psicólogo William James descreveu e que inspirou escritores de autoajuda do quilate de Dale Carnegie, que vende livros aos borbotões. O sentimento chegou às paradas em 1988 com a música de Bobby McFerrin, "Don't Worry Be Happy" [Não se preocupe, seja feliz].

Embora estejam longe de ser universalmente aceitas, essas ideias sobre a importância de lutar pela felicidade são abundantes na atual literatura de bem-estar. À guisa de exemplo, basta ver o livro de memórias de Elizabeth Gilbert, o best-seller *Comer, rezar, amar*, no qual ela relata alguns conselhos de seu guru. "A felicidade é consequência de um esforço pessoal. Você luta por ela, faz força para obtê-la, insiste nela, e algumas vezes viaja o mundo à sua procura", ela escreve. "Você precisa participar o tempo todo das manifestações de suas próprias bênçãos. E, uma vez alcançado um estado de felicidade, nunca deve relaxar em sua manutenção, deve fazer um esforço sobre-humano para continuar para sempre nadando contra a corrente rumo a essa felicidade, para permanecer flutuando em cima dela. Se não fizer isso, seu contentamento interno vai se esvair."

Iris Mauss, psicóloga da Universidade da Califórnia, campus de Berkeley, me disse: "Por toda parte, para onde quer que se olhe, vemos livros sobre como a felicidade é boa e sobre como basicamente devemos nos tornar mais feliz, quase como uma obrigação".[28] E ela passou a última década mostrando como essa mensagem pode sair pela culatra, aumentando o estigma de sentimentos negativos. Em 2011, por exemplo, Mauss pediu aos participantes que classificassem as seguintes afirmações em uma escala de 1 (discordo totalmente) a 7 (concordo totalmente):

- O meu nível de felicidade em determinado momento diz muito a respeito do quanto minha vida é proveitosa
- Se não me sinto feliz, talvez haja algo errado comigo
- Dou valor às coisas da vida apenas na medida em que influenciam minha felicidade pessoal
- Eu gostaria de ser mais feliz do que geralmente sou
- Sentir-me feliz é importantíssimo para mim
- Eu me preocupo com a minha felicidade mesmo quando me sinto feliz
- Para levar uma vida significativa, preciso me sentir feliz a maior parte do tempo

Essa a pontuação era chamada de "Valorização da felicidade" – e podemos supor que pessoas como Gilbert obteriam um escore altíssimo nesse placar. Além dessas crenças, Mauss mediu também o bem-estar subjetivo dos participantes: o nível de satisfação que atribuíam a si mesmos no momento; o número de sintomas depressivos que apresentavam; e a proporção de emoções positivas e negativas que estavam sentindo (o chamado "equilíbrio hedônico").

Ao contrário das afirmações de tantos palestrantes motivacionais e escritores "inspiradores", Mauss descobriu que as pessoas que mais valorizavam a felicidade e mais se esforçavam para alcançá-la eram mais infelizes em todos os critérios de medição que ela adotou. Seguir a "religião da mente saudável" e se esforçar para cultivar bons sentimentos a cada momento seria a pior coisa que uma pessoa pode fazer por seu bem-estar.

Em um segundo experimento, Mauss pediu à metade de seus participantes que lesse algum texto sobre a importância da felicidade – o tipo de material que é encontrado em muitos jornais ou revistas. Em seguida, os participantes assistiram a um filme comovente sobre um patinador artístico que ganhou uma medalha de ouro olímpica. Mais uma vez, os resultados foram bastante contraintuitivos: em vez de saborear a alegria da história, os participantes que leram o artigo sobre a felicidade mostraram-se muito menos propensos a se emocionar com o vídeo, em comparação com aqueles que não leram o artigo. De tanto se concentrarem em como deveriam se sentir, eles ficaram insatisfeitos quando no fim das contas o vídeo não lhes trouxe a alegria que esperavam.[29] Quanto mais tentamos ser felizes, menos felizes ficamos, em parte devido a um senso de autoconsciência mais acentuado que torna difícil apreciar plenamente os prazeres pequenos e espontâneos.

Igualmente importantes são as maneiras pelas quais uma fixação constante na felicidade pode nos levar a enquadrar nossos sentimentos negativos e os pequenos e inevitáveis transtornos que fazem parte da vida como algo inerentemente indesejável e danoso. Para investigar essa possibilidade, os cientistas estimularam as pessoas a pensar sobre a felicidade, pedindo que se sentassem em uma sala repleta de pôsteres motivacionais e livros de bem-estar antes de realizarem um teste tão difícil que chegava a ser frustrante. Em um momento posterior, esses participantes matutaram muito mais sobre seu fracasso em encontrar as respostas certas, em comparação com os participantes que não foram instigados a pensar sobre os benefícios dos sentimentos positivos.[30]

Ao que parece, quanto mais estigmatizamos um sentimento, maior a probabilidade de nos debruçarmos sobre essa emoção quando ela finalmente entrar em nossa vida, fazendo a balança do equilíbrio hedônico pender de positivo para negativo e tornando muito mais difícil nos recuperarmos do golpe emocional.

Você pode verificar por si mesmo se cairia nessa armadilha. Em uma escala de 1 (nunca/muito raramente verdadeiro) a 7 (com muita frequência/sempre verdadeiro), como você classificaria as seguintes afirmações?

- Digo a mim mesmo que não deveria me sentir do jeito que estou me sentindo
- Eu me critico por ter emoções irracionais ou inadequadas
- Quando tenho pensamentos ou imagens angustiantes, eu me julgo bom ou mau, dependendo do assunto do pensamento ou imagem
- Acho que algumas das minhas emoções são ruins ou inadequadas e eu não deveria senti-las
- Acredito que alguns dos meus pensamentos são anormais ou ruins e eu não deveria pensar assim

Em um estudo com cerca de mil participantes, Mauss descobriu que, quanto maior a pontuação das pessoas nesse questionário, maior a probabilidade de elas relatarem sintomas de depressão e ansiedade, e pior o seu desempenho nas medidas gerais de satisfação com a vida e bem-estar psicológico. Em contrapartida, as pessoas que relataram aceitar seus pensamentos e sentimentos, sem caracterizá-los como "ruins" ou "inadequados", tendiam a ter melhor saúde psicológica.[31]

Sem tirar nem pôr, os mesmos padrões ficaram evidentes em uma pesquisa alemã publicada em 2016, que constatou que as pessoas que veem significado em sentimentos desagradáveis tendem a ser muito mais felizes do que aquelas que preferem eliminá-los. Os pesquisadores, baseados no Instituto Max Planck para o Desenvolvimento Humano, pediram aos participantes que classificassem várias emoções, como nervosismo, raiva ou desânimo, em quatro dimensões: o quanto eram desagradáveis, adequadas, úteis e significativas. A decepção, por exemplo, pode parecer desagradável, mas podemos reconhecer que é um meio necessário de processar uma falha e aprender com os erros passados, o que nos levaria a lhe atribuir uma nota alta nos quesitos adequação, utilidade e significado.

Conforme os estudos de Mauss previram, os participantes que interpretavam seus sentimentos dessa maneira tendiam a se sair muito melhor em medidas de bem-estar físico e mental, incluindo o risco de doenças – a exemplo de diabetes ou doenças cardiovasculares –, e até mesmo sua força muscular (tida como um indicador geral de boa forma física). De fato, a capacidade de ver valor nas emoções desagradáveis eliminou quase por completo qualquer vínculo entre a saúde dos participantes e o número real de transtornos e aborrecimentos de que as pessoas relatavam padecer. Mesmo que os participantes alegassem sentir angústia em vários momentos durante o período de estudo de três semanas, o ato de aceitar e atribuir significados positivos a essas experiências os ajudou a se recuperar mais rapidamente, sem deixar uma marca permanente em seu bem-estar físico e psicológico.[32]

Para dar um exemplo de como se pode aplicar novos significados a uma emoção incômoda, imagine que você teve um desentendimento com seu chefe no qual ele o repreendeu injustamente por conta do pouco progresso em uma tarefa importante. Como sua raiva influenciaria seu desempenho no restante do dia? Talvez você imagine que isso resultaria em agitação nervosa, distração e impulsividade, destruindo sua concentração, ou talvez acredite que os sentimentos de raiva aumentariam sua determinação e capacidade de demonstrar engenho e firmeza para resolver problemas. Qualquer conjunto de expectativas pode fazer uma diferença perceptível em seu comportamento efetivo, como demonstrou Maya Tamir, da Universidade Hebraica de Jerusalém.

Tamir pediu aos participantes de seu estudo que ouvissem várias músicas – técnica usada com frequência para estimular os estados de ânimo das pessoas no laboratório. Alguns ouviram o final da trilha sonora de um filme de terror (*A noite do lobisomem*) e duas faixas da banda de metal sinfônico Apocalyptica – aqui o intuito era deixar as pessoas um pouco enraivecidas –, ao passo que outros ouviram uma música ambiente mais relaxante. Em seguida os pesquisadores formaram pares e pediram que completassem um jogo simples de negociação. Cada dupla recebeu uma pilha de fichas de cores diferentes às quais se atribuiu um valor monetário e, em seguida, pediu-se que concordassem em dividir as fichas entre si da melhor maneira possível. Como incentivo para um bom desempenho, os participantes foram informados de que poderiam ficar com o dinheiro que ganhassem. A fim de dificultar as negociações, porém, o valor associado a cada cor era diferente para cada pessoa – algo que fosse bom para um poderia não ser para o outro. Dessa forma, o estudo imitou o mesmo tipo de disputa de um processo de divórcio, em que diferentes objetos podem ser mais ou menos desejáveis para cada parte.

Pouco antes da tarefa, os sujeitos da pesquisa receberam também alguns conselhos amigáveis, supostamente de participantes anteriores. A alguns se disse: "Acho que a parte mais importante de todo o processo é descobrir como agir de modo que você possa obter o máximo de dinheiro para si mesmo. Durante toda a negociação, fui persistente. No fim das contas, fui sensato, e meu parceiro me deu o que eu queria". Outros ouviram: "A meu ver a parte mais importante de todo o processo é descobrir como agir para que você possa obter o máximo de dinheiro para si mesmo. Durante toda a negociação, fui persistente. Por fim, fiquei com raiva e meu parceiro se sentiu compelido a me dar o que eu queria".

O comportamento dos participantes refletiu os estudos de ansiedade de Jamieson. Quando lhes disseram que sua raiva poderia ser útil, eles conseguiram transformar suas frustrações em vantagem e tiveram um desempenho significativamente melhor do que os participantes mais calmos.

Para confirmar o efeito da expectativa, Tamir realizou um segundo estudo, usando um jogo de computador de ação que requer habilidades motoras finas. Mais uma vez, as expectativas moldaram como as emoções das pessoas influenciaram seu desempenho. Os participantes zangados mataram cerca de duas vezes mais inimigos no jogo quando lhes disseram que a raiva era útil, em comparação a quando lhes disseram que a cabeça fria era necessária para levar a melhor. No geral, os participantes irritados tiveram um desempenho cerca de três vezes melhor do que os participantes mais calmos – contanto que conhecessem os benefícios dessa emoção e seu uso potencial como fonte de energia.[33]

As pessoas com elevada inteligência emocional já têm expectativas sobre os benefícios da raiva, Tamir demonstrou, e muitos atletas também. Jogadores de hóquei no gelo frustrados tendem a ser mais precisos em disputas de pênaltis do que aqueles com um estado de espírito mais calmo, por exemplo, ao passo que jogadores de basquete fazem arremessos mais precisos quando acreditam ter sido prejudicados.[34]

É lógico que serão necessários mais fatores do que apenas um efeito da expectativa para resolver graves problemas de controle da raiva, mas o trabalho de Tamir e Mauss salienta o fato de que muitas outras emoções negativas, além da ansiedade, podem ser produto de nossas expectativas. Não precisamos desfrutar desses sentimentos, mas reconhecer seu valor potencial nos permitirá canalizá-los com mais eficácia e nos recuperarmos deles mais rapidamente tão logo tenham servido ao seu propósito. Ao aceitar o mal com o bem, podemos começar a resolver o paradoxo da felicidade.

■ O BOM DORMINHOCO RECLAMÃO

"Como é que as pessoas fazem para dormir?", pergunta-se Dorothy Parker em seu conto *The Little Hours* [As horas tardias]. "Acho que perdi o jeito." Qualquer pessoa que tenha sofrido de insônia de curto ou longo prazo é capaz de se solidarizar com o perrengue da narradora, incluindo seus pensamentos de "me lançar violentamente contra a lâmpada e arrebentar a testa". Por mais estranho que pareça, muitas vezes as dificuldades com o sono e seus efeitos sobre nossa saúde e bem-estar têm uma notável semelhança com as respostas ao estresse durante a vigília.

Por um lado, a insônia é quase sempre alimentada pelo mesmo processo de pensamento ruminante e catastrófico que amplifica a ansiedade e diminui a felicidade.[35] Quanto mais a pessoa tem medo de não adormecer, mais sua mente começa a entrar em polvorosa na hora de ir para a cama e mais difícil é cair nos braços de Morfeu – como Parker observou em sua história. Isso talvez explique por que o efeito placebo pode ser responsável por cerca de 50% do sucesso dos soníferos: a expectativa de que essas pílulas trarão alívio ajuda a acabar com a ruminação obsessiva.

A preocupação das pessoas com o sono as levará a subestimar a quantidade de horas que realmente estão dormindo por noite, e crenças e convicções equivocadas sobre a perda de sono se tornarão uma séria fonte de preocupações, iniciando um ciclo vicioso. A máquina de previsão decidirá que estamos mal preparados para lidar com a agruras do dia, o que significa que tudo começa a ficar mais estressante, com todos os efeitos fisiológicos que isso acarreta.

Como prova desse efeito da expectativa, vários experimentos compararam medidas mais objetivas de sono, como registros da atividade cerebral noturna, às opiniões subjetivas dos participantes sobre a quantidade de horas de sono que achavam que deveriam ter. De forma surpreendente, não há uma ligação estreita entre as duas facetas. Cerca de 10% das pessoas são "bons dorminhocos reclamões": acreditam padecer de constante privação de sono, embora na verdade durmam o suficiente. Outros 16% são pessoas que dormem mal e não reclamam – por várias razões, não conseguem chegar às recomendadas sete horas de inconsciência por noite, mas não se sentem ansiosas com a falta de sono. E as pessoas que dormem bem, mas vivem se queixando, são as mais propensas a sofrer de sintomas como falta de concentração, fadiga, depressão, ansiedade e pensamentos suicidas, ao passo que as que dormem mal e não reclamam são extraordinariamente livres de efeitos nocivos. Até mesmo as consequências fisiológicas objetivas da insônia parecem depender de expectativas; descobriu-se que a falta de sono aumenta a pressão arterial, por exemplo, mas isso ocorre somente entre os "maus dorminhocos reclamões".[36] (As pessoas mais saudáveis, é claro, são aquelas que dormem bem e têm uma visão positiva de seu sono.)

A fim de testar ainda mais a fundo os efeitos de nossas crenças sobre o sono, equipes de cientistas no Colorado e em Oxford forneceram a um conjunto de pessoas um falso feedback sobre a qualidade do sono – essencialmente criando uma amostra de bons dorminhocos reclamões. No dia seguinte, os cientistas pediram aos participantes que se submetessem a testes de memória e atenção. Para testar o processamento numérico, solicitaram às pessoas que ouvissem uma sequência de números, a intervalo de 1,6 segundo, e somassem os dois últimos dígitos cada vez que ouvissem um novo número; para testar a fluência verbal, tinham que produzir o maior número possível de palavras começando com uma determinada letra.

Em cada caso, os participantes agiram exatamente como se o feedback falso fosse real. Quando acreditavam que seu sono era ruim – a exemplo dos bons dorminhocos reclamões –, pelejavam para completar os testes de aritmética mental e vocabulário; se acreditavam que seu sono era melhor do que a média, suas habilidades mentais eram muito mais aguçadas. As expectativas negativas também resultaram em sensações intensificadas de fadiga e mau humor.[37]

Esse efeito da expectativa é tão forte que o autor de uma metanálise concluiu que "a preocupação com o sono ruim é um patógeno mais robusto do que o sono ruim".[38] O reconhecimento desse fato deve mudar a maneira de tratar a insônia. De acordo com o Centro de Controle e Prevenção de Doenças dos Estados Unidos (CDC), cerca de 8% da população adulta no país tem o hábito de tomar regularmente medicamentos como ajuda para dormir – cerca de 17 milhões de pessoas no total.[39] Porém, de acordo com o estudo sobre os bons dorminhocos reclamões, as pessoas não têm nenhum problema objetivo com o sono e podem se beneficiar ao quebrar o ciclo de pensamentos desadaptativos que resultam nos sintomas diurnos.

Uma das maneiras mais simples de fazer isso é adotar uma atitude mais receptiva aos sentimentos de inquietação, sem pensar muito nas consequências para o dia seguinte. (Alguns estudos descobriram até mesmo que tentar, de caso pensado, ficar acordado a noite inteira pode curar a insônia das pessoas, eliminando a sensação de luta que vem com a privação de sono, embora seja fácil perceber como essa estratégia pode dar com os burros na água no decorrer do tempo.) Como era de se esperar, as pessoas a quem se pediu que monitorassem passivamente seus pensamentos e sentimentos, sem lutar com unhas e dentes contra eles, demoraram muito menos tempo para adormecer.[40]

Também podemos tentar reavaliar suposições específicas sobre o sono, de modo a reconhecermos a importância de noite bem dormida sem ver a perda moderada de sono como uma catástrofe. Nesse sentido, os psicólogos que estudam a insônia compilaram uma lista de "crenças e atitudes disfuncionais em relação ao sono", que ao fim e ao cabo alardeiam uma visão excessivamente pessimista da insônia. A lista inclui:

- Equívocos sobre as causas da insônia ("Acredito que a insônia é basicamente o resultado do envelhecimento, e não há muito o que possa ser feito quanto a esse problema" ou "Acredito que a insônia é em essência o resultado de um desequilíbrio químico")

- Percepção diminuída de controle e previsibilidade do sono ("Quando eu durmo mal em uma noite, sei que isso vai atrapalhar meu horário de sono durante a semana inteira")
- Expectativas de sono irrealistas ("Preciso recuperar qualquer horinha de sono perdida")
- Atribuição incorreta ou amplificação das consequências da insônia ("A insônia está destruindo minha vida" ou "Não consigo funcionar sem uma boa noite de sono")
- Convicções equivocadas sobre práticas para forçar o sono ("Quando eu tenho problemas para dormir, preciso ficar na cama e me esforçar mais")

Nenhuma dessas crenças e convicções tem uma base factual robusta: como mostra a pesquisa sobre pessoas que dormem mal sem reclamar, na verdade somos muito mais resistentes a uma perda moderada de sono do que se supõe. E as pessoas que são ensinadas a contestar e questionar essas expectativas desfrutam de maior qualidade geral do sono, alívio da fadiga diurna e menos sintomas depressivos.[41] O truque é ir devagar em vez de esperar por alívio imediato e total, e você não precisa enfrentar cada questão de uma vez. Você pode começar observando se pegou no sono um pouco mais rapidamente do que o esperado, ou se conseguiu realizar um pouco mais de coisas do que esperava após uma noite de sono interrompida, por exemplo, e depois aproveitar esses pequenos ganhos. Com o tempo, você deve descobrir que o "jeito" para adormecer, e acordar revigorado, voltou.

■ EUSTRESSE

Nossa compreensão de como nossas expectativas moldam a realidade biológica de nossas emoções apenas começou a florescer, mas não é cedo demais para colher seus frutos. Quer estejamos agonizando com as demandas do dia de trabalho, quer estejamos nos revirando de frustração na cama no meio da noite, nossas interpretações de nossos sentimentos podem causar mais danos do que os próprios sentimentos. Muitas vezes, uma simples reavaliação de nossas suposições já nos permite prosperar.

"As pessoas precisam ser lembradas do quanto é forte a influência de nosso cérebro sobre nosso corpo", disse-me Jeremy Jamieson. Não é que os componentes do circuito de estresse tenham seus próprios órgãos sensoriais para avaliar automaticamente um perigo – estamos sempre respondendo a uma construção mental complexa formada a partir de nossas crenças, convicções e expectativas. E agora está ao nosso alcance mudar essa construção: "Podemos dizer ao cérebro o que fazer, e fazemos isso por meio desses processos de avaliação". Talvez não seja a panaceia para todos os estresses que enfrentamos, mas sem dúvida descobri que uma rápida reavaliação pode ser uma ferramenta das mais úteis para lidar com ansiedades que outrora teriam me deixado infeliz e exausto.

O próprio Hans Selye – o pai da pesquisa sobre o estresse – começou a chegar a essas conclusões em sua última década. Afinal, ele viveu uma vida ocupadíssima e agitada, entre pesquisas, escrita de artigos e livros e incansáveis viagens internacionais para palestras, mas vicejou em meio a um fluxo constante de desafios e dificuldades. E assim, depois de quatro décadas descrevendo os perigos do estresse, começou a suspeitar que nossas atitudes podem desempenhar um papel em nossas respostas e reações. Como observou em 1977 em sua biografia, um beijo da pessoa amada pode suscitar muitas das mesmas mudanças – batimentos cardíacos acelerados, falta de ar – que advêm do medo. A única diferença é a interpretação. Selye até cunhou um termo, "eustresse" (o estresse positivo)*, para descrever os sentimentos energizantes e benéficos que podem vir à tona quando enfrentamos novos desafios, e argumentou que sem isso a vida não teria sentido. O estresse, Selye concluiu, "não é o que acontece com a pessoa, mas como a pessoa encara o que acontece".[42]

Com nossa avançada compreensão dos efeitos da expectativa, podemos finalmente colocar esse sentimento em ação – uma trégua, talvez, na centenária guerra contra a preocupação.

---

* O distresse (ou esgotamento) é o termo da psicologia e psiquiatria para o estresse excessivo e negativo a ponto de causar problemas sofrimento. [N.T.]

▶ Como pensar sobre... estresse, felicidade e sono

- Tente adotar uma atitude de aceitação em relação aos sentimentos desagradáveis, em vez de reprimi-los com unhas e dentes.
- Ao lidar com a ansiedade, leve em consideração os benefícios potenciais das sensações físicas. A respiração rápida e o coração acelerado, por exemplo, ajudam a transmitir oxigênio e glicose ao corpo e ao cérebro, fornecendo a energia necessária para enfrentar o desafio, ao passo que o suor ajuda a resfriar o corpo enquanto ele trabalha duro para atingir seus objetivos.
- Você consegue renomear seus sentimentos? A ansiedade pode ser muito parecida com a empolgação, por exemplo, e lembrar-se dessas semelhanças pode ajudar você a se sentir mais energizado.
- Se você tem uma mente imaginativa, visualizar as maneiras pelas quais a ansiedade poderia melhorar seu próprio desempenho em situações específicas ajuda a consolidar a mensagem, resultando em efeitos de mais longo prazo.
- Reforce regularmente seu conhecimento sobre esses efeitos da expectativa. Se com frequência você se sente estressado no local de trabalho, pode ser útil espalhar bilhetes ou cartazes descrevendo os princípios deste capítulo em torno de sua escrivaninha ou colocar lembretes em um calendário online.
- Se você tem dificuldades para dormir, tente aceitar a sensação de inquietação sem julgá-la e lembre-se de que você ainda será capaz de funcionar no dia seguinte, mesmo que sua noite de sono não tenha sido ideal.
- Tente obter dados mais objetivos sobre seus hábitos de sono – utilizando, por exemplo, um aplicativo de telefone ou um dispositivo de monitoramento do sono – e reflita sobre se você é um "bom dorminhoco reclamão". Em caso afirmativo, questione suas suposições usando a escala de "crenças e atitudes disfuncionais em relação ao sono" nas páginas 191 e 192.

CAPÍTULO 8

FORÇA DE VONTADE SEM LIMITES

*Como acumular reservas infinitas de
autocontrole e foco mental*

Se você acompanhou com atenção o período da presidência de Barack Obama, deve ter notado que em quase todas as ocasiões públicas ele usava o mesmo estilo de terno azul ou cinza. Não se tratava da afirmação de um estilo ou uma marca registrada, mas de um truque de criatividade, um artifício inteligente para simplificar a vida cotidiana: ele achava que poderia economizar suas reservas mentais para as responsabilidades da presidência se evitasse ter que tomar decisões pequenas, mas irrelevantes, que minariam sua concentração.

Aparentemente, Michelle revirava os olhos de frustração com o comportamento do marido. "Minha esposa zomba de mim porque me tornei rotineiro demais", afirmou ele.[1] Mas Obama não está sozinho nesse esquema de economia de energia. Dizem que Arianna Huffington, Steve Jobs, Richard Branson e Mark Zuckerberg simplificaram seu guarda-roupa como forma de preservar seu cérebro para tarefas mais elevadas. "Eu teria a sensação de não estar fazendo meu trabalho se gastasse parte da minha energia em coisas tolas ou frívolas na vida", disse Zuckerberg a um entrevistador.[2]

O raciocínio de Obama era aparentemente baseado em sólida pesquisa científica, que ele citou em uma entrevista à revista *Vanity Fair*. Durante décadas, os pesquisadores presumiram que qualquer tipo de esforço mental – tomar decisões, evitar distrações ou resistir a uma tentação – utiliza os estoques de glicose do cérebro. Quando acordamos pela manhã, temos um estoque abundante desse combustível essencial, que, contudo, diminui a cada exercício mental, levando a lapsos de concentração e autocontrole ao longo do dia. Como disse um especialista ao jornal *Financial Times*: "Há um limite para a quantidade de pensamento de qualidade que nosso cérebro é capaz de realizar a cada dia".[3] De acordo com essa teoria, os limites de nossa reserva mental poderiam explicar a procrastinação no trabalho. A cada momento em que exercitamos o autocontrole, concentrados na tarefa em mãos, isso suga um pouco de nossa energia, até que mais cedo ou mais tarde não resistimos ao impulso de dar uma olhada no Facebook, Twitter ou YouTube. E assim perdemos horas na calmaria do meio da tarde, enquanto o relógio faz a contagem regressiva para o final do dia.

É importante ressaltar: acredita-se que as mesmas reservas mentais impulsionam muitas tarefas diferentes, o que significa que o esforço em uma área pode supostamente levar a lapsos em outra. Dizem que essa é a razão pela qual algumas pessoas se deliciam com junk food após um duro dia de trabalho no escritório: depois de muito tempo concentrados, perdemos a força necessária para resistir à tentação do pote de biscoitos e outras comidas ricas em calorias e de baixa qualidade nutritiva. Surtos de compras noturnas nos sites da Amazon e do eBay também podem ser atribuídos a um cérebro cansado: quando nossas reservas mentais já estão baixas, não resistimos à farra de gastança em produtos inúteis dos quais nos arrependemos mais tarde. Alguns autores chegaram a afirmar que nossa limitação de reservas mentais poderia explicar inclusive por que pessoas em posições de poder traem seus cônjuges. Com um cronograma de trabalho implacável minando sua energia para tomar decisões, uma pessoa como Bill Clinton teria sido quase incapaz de se controlar, de acordo com essa teoria.

Tem que ser assim? A ideia de que nossos recursos mentais são limitados e podem se esgotar com o tempo certamente condiz com muitas de nossas próprias experiências em casa e no trabalho. Afinal, não precisamos ter um diploma em psicologia para descrever alguém como uma pessoa de "pavio curto", para pensar que nossa paciência está "se esgotando" ou para argumentar que alguém "é tão ocupado que trabalha de sol a sol e acha que dá para assobiar e chupar cana ao mesmo tempo". E aí está precisamente o problema de grande parte desse ramo de pesquisas: tal qual os estudos sobre estresse, falhou em questionar se simplesmente impomos esses limites a nós mesmos por meio de um efeito da expectativa extremamente preponderante.

A verdade é que a maioria de nós tira proveito de apenas uma pequena parte do nosso potencial, e há um enorme reservatório esperando para ser liberado. De maneira intrigante, algumas culturas já têm a visão generalizada de que o foco mental e o autocontrole aumentam com o esforço, e isso se reflete no comportamento das pessoas. O que antes pensávamos ser um limite biológico é na verdade um artefato cultural: aprendendo a mudar nossas expectativas, podemos fazer melhor uso das enormes reservas do cérebro. Essa compreensão pode até mesmo nos ajudar a reconhecer o verdadeiro poder da superstição e da oração, tanto para os crédulos quanto para os ateus.

■ O EGO ESGOTADO

As teorias vigentes sobre foco mental e autocontrole – que muitas vezes são agrupadas sob o termo "força de vontade" – podem ser atribuídas ao pai da psicanálise, Sigmund Freud, para quem nossa psique tem três componentes: o id, o ego e o superego. O id é indisciplinado e impulsivo, ao passo que o superego é casto e censório, ditando as ações e decisões mais morais ou socialmente apropriadas. O pragmático ego fica entre essas duas entidades em guerra, controlando e refreando o id com base nas instruções do superego. Mas precisa de energia para decidir o que é melhor para nós e para optar pela atitude correta: caso contrário, nossos impulsos mais básicos levariam a melhor.[4]

Foi apenas no final da década de 1990 que os psicólogos começaram a testar de forma sistemática a teoria de Freud, sob a pioneira batuta de Roy Baumeister. Em seu primeiro experimento, o psicólogo norte-americano recrutou alunos sob o disfarce de um teste de percepção do paladar. Chegando ao laboratório, os participantes encontraram duas tigelas sobre a mesa – uma cheia de rabanetes e outra cheia de biscoitos. Os mais sortudos foram avisados de que poderiam se banquetear com dois ou três biscoitos; os mais azarados foram instruídos a provar os rabanetes, sem pegar um único biscoito (sem que os participantes soubessem, os pesquisadores ficaram escondidos atrás de um espelho duplo para garantir que ninguém trapaceasse). Depois de terminarem a degustação, os participantes receberam uma complexa tarefa de geometria – tão complexa, na verdade, que era impossível de resolver. Se os participantes quisessem parar, poderiam tocar uma campainha e os cientistas viriam buscá-los. Caso contrário, teriam trinta minutos para resolver o problema.

Baumeister previu que o esforço de reprimir a tentação de comer os biscoitos esgotaria as reservas de energia mental dos participantes, de modo que os comedores de rabanetes teriam menos resiliência na tarefa de resolução do problema. E foi exatamente isso que ele constatou. Em média, as pessoas do grupo do rabanete se demoraram cerca de 8,5 minutos na tarefa antes de desistirem e tocarem a campainha, em comparação com 19 minutos dos participantes que estavam livres para comer os biscoitos – uma enorme diferença de vigor mental.[5]

Com base nessas descobertas, Baumeister viu nossa força de vontade como um músculo mental que se cansa com o tempo. Em homenagem às teorias de Freud, ele descreveu a exaustão mental resultante do exercício do autocontrole e do foco como o "esgotamento do ego" (ou exaustão do ego), e pesquisas posteriores logo ofereceram mais centenas de exemplos para corroborar a teoria.[6] Por exemplo: participantes de um estudo aos quais se pediu que, sem rir nem sorrir, assistissem a um vídeo do ator e comediante Robin Williams mostraram-se menos capazes de se concentrar na resolução de uma série de anagramas.[7] Em outro estudo, os participantes tinham que ignorar mensagens irritantes que surgiam na tela enquanto ouviam uma entrevista – e, como resultado do esgotamento de seus recursos mentais, tornavam-se mais distraídos em testes de lógica e compreensão de leitura.[8]

Em um dos estudos que aparentemente inspiraram Obama a reduzir sua própria tomada de decisão, solicitou-se a estudantes que escolhessem seu curso de graduação – uma escolha com importantes ramificações potenciais para seu sucesso acadêmico. Por causa do esgotamento mental resultante do foco nessa decisão, mais tarde eles se mostraram mais propensos a procrastinar em vez de estudar para uma prova de matemática potencialmente importante.[9] Estudos sobre o comportamento do consumidor, por sua vez, mostraram que participantes esgotados, depois de serem forçados a permanecer focados e mobilizados na leitura em voz alta de enfadonhas biografias de cientistas, eram mais propensos a fazer compras por impulso.[10]

Em cada um dos casos, praticar a autodisciplina e o foco mental em um domínio – fosse resistir à tentação, evitar distrações, resolver um problema difícil, planejar o futuro ou exercitar a contenção emocional – levou a um desempenho pior em outro. As evidências pareciam ser concretas: somos capazes de controlar nossa mente e comportamento apenas por determinada quantidade de tempo antes de começarmos a nos cansar.

Esses experimentos foram impressionantes sobretudo porque os exercícios de "esgotamento" não eram especialmente desgastantes, no cômputo geral, sugerindo que muitas das pequenas provações que enfrentamos todos os dias podem ter efeitos semelhantes. "Toda vez que você segura a língua, resiste ao impulso de fumar, beber ou comer, detém a agressividade, adia o uso do banheiro, finge alegria ao ouvir uma piada frívola ou se esforça para continuar trabalhando, isso esgota alguma energia essencial e deixa você com menos reservas disponíveis para enfrentar o desafio seguinte", Baumeister escreveu na revista *The Psychologist* em 2012.[11] De fato, quando Baumeister deu aos participantes um aplicativo de celular estimulando-os a registrar seus pensamentos em intervalos aleatórios ao longo do dia, descobriu que uma pessoa média gasta cerca de 25% do dia resistindo a desejos, desde sexo a momentos de bobeira navegando nas redes sociais.[12] Com tantas demandas esgotando nossos recursos, não é de surpreender que, de tempos em tempos, tantos de nós achemos difícil manter nossa força de vontade.

Tomografias cerebrais foram capazes de identificar um par de regiões do cérebro – os córtices pré-frontal e cingulado anterior – que pareciam estar envolvidas com todas essas diferentes formas de controle do ego. Mas, para consolidar sua teoria, os pesquisadores realmente precisavam ser capazes de identificar o combustível que se esgotava com o tempo. Escolheram como a principal candidata a molécula de glicose, que também alimenta nossos músculos.[13]

Exercitar nosso foco e força de vontade pode, afinal, parecer uma provação física. O romancista e jornalista inglês Edward St Aubyn aparentemente precisa ser enrolado em uma toalha enquanto escreve, pois sua em bicas enquanto cria seus livros[14] – como se a intensa concentração sobrecarregasse todo o seu corpo. E as pesquisas mostram que o esforço de autocontrole pode de fato transbordar para o corpo, levando a um aumento da transpiração.[15]

Para dar respaldo à teoria da glicose, Baumeister aponta para estudos com tomografia por emissão de pósitrons (PET, na sigla em inglês) que medem o consumo de energia no cérebro e mostram um aumento do metabolismo da glicose nas regiões frontais do cérebro quando nos envolvemos em tarefas trabalhosas ou complicadas.[16] Os próprios experimentos de Baumeister encontraram também uma evidente correlação entre os níveis de glicose das pessoas e os efeitos do esgotamento do ego: quanto menor o nível de açúcar no sangue, menor a força de vontade. Aspecto ainda mais convincente: sua equipe descobriu que proporcionar uma rápida explosão de energia por ingestão de açúcar, por meio de um copo de limonada, restaurava o foco mental e o autocontrole dos participantes quando se sentiam esgotados.[17]

O esgotamento aparentemente rápido dos recursos do nosso cérebro – em geral, após apenas cinco minutos de atividade mental! – pode soar como uma má notícia, mas a pesquisa de Baumeister ofereceu muitas sugestões práticas para aproveitar ao máximo nossas limitadas reservas. Ele descobriu que o autocontrole e o foco mental podem se tornar mais fortes com a prática, como um músculo – e, como vimos acerca dos efeitos do próprio esgotamento do ego, os benefícios podem se espalhar para vários domínios. Os participantes de um dos primeiros experimentos foram incentivados a corrigir sua má postura durante um período de duas semanas e, posteriormente, mostraram maior perseverança em um teste de laboratório. As pessoas que se comprometeram a evitar lanchinhos e petiscos, por sua vez, mostraram-se duas vezes mais propensas a parar de fumar, ao passo que aquelas que tentaram reduzir o número de palavrões em sua fala cotidiana mostraram-se mais capazes de manter a paciência com seus parceiros românticos.[18] De alguma forma, o cérebro estava aprendendo como expandir suas reservas e lidar com o esgotamento.

Baumeister argumentou que a maneira mais certeira de aumentar o autocontrole geral é mudar o ambiente, evitando pequenas provações cotidianas que lentamente esgotam sua energia, de modo que você possa gastá-la nas coisas que de fato importam. Se os doces são o seu vício específico, evite ter doces em casa ou sobre a mesa de trabalho, para não ficar exausto com a tentação contínua de abrir o pote de guloseimas. Se você se distrai facilmente com o celular durante o trabalho, melhor guardá-lo dentro do armário. E, se você for o presidente dos Estados Unidos, pode simplificar seu guarda-roupa e sua dieta a fim de eliminar escolhas desnecessárias e preservar sua energia para tomar decisões em assuntos de importância nacional.

Tudo parecia muito certo e evidente.[19] No entanto, alguns estudos recentes questionaram se o esgotamento do ego é realmente tão inevitável quanto pensávamos. A teoria de Baumeister, ao que parece, carecia de algo essencial: o poder da crença e da convicção para controlar os recursos do cérebro.

■ A MENTE É O LIMITE

A experiência em qualquer profissão nos diz que, para algumas pessoas, o mesmo esforço mental parece muito mais cansativo do que para outras. Basta pensar nas pessoas que você conhece. Enquanto algumas estão exaustas no final do dia de trabalho, outras parecem ter reservas ilimitadas de energia que lhes permitem ler centenas de romances, tocar em uma orquestra ou escrever um roteiro de filme. Pode ser que essas diferenças individuais dependam em parte de nossas crenças e convicções sobre as próprias tarefas. Você pode ter sido criado para pensar que ler é um trabalho árduo, ao passo que tocar música é uma forma de relaxamento, ou vice-versa, e essas crenças determinarão o quanto você considera cansativas essas respectivas atividades. Vale a pena ter isso em mente se você for um pai, professor ou gerente dando instruções aos funcionários. Pesquisadores holandeses mostraram que simplesmente ouvir que talvez achemos um exercício energizante, em vez de cansativo, pode reduzir a sensação de esgotamento, de modo que os participantes se mostram mais persistentes e focados – portanto, nunca superestime a dificuldade de uma tarefa antes que tenha tentado realizá-la por si mesmo.[20]

Ainda mais poderosas, no entanto, são nossas expectativas acerca de nossas próprias capacidades e nossas reações ao trabalho mental árduo em geral, de acordo com um revolucionário estudo de Veronika Job, da Universidade de Viena, na Áustria. Ela mostrou que nossas crenças e convicções sobre os recursos do cérebro – quer os vejamos como finitos ou ilimitados – podem mudar profundamente nossa experiência de esgotamento do ego e nossa capacidade de permanecer autocontrolados e focados sob pressão.

Trabalhando em parceria com pesquisadores da Universidade Stanford no final dos anos 2000, de início Job criou um questionário para testar as "teorias implícitas" de concentração e autocontrole de seus participantes, com uma série de afirmações que eles tinham que pontuar em uma escala de 1 (concordo totalmente) a 6 (discordo totalmente). Entre elas incluíam-se:

- Quando se acumulam situações repletas de tentações instigantes, fica cada vez mais difícil resistir às tentações
- A atividade mental extenuante esgota seus recursos, que depois você precisa reabastecer (por exemplo, com pausas de descanso em que não faz nada, assiste à televisão, come petiscos)
- Depois de concluir uma atividade mental extenuante, você não pode iniciar outra atividade imediatamente com a mesma concentração porque primeiro precisa recuperar sua energia mental

E:

- Depois de trabalhar em uma tarefa mental extenuante, você se sente energizado e pode iniciar imediatamente outra atividade exigente
- Se você acabou de resistir a uma forte tentação, sente-se fortalecido e é capaz de resistir a qualquer nova tentação
- Seu vigor mental alimenta a si mesmo. Mesmo após um esforço mental extenuante, você é capaz de continuar fazendo mais

As pessoas que concordaram mais com o primeiro conjunto de afirmações foram consideradas adeptas de uma teoria "limitada" dos recursos da mente, ao passo que as que concordaram com o segundo foram tidas como partidárias de uma teoria "não limitada" dos recursos da mente (no experimento real, as declarações apareceram em uma única lista combinada, ao lado de outras declarações "chamariz" adicionadas para evitar que os participantes levantassem suspeitas quanto aos objetivos do estudo).

Depois de atribuir pontos às declarações, os participantes foram incumbidos de realizar um exercício árduo no qual tinham que riscar certas letras em cada uma das palavras impressas em uma página: uma tarefa chata, complicada, deliberadamente projetada para "esgotar" seus recursos mentais. Por fim, fizeram o Teste de Stroop (ou teste de cores e palavras), um teste padrão de concentração no qual o nome das cores aparece escrito em cores diferentes. A tarefa dos participantes é identificar a cor das letras, independentemente do significado da palavra apresentada (pode-se ver a palavra "vermelho" grafada em cor azul, "preto" em laranja ou "amarelo" em amarelo. As respostas corretas seriam azul, laranja e amarelo).

Se tudo isso parece um pouco cansativo, você pode imaginar como alguns dos participantes se sentiram. E as pessoas com a mentalidade "limitada" reagiram às tarefas exatamente da maneira que se poderia prever a partir da teoria do esgotamento do ego: a complicada tarefa de revisão exauriu sua mente, fazendo com que perdessem a concentração no Teste de Stroop. Como resultado, sua precisão foi muito pior do que os participantes de um grupo de controle que fizeram o teste de cores e palavras sem ter que completar a correção de texto.

As pessoas com uma visão não limitada da mente, ao contrário, não mostraram sinais de fadiga após o primeiro exercício. Na verdade, tiveram um desempenho tão bom quanto o grupo de controle que fez o Teste de Stroop ainda descansado, sem a enfadonha e cansativa tarefa de revisar o texto. Surpreendentemente, os resultados de Job pareciam mostrar que as consequências do esgotamento do ego são reais, mas apenas se você acreditar nisso.

Em seguida, Job recrutou um novo conjunto de participantes a fim de verificar se conseguia determinar suas crenças e convicções e se isso alteraria seu desempenho. Em vez de ter acesso ao questionário completo, metade dos participantes viu as declarações "limitadas" já mencionadas aqui, enquanto o restante recebeu as declarações "não limitadas" – uma intervenção sutil destinada a estimular uma ou outra mentalidade. Em seguida os participantes realizaram a tarefa de correção de texto e o Teste de Stroop. E os efeitos foram enormes: as pessoas que tiveram contato com a ideia de que a concentração pode aumentar com esforço tiveram um desempenho quase duas vezes mais preciso no Teste de Stroop, em comparação com as pessoas que foram instruídas a pensar que seus recursos se esgotariam.[21] Isso provou a causalidade: por meio de um mero empurrão em direção a uma crença ou outra, Job havia fortalecido ou enfraquecido a força de vontade dos participantes. De fato, as pessoas que tiveram acesso às perspectivas não limitadas mostraram um desempenho melhor depois de realizarem a tarefa de esgotamento do que quando não se extenuaram antes do Teste de Stroop. Sua convicção de que o esforço mental poderia ser energizante tornou-se uma realidade.

Quando falei com Job sobre esse trabalho, ela me disse que, quando apresentou suas ideias pela primeira vez em um colóquio na sua terra natal, a Suíça, outros pesquisadores ficaram céticos quanto à possibilidade de que as expectativas pudessem ter esses efeitos. Mas suas inovadoras e revolucionárias descobertas já foram replicadas muitas vezes – com evidências de efeitos significativos de longo prazo. Usando os diários dos participantes sobre suas atividades cotidianas, por exemplo, Job constatou que as pessoas com visão não limitada dos recursos de sua mente eram mais capazes de se recuperar após um dia longo e cansativo, com expectativas mais altas sobre o que realizariam na manhã seguinte e, como resultado, obtinham maior produtividade. De maneira surpreendente, ela descobriu que as pessoas com visão não limitada da mente eram na verdade mais produtivas (do que sua própria média) depois de um dia especialmente exigente em comparação com um dia menos exigente. Longe de deixá-las exauridas, as dificuldades extras aumentavam sua resistência e galvanizavam sua motivação para atingir seus objetivos.[22]

Os efeitos dessas mentalidades são visíveis sobretudo durante os momentos mais estressantes, como a preparação para provas e exames.

Os indivíduos com mentalidade limitada relatam maior cansaço ao longo do período, o que leva a uma maior procrastinação, e, como consequência, as notas e o bem-estar emocional dos alunos sofrem. Por causa de seu autocontrole esgotado, eles também são mais propensos a se deliciar com junk food e recorrer a gastos impulsivos para melhorar seu estado de ânimo – os clássicos sinais de esgotamento do ego. As pessoas com a visão não limitada, ao contrário, acham muito mais fácil manter o foco nos estudos e tirar boas notas, sem procrastinar ou negligenciar a saúde.[23]

Nossas crenças sobre força de vontade podem determinar até mesmo nossas respostas a doenças crônicas. Job estudou um grupo de pessoas com diabetes, revelando que suas mentalidades influenciavam a probabilidade de seguirem à risca as ordens dos médicos. No cômputo geral, as pessoas com visão não limitada de sua força de vontade foram mais aplicadas e zelosas em atos de autocuidado (por exemplo, fazer um minucioso registro de seus níveis de açúcar no sangue), para tomar seus medicamentos e manter seu peso sob controle.[24] A pessoa que se sente mentalmente exausta no final do dia pode ser menos inclinada a cuidar de si mesma, mas as pessoas com visão não limitada da mente não caíram nessa armadilha e, como consequência, ficaram mais saudáveis.

A visão limitada da força de vontade pode ser muito mais comum no Ocidente, mas essa atitude não é universal. Trabalhando com Krishna Savani na Universidade Tecnológica de Nanyang, em Cingapura, Job mostrou que a visão não limitada da mente humana é muito mais comum entre os estudantes indianos do que entre os norte-americanos ou suíços – como consequência, o vigor mental deles é muito maior.[25]

Job e Savani alegam que a maior prevalência da crença não limitada na Índia pode resultar de várias tradições religiosas, incluindo budismo, hinduísmo e jainismo, cujos adeptos praticam atividades desgastantes em termos mentais explicitamente projetadas para aumentar a concentração e o autocontrole. Eles apontam para a prática iogue da trataka, em que a pessoa concentra a visão fixamente em um único ponto ou imagem específicos – um pontinho preto ou a ponta da chama de uma vela, por exemplo – com tanta firmeza que ignora todas as outras distrações ao redor. A trataka é essencialmente o tipo de tarefa de atenção que teria sido empregada por cientistas ocidentais para esgotar nossos recursos. Para os praticantes de ioga, no entanto, é vista como uma forma de "limpar" e "purificar" a mente, preparando-a para maior concentração, e a repetição regular do exercício parece consolidar a ideia de que o esforço mental concentrado pode ser energizante em vez de cansativo – resultando em maior concentração e autocontrole em muitas áreas da vida.[26] É interessante conjecturar sobre o quanto a compreensão científica da força de vontade poderia ter sido diferente se os primeiros experimentos sobre fadiga mental tivessem sido realizados em uma cultura não ocidental.

■ UMA TEORIA UNIFICADA DA FORÇA DE VONTADE?

Essas descobertas parecem ser o arauto da morte da teoria do esgotamento do ego. Existe, no entanto, uma maneira de conciliar as teorias de Baumeister e Job, se pensarmos em como o cérebro gerencia os níveis de energia. De acordo com um ponto de vista, a máquina de previsão age como um contador ou contabilista, dividindo em porções nossos recursos para que não deixemos nossos estoques de glicose (e quaisquer outras fontes de combustível mental) perigosamente baixos. Como vimos nos capítulos 5 e 6, os sensores do corpo não são capazes de calcular com grande precisão nossa ingestão ou gasto de energia. Isso significa que nosso contador interno pode ser influenciado por nossas expectativas, incluindo nossas crenças e convicções sobre força de vontade.

Se a seu ver os recursos de que dispõe são limitados, faz sentido que seu cérebro opere de forma mesquinha, reduzindo parcimoniosamente o consumo de glicose após uma atividade cansativa. Dessa forma, ele economizará suas reservas de energia restantes e evitará esgotá-las antes que você tenha a chance de reabastecê-las. Em casos assim, a sensação de esgotamento não é apenas imaginada. O cérebro realmente está reduzindo seu uso de energia, uma consequência fisiológica de suas expectativas – da mesma forma que todos nós podemos apertar nosso cinto e reduzir nossos gastos enquanto aguardamos o próximo pagamento do salário.

Se você acha que tem recursos ilimitados, no entanto, o contabilista interno é muito menos avarento e libera todos os suprimentos necessários, pois já não tem medo de que acabem. Seu cérebro usa todo o combustível de que precisa na crença de que em breve haverá mais estoques disponíveis, o que significa que você pode manter um esforço contínuo e consistente enquanto estuda, resiste a tentações ou toma decisões difíceis. O cérebro simplesmente não precisa cortar seu gasto de energia e reduzir seu desempenho.

Se isso for verdade, pode explicar por que a força de vontade aumenta com a prática: os exercícios que Baumeister e outros deram aos participantes de seus experimentos os ajudaram a provar, para si mesmos, que seus recursos mentais se esgotavam com menos facilidade do que pensavam, o que permitiu que seu cérebro liberasse o combustível necessário para manter o foco e o autocontrole em muitas outras situações.

Essa nova teoria "unificada" poderia solucionar muitos outros mistérios sobre autocontrole e concentração que antes intrigavam os cientistas. Vieram à tona indícios, por exemplo, de que o foco mental das pessoas aumenta se elas forem levadas a acreditar que estão próximas do fim de uma tarefa, mas não se sentirem que ainda têm um longo caminho a percorrer – constatação que está longe de ser compatível com a versão original da teoria do esgotamento do ego, mas que faz sentido quando se considera a necessidade do cérebro de distribuir recursos. Essa teoria também pode explicar por que de maneira geral as pessoas têm melhor desempenho em tarefas mentalmente desgastantes se forem pagas para ter sucesso. Diante da perspectiva imediata de uma recompensa, a máquina de previsão – mesmo aquela que adere à visão limitada – está mais disposta a correr o risco de exaustão ao destinar mais recursos às suas atividades.[27]

A contabilidade interna do cérebro também pode nos ajudar a entender por que o mero sabor de bebidas açucaradas melhora imediatamente o desempenho, mesmo antes que a glicose possa de fato atingir nossos neurônios. Alguns estudos descobriram inclusive que enxaguar a boca com água com açúcar e depois cuspir é capaz de melhorar o desempenho. Assim que os receptores de glicose na boca sinalizam que mais combustível está chegando, o contador sabe que o cérebro pode se dar ao luxo de gastar de forma mais generosa sua energia existente. Dando consistência a essa ideia, Job mostrou que ingerir bebidas doces e açucaradas tende a oferecer mais alívio para pessoas com mentalidade limitada – aquelas mais propensas a sentir que estão à beira da exaustão e a dividir suas reservas existentes de maneira conservadora – do que para pessoas com mentalidade não limitada.[28]

Muitas outras substâncias usadas para ajudar na concentração podem funcionar por meio da crença, e não graças a qualquer efeito direto dos produtos químicos em si. Em ensaios controlados que explicam em minúcias a influência da expectativa, descobriu-se que os efeitos da cafeína como estimulante do cérebro resultam sobretudo de nossas crenças e convicções acerca de seus benefícios. De fato, um estudo constatou que o mero cheiro de café é suficiente para levar a melhorias imediatas no desempenho, graças às suas associações com a acuidade mental. Até mesmo as chamadas "drogas inteligentes", como os sais de anfetaminas, utilizadas por estudantes e trabalhadores ambiciosos para aumentar sua concentração e foco, podem funcionar por meio de expectativas alteradas de nossa própria capacidade, independentemente de quaisquer efeitos bioquímicos.[29]

■ UMA VONTADE DE AÇO

De quanta força de vontade uma pessoa pode lançar mão antes de ficar sem pique e esmorecer? A incrivelmente prolífica escritora norte-americana Danielle Steel* pode oferecer algumas pistas surpreendentes. Autora de 179 livros em sua longa carreira, Steel revelou que alcançou seu sucesso trabalhando todo dia, vinte horas por dia, a partir das 8h30, e resistindo a quase todas as distrações. Quando enfrenta algum desafio criativo, ela conta com sua energia ilimitada para continuar trabalhando duro, mesmo que a duras penas. "Quanto mais você evita o material, pior fica. É melhor seguir em frente", ela aconselhou. Steel disse que não consegue entender como é que poderia ficar exausta com seu trabalho, postura que certamente soa muito próxima das crenças e

---

* Steel é aço em inglês; o adjetivo steely descreve a pessoa com caráter firme e determinação inabalável. [N.T.]

convicções ilimitadas sobre a mente as quais Job estudou. No escritório de Steel há inclusive uma placa em que se lê: "Não existem milagres. Existe apenas disciplina".[30]

A entrevista, publicada em 2019, logo viralizou, e muitos jornais e outros veículos descreveram os poderes de concentração e autocontrole de Steel como "sobre-humanos". Como o jornal *The Guardian* apontou na época: "Uma coisa é ser determinado e motivado. Outra bem diferente é ter que amealhar e manter a força de vontade que sustenta a determinação e a motivação".[31] Essa resposta não é surpreendente, considerando que a maioria das pessoas acredita que até mesmo um curto período de esforço mental ininterrupto é cansativo.

A pesquisa de Job sugere que muitos mais de nós poderíamos atingir níveis mais altos de produtividade se adotássemos a mentalidade certa – mas a ética de trabalho de Steel também pode acionar alguns sinais de alerta. Uma possível crítica à pesquisa de Job é que crenças não limitadas sobre o cérebro podem nos levar a um excesso de esforço, sem permitir espaço para nenhum prazer na vida. Felizmente, o extremo vício em trabalho não parece ser um problema habitual para pessoas com crenças não limitadas, pelo menos de acordo com os estudos de Job. Com efeito, a pesquisa mostra que essas pessoas tendem a ser mais felizes e saudáveis do que os indivíduos cuja expectativa é a de que o esforço mental as deixará exauridas, postura que se esperaria do workaholic típico. Uma razão é que esses trabalhadores compulsivos utilizam seus recursos mentais para planejar seu trabalho de forma eficaz, sem perder tempo com distrações. "Eles são mais eficientes em atingir seus objetivos, o que é um forte previsor de bem-estar", disse-me Job. E, assim que saírem do trabalho, eles se sentirão com mais energia para cuidar dos demais aspectos de sua vida.

As pessoas com crenças limitadas, em contrapartida, tendem a se sentir tão esgotadas que não conseguem organizar seu trabalho e, como resultado, se sentem mais sobrecarregadas; assim, voltam para casa tão exaustas que também encontram pouca energia para aproveitar o tempo livre.[32] Surpreendentemente, as pessoas com crenças limitadas ainda sofrem de um sono pior, já que não têm – ou não julgam ter – o autocontrole para dormir cedo quando precisam e, em vez disso, adiam a hora de dormir, fenômeno chamado de "procrastinação do sono", que aumentará sua exaustão.[33] A verdade é que um incremento na força de vontade ajudará a pessoa a alcançar qualquer equilíbrio entre trabalho e vida que seja o melhor para ela, seja na forma de uma agenda exaustiva como a de Steel, sejam algumas horas de trabalho concentrado seguidas de bastante tempo livre para o lazer. Os recursos mentais estarão lá para a pessoa usar, sempre que precisar deles.

Se você tem uma mentalidade limitada e deseja mudar suas próprias expectativas, simplesmente aprender sobre suas vastas reservas mentais pode trazer benefícios imediatos em seu foco e autocontrole. Em um experimento, os participantes leram um artigo sobre a "biologia da força de vontade ilimitada", que descrevia as reservas (normalmente) abundantes de glicose em nosso cérebro e a capacidade do corpo de liberar mais quando precisamos. A mensagem tornou-se uma profecia autorrealizável: na verdade a concentração e o foco dos participantes nos testes cognitivos aumentaram com maior carga de trabalho depois que eles foram informados sobre os recursos disponíveis do cérebro.[34] Mais uma vez, apenas reservar alguns minutos para reavaliar as expectativas pode mudar algo que até então era tido como fisiologicamente intratável.

Ao processar essas novas ideias, você pode se beneficiar pensando um pouco sobre as vezes em que se sentiu energizado após uma tarefa exigente no passado. Mesmo que você tenha crenças limitadas sobre o cérebro, há momentos em que se sente "focado e totalmente imerso" em uma tarefa complexa, tão totalmente absorvido por aquilo que está fazendo que nem sequer vê o tempo passar. Pode ser que esteja absorto na leitura de um romance ou jogando algum complexo jogo de computador até tarde da noite, por exemplo. São dois exemplos do foco que aumenta com o esforço – mesmo que você não tenha reconhecido esse fato na ocasião, já que estava se divertindo tanto. Ou reflita sobre um momento em que você descobriu que exercer o autocontrole o deixou mais forte. A simples lembrança desse tipo de evento pode abrir sua mente para a ideia de que suas reservas mentais de foco e autocontrole são muito mais profundas do que você imaginava.

Depois de começar a reconhecer isso, você pode testar seus limites com pequenos desafios. Eles devem refletir uma meta realista que você já se sinta bastante motivado a alcançar[35] (nos clássicos testes de esgotamento do ego, as pessoas tendem a achar que as atividades voluntárias, escolhidas com um senso de autonomia, são menos cansativas do que aquelas que são impostas por outros). Pode ser tão simples quanto evitar as tentações das mídias sociais ao longo de um dia inteiro a fim de pôr à prova sua capacidade de trabalhar de forma mais produtiva do que imaginava; se você tende a achar que suas noites são desperdiçadas com atividades insatisfatórias, por uma noite você pode tentar praticar algum passatempo em vez de assistir à TV – a fim de ver se isso o deixa com mais energia do que você pensava. A partir da pesquisa de Job e Savani na Índia, você pode até tentar o tradicional exercício de ioga de trataka, no qual a pessoa se concentra em um único ponto por alguns momentos de modo a "limpar" a mente e aguçar sua concentração.

Faça o que fizer, não comece tentando imitar as obstinadas demonstrações de força de vontade de Danielle Steel: se você for com muita sede ao pote, com excesso de imprudência, pode fracassar, e isso servirá apenas para consolidar a crença de que suas reservas mentais são limitadas e se esgotam facilmente.[36] Como também vimos com a pesquisa sobre estresse (capítulo 7), você deve sair de sua zona de conforto e depois questionar o que sentiu o tempo todo. Com o tempo, talvez você descubra que é mais capaz de exercer autocontrole e concentração quando precisar.

Pais, mães e professores deveriam tomar nota dessas descobertas. Na educação, o autocontrole e a concentração costumam ser tão importantes para o sucesso acadêmico de uma criança quanto a inteligência natural, e a pesquisa de Job sugere novas maneiras de cultivar essas qualidades desde tenra idade. Recentemente a psicóloga Kyla Haimovitz e seus colegas visitaram uma creche na área da baía de São Francisco e leram para crianças de 4 e 5 anos uma historieta simples sobre uma garotinha que tinha que exercitar paciência e determinação enquanto esperava para abrir um presente, comprar um sorvete ou resolver um quebra-cabeça difícil na escola. A cada desafio, a personagem se sentia "cada vez mais forte" quanto mais esperava ou quanto mais perseverava – uma mensagem que foi concebida para instruir as crianças sobre a visão ilimitada da força de vontade.

Depois de ouvir a historinha, as crianças passaram por um clássico teste de autorregulação: a opção de comer uma guloseima assim que tivessem vontade ou esperar treze minutos completos para comer uma guloseima maior (o que é basicamente o teste mais difícil de autocontrole que se pode aplicar a uma criança em idade pré-escolar). No geral, 74% das crianças que ouviram a história inspiradora conseguiram resistir à tentação, em comparação com apenas 45% de um grupo de controle que ouviu uma história diferente.[37] Logicamente, um único livro de histórias não é capaz de mudar uma vida, mas com exposição regular a mensagens semelhantes, as crianças devem estar mais bem preparadas para exercer sua força de vontade em todos os tipos de tarefas, proporcionando-lhes uma resiliência inata durante momentos de pressão e esforço intenso na vida adulta.

No próximo capítulo, examinaremos mais estratégias por meio das quais professores e líderes do mundo dos negócios podem usar os efeitos da expectativa para aumentar o potencial de grupos inteiros de alunos e funcionários. Mas, para encerrar nossa investigação da força de vontade, vejamos uma derradeira maneira de aumentar o foco e o autocontrole – por meio da oração ou do ritual.

■ SUPERSTIÇÃO SECULAR

Dê uma olhada na biografia de qualquer figura de elite no mundo dos esportes ou do entretenimento, e há uma boa chance de que tenham algum tipo de superstição ou ritual. A maioria dos jogadores de basquete, por exemplo, desenvolve um conjunto rotineiro de movimentos que executam – como ensaiar uma finta, fazer uma pausa, quicar a bola e girá-la um certo número de vezes, ou até mesmo beijá-la – antes de lançar um arremesso. Serena Williams ouve a mesma música ("Flashdance... What a Feeling", de Irene Cara) antes de entrar em quadra e quica a bola exatamente cinco vezes antes de dar seu primeiro saque; Rafael Nadal sempre toma uma ducha fria antes de cada partida e realiza uma série de gestos característicos enquanto espera pelo adversário.

Nas artes, a cantora Beyoncé reza e faz uma série fixa de exercícios de alongamento antes de uma apresentação, enquanto a bailarina Suzanne Farrell – considerada uma das maiores dançarinas dos Estados Unidos – sempre prendia um minúsculo broche em formato de ratinho por dentro do collant. Superstições e rituais também vicejam entre escritores (Dr. Seuss usava um chapéu da sorte quando sentia que estava com bloqueio criativo) e compositores (Beethoven dependia do café para alimentar sua criatividade e contava, com zelo religioso, exatamente sessenta grãos para cada xícara).[38]

Antes de aprender sobre o poder dos efeitos da expectativa, eu teria acreditado que essas superstições eram uma espécie de muleta emocional sem nenhum benefício direto para o desempenho. E teria me enganado. Um estudo de lances livres no basquete constatou que os jogadores eram mais precisos quando seguiam suas rotinas pessoais antes do arremesso do que quando se desviavam da sequência. No cômputo geral, a taxa total de acertos foi de 83,8% com a rotina exata de rituais da sorte, em comparação com 71,4% sem os rituais.[39] Superstições e rituais também podem aumentar a perseverança e o desempenho em uma ampla gama de tarefas cognitivas, e as vantagens costumam ser consideráveis. Em um teste de destreza verbal, por exemplo, a presença de um amuleto da sorte rendeu uma melhora de desempenho da ordem de 50%. O simples fato de ouvir uma frase supersticiosa – a exemplo de "Merda!", expressão usada pelo pessoal do teatro para desejar boa sorte um ao outro – pode trazer até mesmo uma pequena vantagem, de acordo com um estudo.[40]

Por que os rituais aprimorariam as habilidades das pessoas – em tantos domínios diferentes – dessa maneira? Uma explicação óbvia é que crenças e rituais supersticiosos ajudam a amenizar a ansiedade, criando a sensação de que a pessoa tem mais controle sobre a situação. É quase líquido e certo de que isso seja um fator. Aspecto igualmente importante é que as crenças e rituais podem nos levar a ter mais fé em nossas reservas mentais e em nossa capacidade de manter a concentração e a autodisciplina. Como resultado, podemos perseverar, mesmo quando os outros começam a se sentir exaustos e desistem, e o aumento do foco mental nos capacita a evitar quaisquer distrações que limitariam nosso desempenho.

Um estudo que testou diretamente os efeitos das crenças supersticiosas sobre a força de vontade descobriu que as pessoas que dedicam tempo à contemplação espiritual mantêm maior foco em testes de concentração do que aquelas que não fazem isso.[41] Se você começar a sentir que sua disciplina está enfraquecendo, a crença em uma ajudinha de algum poder sobrenatural poderá reabastecer suas reservas.

Diante desses resultados, alguns pesquisadores especularam que, para começo de conversa, o aumento da força de vontade pode ter sido a principal razão pela qual muitas culturas desenvolveram crenças e rituais religiosos.[42] Em nosso passado evolutivo, o aumento do autocontrole pode ter ajudado as pessoas a refrear seus piores impulsos (como a agressividade ou roubo das posses dos vizinhos) e a abrir mão do prazer imediato (como se empanturrar de comida mesmo dispondo de reservas escassas de alimentos) para o bem futuro do grupo.

Felizmente para os ateus, é possível se beneficiar de certos rituais sem a necessidade de um poder superior. Como vimos com os estudos "abertos" no capítulo 2, os tratamentos com placebos podem ser eficazes mesmo quando os participantes têm plena consciência de que estão tomando o fármaco simulado – ao que tudo indica porque a própria rotina desencadeia a expectativa de que vão melhorar. Superstições e rituais parecem não ser diferentes, com fortes evidências de que podem fornecer um impulso, mesmo que as pessoas tenham total ciência de que não há razão racional para que funcionem.

Em um experimento lindamente bizarro, Alison Wood Brooks e seus colegas da Universidade Harvard convidaram os participantes a apresentar uma versão de karaokê de "Don't Stop Believin'", da banda Journey. Para garantir que fizessem o melhor esforço possível, os sujeitos foram informados de que seriam julgados pela precisão de seu desempenho, conforme a avaliação do software de karaokê, e receberiam uma bonificação de até 5 dólares por uma interpretação perfeita da canção.

Antes do início da performance, cerca de metade dos participantes recebeu as seguintes instruções:

Por favor, cumpra o seguinte ritual: faça um desenho de como você está se sentindo agora. Polvilhe sal em seu desenho. Conte até cinco em voz alta. Amasse o papel. Jogue o papel no lixo.

O mero ato de realizar o ritual – que de forma alguma poderia ter oferecido algum benefício direto à performance da cantoria – turbinou as pontuações do canto dos participantes em 13 pontos em 100, em comparação com os participantes de controle que simplesmente esperaram em silêncio até que lhes pedissem que começassem a cantar. Experimentos de acompanhamento revelaram melhorias semelhantes em um difícil teste de matemática. E o enquadramento exato da rotina preparatória foi importante. Quando era chamada de "ritual", os participantes viam os benefícios, mas não quando se solicitava que realizassem "alguns comportamentos aleatórios". As conotações da palavra claramente tinham importância para aumentar a capacidade dos participantes de manter o foco sob pressão, da mesma forma que a palavra "placebo" carrega seus próprios benefícios médicos.[43]

A adoção de rituais seculares pode melhorar também nossa determinação em alguns clássicos testes de força de vontade que muitas vezes nos deixam esgotados, inclusive nossa capacidade de resistir à tentação de sucumbir a uma guloseima saborosa. Pediu-se aos participantes de um experimento que realizassem alguns gestos rituais (sentar-se ereto, fechar os olhos, inclinar a cabeça e contar até dez) antes de comerem, enquanto um grupo de controle realizava uma série de movimentos aleatórios. Em seguida, puderam escolher entre uma barra de chocolate e uma barra de frutas e cereais com menos calorias.

Em um questionário subsequente, os participantes que haviam realizado o ritual eram mais propensos a relatar mais sentimentos de disciplina, atribuindo notas mais altas a declarações como "Senti-me mentalmente forte ao tomar esta decisão" e "Senti-me perspicaz e focado ao tomar esta decisão". E isso se refletia na comida que escolhiam. Cerca de 64% dos indivíduos na condição de ritual escolheram a opção mais saudável em vez da barra de chocolate, em comparação com 48% que realizaram movimentos aleatórios sem o sentido do ritual.[44]

Levando-se em conta esses resultados, todos nós podemos cogitar a ideia de adotar alguns rituais que ajudem a engendrar um senso de controle e foco. O objetivo deve ser escolher algo pessoalmente significativo e direto: assim como as pessoas de dieta realizando os movimentos rituais, você quer algo que evoque facilmente sentimentos de força interior (se for excessivamente complexa, talvez seja difícil manter a própria repetição de movimentos na hora da necessidade – um fardo que pode aumentar sua ansiedade e diminuir seu desempenho).

Pode ser tão simples quanto executar exatamente a mesma sequência de alongamentos todas as manhãs antes de ir para o trabalho ou fazer um aquecimento de voz específico que você repete antes de uma apresentação importante, ou repetir em voz alta um mantra especial antes de sua disciplina ser posta à prova. Eu pessoalmente tento construir um ritual em torno do meu café da manhã antes de começar a escrever – contando o número de grãos como Beethoven para impregná-lo de um senso de significado e a fim de preparar minha mente para a concentração focada. Se você tem alguma roupa ou perfume preferido, transforme isso em um amuleto da sorte que você usa quando sabe que vai ter que agir sob pressão.

Se você é um atleta profissional, cantor ou palestrante, ou simplesmente se deseja ter autocontrole para evitar a procrastinação e parar de perder tempo, a única coisa que o impede pode ser a expectativa de sua própria força de vontade. E um pouco de "sorte" fabricada e senso de controle talvez sejam tudo de que você precisa para percorrer o caminho do sucesso.

▶ Como pensar sobre... força de vontade

- Um senso de autonomia – a sensação de que você tem controle sobre suas atividades – pode reduzir a sensação de esgotamento do ego, mesmo se você tiver uma mentalidade limitada. Sempre que possível, faça um esforço para estabelecer suas próprias rotinas em vez de seguir as ordens dos outros e lembre-se regularmente do propósito e do significado delas para você, pessoalmente.
- Tente reconhecer as instâncias em que você pessoalmente considera o esforço mental revigorante. Que tarefas difíceis você aprecia por causa das dificuldades inerentes a elas? Lembrar-se dessas atividades ajudará a aumentar sua crença em seu potencial.

- Quando você considerar que uma atividade é desgastante, reflita sobre se ela é objetivamente mais difícil do que as coisas que você julga energizantes, ou se é apenas um preconceito. Outras pessoas acham que é uma atividade energizante, por exemplo, e objetivamente mais difícil do que as outras atividades que não parecem tão extenuantes? Ao questionar essas suposições, você pode começar a ver que é capaz de fazer muito mais do que pensava.
- Estabeleça seus próprios rituais e superstições seculares que o ajudarão a criar um sentimento de controle em tempos de alta pressão. Pode ser um amuleto da "sorte" que tenha associações positivas, ou um conjunto de gestos tranquilizadores – qualquer coisa que pareça pessoalmente significativa e traga a promessa de sucesso.

CAPÍTULO 9 ◀━━━━━━━━━━━━━━━━━━━━━━━━

O GÊNIO INEXPLORADO

*Como aumentar a sua própria inteligência,
criatividade e memória (e as dos outros)*

Reserve um momento para refletir sobre as pessoas ao seu redor – seu chefe, seus colegas de trabalho, parceiros e amigos. Você se sente inteligente quando está perto dessas pessoas? Ou elas te deixam com a sensação de que é obtuso, meio lerdo e sem originalidade, de modo que está sempre pelejando para recuperar o atraso? E as pessoas do seu passado, como seus professores ou seus pais? Elas viam o seu potencial? Ou subestimavam você?

No capítulo 4, vimos que podemos "pegar" doenças psicogênicas de outras pessoas por meio de efeitos nocebo contagiosos. Agora que examinamos como nossas crenças e convicções podem influenciar nossa resiliência e força de vontade, é hora de analisar de que forma as crenças e convicções das pessoas ao nosso redor são capazes de alterar nossas habilidades intelectuais. Sempre que interagimos com outra pessoa, ela pode transmitir as opiniões que tem a nosso respeito por meio de pistas sutis e, com o tempo, passamos a internalizar essas expectativas como se fossem verdadeiras – o que acarreta mudanças profundas em nosso desempenho. Se você já percebeu que algumas pessoas fazem aflorar o melhor ou o pior de você, está aí a explicação.

As primeiras pistas para a existência desse fenômeno vieram de um experimento seminal na Escola de Ensino Fundamental Spruce, no sul de São Francisco.[1] Era a primavera de 1964, e a equipe de professores da escola estava ocupadíssima com uma programação apertada e cronograma lotado, quando a diretora, Lenore Jacobson, lhes pediu para atender a mais uma demanda. Um psicólogo chamado Robert Rosenthal, disse ela, queria identificar as crianças que estavam à beira de um súbito "pico", durante o qual apresentariam um crescimento acelerado em comparação a seus pares. Para isso, ele havia elaborado um teste cognitivo capaz de prever a trajetória da criança, e que ele esperava colocar em prática na escola. Os alunos fizeram o teste e, após o semestre de verão, os professores receberam uma lista das crianças com maior probabilidade de serem "florescentes".

Como era de se esperar, a suposta premissa da pesquisa era, de fato, uma farsa. Os "florescentes" foram escolhidos aleatoriamente para ver se as expectativas aumentadas dos professores influenciariam o progresso das crianças no ano seguinte. O teste que fizeram na primavera de 1964 serviu como base para medir esses ganhos intelectuais.

E, para alguns supostos "florescentes", os efeitos das expectativas aumentadas dos professores pareceram ser verdadeiramente notáveis. Uma das crianças era Violet, uma "menina moleca pequena e magrinha de olhinhos negros". Filha de um açougueiro e uma dona de casa, ela era a penúltima de seis irmãos e irmãs. Os professores e funcionários da escola a conheciam por seu temperamento rebelde e suas brigas no parquinho no recreio. Apesar desses problemas comportamentais, no entanto, sua inteligência teve um tremendo desenvolvimento ao longo do primeiro ano, e um segundo teste revelou que ela ganhou 37 pontos de QI (quociente intelectual ou quociente de inteligência). Isso é um enorme aumento no intelecto, o que aparentemente teria sido impossível mesmo com intensa tutoria individual e menos ainda com uma educação de nível fundamental padrão.

Mario era filho de um operário e uma datilógrafa e estava começando o segundo ano. Ele já era conhecido por ser um menino brilhante, embora sua leitura em voz alta às vezes vacilasse, e ele ainda escrevia as letras ao contrário, como em uma imagem espelhada. Oito meses após o primeiro teste, no entanto, sua inteligência aumentou o equivalente a 69 pontos de QI.[2]

Nem todas as crianças mostraram um progresso tão extraordinário. No geral, entretanto, os ganhos intelectuais dos "florescentes" foram cerca de duas vezes maiores do que as outras crianças em seu ano, superando seus colegas em 15,4 pontos de QI no primeiro ano e 9,5 pontos de QI no segundo ano.[3]

É importante ressaltar que os professores não estavam simplesmente dando mais atenção a essas crianças e cuidando delas com mais zelo. Na verdade, estavam dedicando menos tempo a elas. Em vez disso, ao que parece os professores comunicavam sutilmente suas convicções por meio de interações diárias, o que, por sua vez, levou as próprias crianças a ter uma visão mais positiva acerca de suas próprias habilidades – convicções que permitiram que suas jovens mentes vicejassem.

De início, os resultados de Rosenthal e Jacobson foram considerados controversos. Com nossa nova compreensão do efeito da expectativa, no entanto, o progresso dos "florescentes" faz todo o sentido. Traços como inteligência e criatividade podem ser influenciados por nossas crenças e convicções e, pelo menos até certo ponto, muitas vezes absorvemos as opiniões e premissas das pessoas ao nosso redor. Amiúde essas expectativas agem como freios que retardam nosso progresso, mas assim que nos desvencilhamos delas, de repente fica muito mais fácil realizar nosso pleno potencial. Como veremos, as implicações dessa pesquisa tornam-se políticas – pois há fortes evidências de que os efeitos da expectativa podem aumentar a igualdade social. Felizmente, algumas técnicas de ponta nos permitem romper com os limites que nos são impostos pelos outros, para que possamos criar nossas próprias profecias autorrealizáveis.

■ IMPULSO CEREBRAL INSTANTÂNEO

A própria ideia de que podemos "nos considerar inteligentes" é em si bastante chocante. Durante grande parte da história da psicologia, nossa inteligência foi considerada um excelente exemplo do debate natureza *versus* criação.[*] Nossos genes, supõe-se, são o fator mais determinante da capacidade intelectual, seguido por fatores como dieta e ambiente doméstico. O efeito das expectativas seria marginal.

---

[*] Refere-se ao antigo debate quanto a qual fator influencia mais o desenvolvimento e a personalidade da pessoa: a natureza (genética/traços de nascença) ou a criação (ambiente/cultura social em que a pessoa se desenvolve). [N.T.]

Algumas evidências contrárias pareciam vir da ciência do treinamento cerebral. Se você tinha interesse em jogos de computador no final dos anos 2000, deve se lembrar de ter visto uma série de aplicativos que afirmavam ser capazes de aumentar sua inteligência. Os jogos mais famosos foram Dr. Kawashima's Brain Training [Treinamento cerebral do dr. Kawashima], disponível para o Nintendo DS e divulgado com maciça propaganda pela atriz Nicole Kidman; e Lumosity, site e aplicativo que, desde sua estreia, já teve mais de 100 milhões de usuários.

De maneira muito parecida com as teorias de força de vontade de Roy Baumeister, essas empresas afirmavam que a capacidade mental de uma pessoa era como um músculo: quanto mais a pessoa o exercitava, mais inteligente se tornava. Os aplicativos geralmente incluíam jogos projetados para aumentar a memória de trabalho, o raciocínio espacial, a flexibilidade cognitiva e a aritmética mental do usuário – todas as habilidades que, juntas, determinam o nível de inteligência em uma variedade de tarefas diferentes. Os usuários geralmente relataram maior clareza mental e memória aguçada, e a literatura acadêmica parecia corroborar esses argumentos, registrando diferenças notáveis no QI após algumas semanas de treinamento regular. No debate natureza *versus* criação, talvez a criação – mesmo na idade adulta – pudesse deixar a natureza em apuros.

Infelizmente, muitos desses estudos não envolveram um controle "ativo" – isto é, uma comparação adequada que pudesse levar os participantes a acreditar que estavam fazendo algum esforço útil.[4] E, para aqueles que envolveram um controle, a atividade foi quase sempre pouco inspiradora – como assistir a um DVD educativo – e talvez não tenha evocado a mesma sensação de envolvimento mental de um jogo interativo.[5] Afinal, todos nós já assistimos a aulas enfadonhas, sem perceber um súbito impulso cerebral depois. Como resultado, as expectativas de melhora em cada condição provavelmente eram muito diferentes. Aspecto ainda mais problemático: muitos desses estudos recrutaram os sujeitos da pesquisa – em sua maioria estudantes universitários – com anúncios que afirmavam abertamente o fato de que eles participariam de um "experimento de treinamento cerebral". Como resultado, os estudantes chegaram aos laboratórios com algumas suposições muito fortes sobre a experiência que teriam.

A fim de descobrir se um efeito da expectativa poderia ter distorcido os resultados anteriores, o cientista cognitivo Cyrus Foroughi e colegas da Universidade George Mason em Fairfax, Virgínia, começaram a recrutar estudantes usando dois folhetos distintos, que eles afixaram por todo o campus da universidade.

O primeiro estabelecia com todas as letras as expectativas de um imenso impulso cerebral:

__Treinamento cerebral e aprimoramento cognitivo__
Inúmeros estudos mostraram que o treinamento da memória
de trabalho pode aumentar a inteligência fluida.
Participe de um estudo hoje!

O segundo, em vez disso, focava o incentivo de obter créditos universitários:

__Envie um e-mail hoje e participe de um estudo__
Precisa de créditos? Inscreva-se para um
estudo hoje e ganhe até 5 créditos.
Participe de um estudo hoje!

Cada folheto fornecia um endereço de e-mail diferente para que os estudantes manifestassem o interesse em participar, o que permitiu a Foroughi e seus colegas determinar qual mensagem cada um havia visto ao se inscrever para o estudo. Assim que chegaram ao laboratório, os participantes fizeram dois testes de inteligência separados, proporcionando aos pesquisadores uma pontuação básica antes de tomarem parte de um treinamento cerebral de uma hora de duração. Em seguida, ganharam uma noite de sono antes de se submeterem a mais dois testes de inteligência no dia seguinte.

Como o próprio Foroughi aponta, seria bastante improvável que uma única hora de treinamento pudesse ter um efeito significativo na inteligência; afinal de contas, acredita-se que um ano inteiro de educação adicional acrescenta, no máximo, cerca de cinco pontos ao QI de alguém. No entanto, foi exatamente isso que sua equipe descobriu no grupo de alta expectativa, cujos participantes mostraram um enorme ganho de cinco a dez pontos de QI nos dois testes, ao passo que o grupo de controle praticamente não apresentou melhora. Por meio do simples poder da expectativa, o primeiro grupo recebeu um impulso cerebral instantâneo.

Para obter mais evidências, Foroughi revisitou experimentos de treinamento cerebral anteriores a fim de verificar se haviam ou não oferecido publicidade escancarada do mesmo tipo que ele usou em seu estudo e comparar o tamanho dos efeitos aos estudos que não explicitavam os benefícios propostos durante o recrutamento. Como era de se esperar, constatou que os ganhos cognitivos foram muito maiores nos experimentos que (involuntariamente) aumentaram as expectativas dos participantes.[6]

Alguns consideraram o estudo de Foroughi uma evidência de que o treinamento cerebral simplesmente não funciona. Essa conclusão foi uma simplificação exagerada. Na realidade, o estudo confirmou que recorrer à "ginástica da mente" e se envolver em atividades mentais difíceis pode de fato fortalecer o cérebro, pelo menos a curto prazo – mas parte desse sucesso vem do espalhafato publicitário. Em seus badalados anúncios do jogo Dr. Kawashima's Brain Training, Nicole Kidman estava na verdade tornando todos os usuários um pouco mais inteligentes.[7]

Efeitos da expectativa semelhantes já foram documentados em testes de estimulação cerebral não invasivos. Qualquer um pode comprar dispositivos que aplicam pequenas correntes elétricas ao couro cabeludo, que supostamente alteram a atividade dos neurônios por debaixo – às vezes a publicidade anuncia que eles propiciam um impulso cerebral instantâneo. Ainda está em curso um debate acadêmico sobre se a tecnologia é tão potente quanto alguns afirmam, mas pelo menos alguns dos efeitos parecem surgir das suposições das pessoas sobre as intervenções e sua própria capacidade de melhorar.[8]

O QI é apenas uma maneira de medir nosso potencial intelectual, é claro. Talvez seja melhor entendê-lo como uma capacidade cerebral subjacente que determina a rapidez com que processamos novas informações. Mas agora sabemos que muitas outras medidas de capacidade de raciocínio também serão suscetíveis a efeitos da expectativa.

Pense na criatividade e na capacidade de encontrar soluções originais para os problemas. Leia qualquer revista ou site de negócios, e você logo encontrará algum artigo oferecendo dicas sobre as melhores maneiras de aprimorar a originalidade de suas ideias – desde tomar uma dose de vodca[9] até ficar deitado.[10] No entanto, tais quais os estudos de treinamento cerebral, volta e meia os experimentos deixam de levar em consideração as crenças e convicções das pessoas ao entrarem no laboratório. A maioria de nós sabe, afinal, que escritores como Ernest Hemingway tiveram seus mais formidáveis lampejos de inspiração enquanto estavam sob a influência de bebida alcoólica, o que significa que, quando nos dão uma bebida e nos pedem para fazer um teste de pensamento criativo, já estamos preparados de antemão para ter um melhor desempenho; de forma análoga, podemos ter ouvido falar que muitos escritores, caso de Truman Capote, Vladimir Nabokov ou (mais recentemente) Phoebe Waller-Bridge, preferiam trabalhar deitados na cama. É muito provável que essas suposições tenham influenciado os resultados e, sem a implementação de controles adequados, não temos como saber se o que faz toda a diferença é a vodca (ou deitar de barriga para cima) ou nossas expectativas acerca do que a vodca (ou deitar de barriga para cima) fará por nós.[11]

A fim de verificar se crenças aprimoradas podem nos tornar mais criativos, uma equipe do Instituto Weizmann de Ciências, em Rehovot, Israel, instruiu pessoas com a expectativa de que cheirar canela poderia ajudá-las a ter ideias mais originais. Conforme o esperado, esses participantes obtiveram uma pontuação muito mais alta em uma medida padrão de criatividade na qual tiveram que criar usos novos e originais para objetos domésticos comuns – por exemplo, um pé de sapato, um prego ou um botão – quando expostos ao cheiro. Os participantes que simplesmente fizeram o teste do cheiro, sem nenhuma expectativa de que o perfume pudesse lubrificar seu pensamento, não viram esses benefícios.[12]

E quanto à memória? As expectativas não conseguem criar conhecimento onde ainda não existe nenhum: ao contrário de algumas afirmações mais rebuscadas da literatura mente-corpo-espírito, você não pode simplesmente dizer a si mesmo que é fluente em francês e falar esse idioma com a mesma perfeição da atriz Audrey Tautou. Mas muitos de nós absorvemos mais informações do que imaginamos, e um recente estudo do conhecimento geral dos estudantes mostra que um efeito da expectativa pode facilitar ou dificultar a recuperação desses fatos.

Os pesquisadores levaram os participantes a acreditar que estavam envolvidos em um teste de mensagens subliminares e que a resposta para cada pergunta piscaria em uma tela, por um breve momento. Se, por exemplo, lhes perguntassem "Quem pintou Guernica? Picasso, Dalí, Miró ou El Greco?", o nome Picasso deveria ser exibido com uma pequena antecedência. Os participantes foram informados de que a resposta desapareceria antes que estivessem conscientes da presença da palavra, mas sua mente subconsciente seria capaz de captá-la. "Sigam sua intuição", disseram os pesquisadores, "em algum nível, vocês já sabem a resposta". Na realidade, é claro, não havia pistas subliminares, mas a crença de que eles receberam uma ajuda significou que os participantes eram muito mais propensos a escolher a resposta correta a cada vez.[13]

Como isso pode ser possível? Os neurocientistas que estudam a consciência costumam falar sobre nosso "espaço de trabalho mental" – que poderíamos imaginar como uma espécie de quadro branco que permite manipular uma quantidade limitada de informações a qualquer momento. Se você se considera um pensador relativamente lerdo, obtuso e pouco original, então suas ansiedades acerca de suas habilidades atravancarão seu espaço de trabalho. Se você já tem mais fé em seu potencial intelectual, no entanto, esse espaço de trabalho ficará mais amplo, de modo que você possa armazenar mais informações – e seu pensamento ficará mais focado e menos inibido, permitindo que você dedique mais atenção à tarefa específica à mão. Essa crença em suas próprias habilidades também significa que é mais provável que você persista, mesmo que a melhor solução não lhe ocorra de imediato.

Os efeitos da expectativa serão especialmente importantes quando enfrentamos novas dificuldades que desafiam nossas habilidades existentes. Há uma profusão de pesquisas a mostrar que a frustração moderada – que geralmente acompanha novos desafios – é, na verdade, um sinal de aprendizagem; quando julgamos que algo é difícil de compreender ou de realizar, maior é a probabilidade de fazermos melhorias duradouras em nossas habilidades ou de nos lembrarmos do fato no futuro – em comparação a quando o problema ou tarefa é imediatamente resolvido (é por essa razão que os neurocientistas elogiam os benefícios das "dificuldades desejáveis" para a aprendizagem). Infelizmente, em sua maioria as pessoas têm dificuldade para perceber isso e, pelo contrário, começam a desenvolver o medo de que nunca melhorarão, o que se torna uma postura deletéria e autodestrutiva. Alguns experimentos eficientes descobriram que o simples ato de se lembrar dos benefícios da frustração pode amenizar esses problemas, reduzindo os sentimentos de desamparo e liberando recursos mentais, como a memória de trabalho, de modo a apresentar um desempenho melhor com o tempo.[14] Mais uma vez, é um autocumprimento da profecia: se você tem a expectativa de que a frustração o ajudará a aprender, ela o ajudará; se você acha que a frustração é um sinal de que você está completamente despreparado e sempre estará, então ela é.

Você deve tomar cuidado com a armadilha do excesso de confiança, é claro – simplesmente supor que você é brilhante em tudo, sem que haja qualquer fundamento racional para essa autoconfiança em demasia, também pode levá-lo ao fracasso e ao constrangimento. O objetivo é ser realista, de preferência testando suas habilidades em passos pequenos e graduais. Não comece com expectativas infladas de grandes saltos de incremento em suas habilidades, mas apenas questione suas premissas e mantenha a mente aberta. Mesmo que você normalmente não chegue a ponto de chafurdar em sentimentos de inadequação, ainda pode presumir que certas habilidades "não são para mim" – mas depois de investigar a fundo as origens dessas convicções, talvez descubra que na verdade você é muito mais capaz do que imaginava, liberando um potencial oculto que melhorará seu desempenho no futuro.

■ O PODER DE PIGMALIÃO

Se nossas próprias crenças e convicções podem restringir ou liberar nosso potencial intelectual, e quanto às crenças e convicções dos outros a nosso respeito?

Após seus estudos na Escola de Ensino Fundamental Spruce, Rosenthal e Jacobson detalharam suas descobertas em um livro chamado *Pygmalion in the Classroom* [Pigmalião na sala de aula]. O título era uma alusão a um mito clássico narrado nas *Metamorfoses* de Ovídio, em que um escultor se apaixona por uma estátua por ele esculpida, levando os deuses a realizar seus desejos e trazê-la à vida, e à peça de George Bernard Shaw, *Pigmalião*, em que uma mendiga que vende flores nas ruas da cidade aprende a se comportar com os modos de uma dama da aristocrática sociedade vitoriana graças às instruções de seu apaixonado professor. (Pigmalião também é a base para o musical *My Fair Lady – Minha bela dama*, estrelado por Audrey Hepburn, que foi lançado – talvez por coincidência – no mesmo ano em que se realizou o estudo, 1964.)

O fato é que, na década de 1960, a ideia de que as crenças e convicções poderiam mudar os resultados das coisas parecia pertencer ao reino da ficção e da mitologia. Lembre-se de que, nesse período, os efeitos da expectativa ainda estavam em larga medida restritos à medicina e, mesmo nesse campo, eram vistos como uma distração das ações fisiológicas "reais" dos medicamentos. Não é de admirar, então, que de início os psicólogos contemporâneos tenham mostrado ceticismo em relação às enormes melhorias dos alunos na Escola de Ensino Fundamental Spruce. E havia algumas razões legítimas para contestar os resultados – incluindo a amostra relativamente pequena de alunos, o que poderia ter inflado o suposto tamanho do efeito.

Ao longo das décadas posteriores, no entanto, muitos outros estudos confirmaram que as expectativas de um professor podem ter uma influência positiva ou negativa na educação de uma criança.[15] Se, por qualquer motivo, um professor decidir que o aluno é menos capaz, acabará, involuntariamente, travando o desenvolvimento desse aluno, independentemente da capacidade efetiva da criança. De fato, e infelizmente, as pesquisas sugerem que essas perdas no desempenho podem ser mais drásticas do que os ganhos cerebrais decorrentes das visões positivas de um professor.[16] "Creio que agora não resta qualquer dúvida de que as expectativas do professor fazem a diferença", disse-me Christine Rubie-Davies, educadora neozelandesa da Universidade de Auckland, que investigou a fundo o "efeito Pigmalião".

Na última década, houve uma explosão de renovado interesse no efeito Pigmalião, com evidências de que as consequências das expectativas de um professor podem ser surpreendentemente duradouras. No início da década de 2010, Nicole Sorhagen, da Universidade Temple, na Filadélfia, Pensilvânia, analisou os resultados de uma pesquisa que acompanhou o progresso de mil crianças em dez cidades dos Estados Unidos. Pediu-se aos professores das crianças do primeiro ano do ensino fundamental que avaliassem as várias habilidades acadêmicas de seus alunos – opiniões subjetivas que, em seguida, Sorhagen comparou com o desempenho real dos alunos em testes padronizados no mesmo ano. Se houvesse uma discrepância entre os dois, isso sugeriria que os professores tinham expectativas injustamente altas ou baixas em relação à criança. Sorhagen descobriu que esses juízos precoces poderiam prever as notas de matemática, compreensão de leitura e vocabulário das crianças aos 15 anos. A vantagem de uma avaliação positiva de um professor, ou a desvantagem de uma avaliação excessivamente negativa, permaneceu com a criança até o ensino médio.[17]

Talvez não cause surpresa que a ideia também tenha chamado a atenção de psicólogos organizacionais em busca de maneiras de aumentar a produtividade, e agora está claro que as expectativas de outras pessoas podem ser uma força poderosa no local de trabalho, determinando o desempenho de todo tipo de trabalhador, desde policiais holandeses a bancários do National City Bank de Nova York. Em cada um dos casos, as expectativas de um chefe impulsionaram ou limitaram o desempenho de seus funcionários, da mesma forma que os professores da Escola de Ensino Fundamental Spruce acionaram o potencial intelectual de seus alunos.

O estudo mais impressionante examinou soldados israelenses submetidos a um curso de comando de combate de quinze semanas, durante o qual foram testados em várias habilidades táticas.[18] Descobriu-se que preparar um líder para ter expectativas positivas em relação a um determinado subordinado em treinamento melhorava a pontuação média do recruta em três desvios padrão. Isso significava que o soldado mais mediano, sob circunstâncias normais, subiria para o 0,1% dos melhores recrutas se o treinador acreditasse que ele tinha potencial elevado.

Efeitos tão grandes assim são excepcionais – aparentemente nas Forças de Defesa de Israel havia algum aspecto que era especialmente propício a esse efeito da expectativa e não deveria ser esperado em nenhum outro lugar –, mas o tamanho médio do efeito entre categorias profissionais de uma determinada área é muito grande em comparação com a maioria das intervenções psicológicas, levando a pessoa mediana a subir cerca de 16 pontos percentuais no âmbito de seu grupo, se seu chefe ou superior tiver uma visão positiva respeito dela.[19]

Como as expectativas serão transmitidas do professor ou chefe para seu aluno, funcionário ou subordinado dependerá das pessoas envolvidas e da situação específica. O meio mais óbvio seria o elogio ou a crítica aberta; todos nós sabemos que o encorajamento e o incentivo poderão ser úteis e a crítica, prejudicial. Mas as expectativas de uma pessoa também são evidentes nas metas que ela estabelece, o que pode afetar o desempenho. Se um professor escolhe continuamente tarefas mais ambiciosas para seus alunos favoritos, isso lhes oferece mais oportunidades de aprendizagem, ao passo que o restante do grupo perde essas oportunidades.

Outros sinais podem ser mais sutis. Imagine que alguém faz uma pergunta e você comete um erro ao responder. Se alguém tiver grandes expectativas sobre suas habilidades, pode ser que reformule a pergunta ou lhe explique tintim por tintim o problema. Alguém com expectativas mais baixas, no entanto, pode simplesmente seguir em frente, o que sugere com delicadeza que não considera que você aprenderá com o erro.[20]

Talvez os sinais não verbais sejam os mais importantes. Por exemplo, as pessoas são menos propensas a sorrir e fazem menos contato visual se tiverem expectativas mais baixas a respeito de alguém – pequenas diferenças na interação que, no entanto, são facilmente percebidas por crianças e adultos. Até mesmo o silêncio pode ser relevante: fazer uma pequena pausa pode dar ao interlocutor mais chances de expandir suas ideias, em vez de interrompê-lo. Os psicólogos descrevem todos esses sinais sutis como "vazamento", uma vez que as pessoas podem comunicar acidentalmente suas expectativas, mesmo quando estão tentando esconder seus sentimentos.[21]

Não importa como as expectativas são comunicadas, as pesquisas mostram que elas são logo internalizadas pelas pessoas-alvo, que sofrem as consequências, a exemplo da redução ou aumento de sua motivação e autoconfiança. Muitas vezes, podemos nem sequer estar conscientes das pistas e deixas que nos fazem sentir assim, mas esses sentimentos afetarão nosso desempenho.

Nossa alternativa é esperar que, com tempo e trabalho árduo, mais cedo ou mais tarde sejamos capazes de provar nosso valor, e, por conseguinte, o professor, chefe ou superior reavaliará e atualizará suas crenças e convicções a respeito de nossas habilidades e aptidões. Infelizmente, superar as expectativas de alguém pode ter consequências contraintuitivas. Embora os professores da Escola de Ensino Fundamental Spruce admitissem sinais de precocidade nos estudantes "florescentes", Rosenthal e Jacobson descobriram que eles tinham uma visão mais severa acerca de outras crianças que, ainda que não tivessem sido rotuladas como "florescentes", faziam progressos inesperados. "Quanto mais evoluíam, mais acentuada era a avaliação desfavorável que recebiam", o psicólogo e a diretora observaram em seu artigo para a revista *Scientific American*.[22] Depois que os professores formavam uma crença negativa, a criança enfrentava uma ferrenha batalha para agradá-los.

Talvez isso seja uma outra forma do "viés de confirmação" da mente humana: estamos sempre à procura de razões para corroborar nossas opiniões existentes e, quando a evidência contraditória está literalmente nos encarando, simplesmente escolhemos rejeitá-la em vez de rever e adaptar nossas crenças. Tal qual um dramaturgo que elabora cuidadosamente um arco narrativo, não gostamos que os objetos de nossas expectativas saiam do roteiro.[23]

■ A BOLHA DO VIÉS

As consequências do efeito Pigmalião não seriam tão terríveis se a maioria das pessoas fosse meticulosa, precisa e justa em seus julgamentos dos outros. Afinal, na maioria das autobiografias você lerá que algum mentor enxergou o incrível potencial do jovem astro ou estrela e, por meio de seu incentivo implacável, ajudou o jovem prodígio a reconhecer seus próprios talentos. E, nesses poucos casos selecionados, provou-se que os mentores estavam absolutamente certos.

Para a polímata norte-americana Maya Angelou, a mentora foi Bertha Flowers, cujo incentivo contínuo inspirou o amor de Angelou pela literatura e a capacitou com sentimentos de autoestima. "Eu era respeitada não só por ser neta da sra. Henderson e irmã de Bailey, mas por ser Marguerite Johnson", ela escreveu.[24] (Marguerite Johnson era o nome que Angelou usava na época.) Para Oprah Winfrey, foi a sra. Duncan. "Por sua causa, sempre senti que poderia conquistar o mundo", disse Winfrey a Duncan, cara a cara, em seu programa de entrevistas na TV.[25] E, para o físico Stephen Hawking, foi o professor Dikran Tahta, que enxergou na caligrafia precária e cheia de garranchos de seu jovem e preguiçoso aluno alguém a quem incutir o fascínio pelo universo. "Por trás de cada pessoa excepcional, há um professor excepcional", afirmou Hawking.[26]

Infelizmente, as pesquisas no campo da psicologia revelam que a capacidade da maioria das pessoas para detectar um talento latente está longe de ser excepcional. Julgamos os outros, e somos julgados também, com base em pequenas diferenças superficiais, o que significa que as vantagens das entusiásticas expectativas de alguém são muitas vezes concedidas injustamente.

Basta refletir sobre um viés conhecido como "efeito halo", que nos leva a supor que pessoas com rostos mais simétricos – em suma, aquelas que são o estereótipo da boa aparência – são também mais inteligentes e competentes. Não existe razão lógica para isso; é puro preconceito. Nas palavras dos autores de um artigo, "a beleza nos cega".[27]

Infelizmente, somos julgados por nossa aparência desde a mais tenra idade. Quando essas expectativas são continuamente transmitidas a nós por meio de nossos pais e mães, professores, treinadores, gerentes e chefes, podem determinar nosso desempenho real em muitas tarefas para as quais nossa aparência deveria ser completamente irrelevante. Mais cedo ou mais tarde, as percepções distorcidas se tornam nossa realidade.[28]

Como mostrou a pesquisa sobre o efeito geral de Pigmalião, as consequências podem se avolumar com o tempo.[29] Vários estudos confirmaram que a aparência de uma criança pode prever as expectativas de seus professores e, por sua vez, seu desempenho acadêmico.[30] E, se a pessoa se sair um pouco melhor na escola, também poderá arranjar um trabalho melhor – em que talvez conte novamente com uma ajudinha dos julgamentos das pessoas sobre sua competência com base em sua aparência. Ela terá mais chances de ser promovida e ganhar um salário mais alto – e assim os benefícios se acumulam feito uma bola de neve. Um estudo do início da década de 1990, por exemplo, constatou que dez anos depois de se formar, um estudante de MBA considerado "atraente" ganhava cerca de 10 mil dólares a mais por ano do que as pessoas menos "belas" da turma.[31]

Até mesmo aspectos supostamente irrelevantes quanto o tom de voz pode influenciar nosso sucesso a longo prazo, por meio das vantagens (ou desvantagens) cumulativas que surgem do efeito halo. Em geral, pessoas de voz mais grave são consideradas mais competentes. Quando William Mayew, da Universidade Duke, em Durham, Carolina do Norte, analisou as gravações de 792 CEOs de algumas das maiores empresas dos Estados Unidos, descobriu que os executivos com as vozes mais graves tendiam a controlar as maiores empresas. Todas as outras circunstâncias sendo as mesmas, a remuneração deles chegava a 187 mil dólares a mais por ano (James Skinner, o CEO do McDonald's, tinha uma das vozes mais graves da amostra; seus ganhos médios anuais eram de 14,71 milhões de dólares).[32] Aparentemente esse fator influenciava também o tempo de permanência dos altos executivos no cargo.

É surpreendente – e assustador – que diferenças tão superficiais possam exercer uma influência tão poderosa sobre a percepção que os outros têm de nós e, consequentemente, sobre a trajetória de nossa vida. E há muitas outras maneiras, muito mais importantes, pelas quais as expectativas baseadas em estereótipos podem moldar as habilidades e capacidades concretas das pessoas.

A neurocientista britânica Gina Rippon, por exemplo, argumenta que as expectativas dos adultos sobre os papéis de gênero começam a moldar o cérebro das crianças desde o nascimento. Ela descreve os bebês como "esponjas sociais" e argumenta que mesmo dicas e deixas sutis de pais, professores ou amigos podem impulsionar ou diminuir suas incipientes habilidades em diferentes campos, reforçando sua confiança ou criando uma sensação de ansiedade.

O pai ou a mãe que demonstra uma leve surpresa ao ver a filha brincar com um conjunto de tijolinhos Lego, por exemplo, sinalizando sutilmente que isso é inesperado e – na interpretação da criança – indesejável, acaba por tornar menos provável que ela volte a brincar com os bloquinhos de montar no futuro. Esse tempo de brincadeira perdido pode parecer irrelevante, mas teria ajudado a treinar habilidades de raciocínio espacial e não verbal – o que significa que, quando a menina crescer, estará em ligeira desvantagem em comparação com meninos da mesma idade.

Enquanto isso, na escola, um adulto pode plantar a semente da dúvida na cabeça de uma menina, fazendo com que ela tenha um desempenho inferior em uma prova de matemática. Ao confirmar seus medos, ela pode ter um desempenho ainda pior na prova seguinte, deixando-a cada vez menos entusiasmada com a matemática. Essas expectativas iniciais poderiam, assim, prejudicar seu desempenho imediato e atrapalhar sua aprendizagem de longo prazo, até que – pelo menos para esta criança específica – a ideia de que "meninas não sabem matemática" se torna uma profecia autorrealizável.

Esses preconceitos podem se estender além da educação e chegar ao mercado de trabalho, tornando tudo um pouco mais difícil do que precisa ser e, com o tempo, acabam levando às disparidades de gênero nas carreiras de ciência, tecnologia, engenharia e matemática.

Ainda hoje algumas pessoas negam a importância da expectativa e, em vez disso, argumentam que as diferenças de gênero são inatas. Esses céticos apontarão para tomografias cerebrais que aparentemente mostram algum tipo de diferença anatômica entre o cérebro de meninos e meninas, ou homens e mulheres. Há quem alegue que os homens têm regiões cerebrais maiores associadas ao raciocínio espacial ou habilidades matemáticas, por exemplo. Longe de demonstrar uma diferença herdada, no entanto, a variação anatômica mostrada nessas ressonâncias magnéticas cerebrais é um reflexo do viés de gênero de nossa cultura. É natural que o cérebro responda ao seu ambiente e às habilidades que fomos estimulados a praticar. Se você é uma criança brincando com Lego, está mudando ativamente as conexões do seu cérebro. Como resultado, essas supostas diferenças são simplesmente outra ilustração de como nossas expectativas – e as das pessoas ao nosso redor – podem ter um efeito físico concreto em nossa biologia.

Além da suposta disparidade de gênero na aptidão para certas esferas acadêmicas, os efeitos da expectativa exacerbam também as consequências da desigualdade econômica. Hoje há fortes evidências de que os professores subestimam de forma consistente as habilidades e capacidades das crianças mais pobres. Isso é especialmente lamentável, pois as pesquisas mostram que as crianças com origem na classe trabalhadora também podem se beneficiar ao máximo das expectativas positivas dos professores, com o incremento da capacidade intelectual ajudando a compensar os minguados recursos de que dispunha em casa.[33] Se as circunstâncias já estavam todas contra a criança, ela precisaria de toda a confiança que pudesse receber.

As consequências das falhas de expectativas são um grave problema sobretudo para as minorias étnicas (fato que Jacobson e Rosenthal, de fato, notaram em seus escritos originais sobre o assunto). Há evidências abundantes de que muitas pessoas – que não são abertamente racistas – têm preconceitos implícitos com base na etnia, e que esses preconceitos podem ser comunicados de forma inconsciente, com consequências importantes para o mundo acadêmico e o mercado de trabalho.

Comprovando esse fato, uma pesquisa de grande envergadura nos Estados Unidos acompanhou uma amostra diversificada de mais de 8.500 alunos, do jardim de infância ao oitavo ano do ensino fundamental, com foco específico em seu desempenho em matemática. Publicado em 2018, o estudo concluiu que os efeitos das expectativas dos professores "são mais fortes para meninas brancas, meninas de minorias e meninos de minorias do que para meninos brancos".[34] Muitas vezes, essas baixas expectativas podem permear toda a cultura de uma instituição. Nas escolas mais pobres e nas quais há maior diversidade étnica entre os alunos, o corpo docente é propenso a pensar que esses alunos, como um grupo, são "menos ensináveis" – atitude que se mostrará verdadeira, graças em igual medida ao comportamento dos professores e às difíceis circunstâncias dos alunos.[35]

De tempos em tempos você ouvirá argumentos de que grupos minoritários ou desfavorecidos devem simplesmente se esforçar para "suar a camisa" e superar essas barreiras, trabalhando duro para refutar os preconceitos culturais vigentes. Essa é uma tarefa hercúlea, no entanto. Quando as pessoas se sentem em risco de se conformar com expectativas negativas sobre seu grupo, são afetadas por um tipo de ansiedade conhecida como "ameaça de estereótipo", que prejudica seu desempenho. Refletir sobre essa situação – até mesmo como estratégia para se preparar psicologicamente para trabalhar com afinco redobrado, já que lhe disseram algo como "Você precisará trabalhar duas vezes mais para chegar à metade" – serve apenas para aumentar esse estresse.[36]

Na nossa infância, ficávamos emocionados com os contos de fadas nos quais uma criança aleatória era abençoada por uma fada madrinha ou amaldiçoada por uma bruxa, mas a realidade alarmante é que muitas pessoas estão sujeitas às profecias alheias com base em sua etnia, gênero ou a aparência de seu rosto, e até mesmo os preconceitos mais sutis têm o poder de mudar a trajetória de toda a nossa vida. Se continuarmos a permitir que as baixas expectativas perdurem e prevaleçam, ditando as regras de forma desenfreada, haverá muitas pessoas dotadas de talentos ocultos que jamais terão sentido o tipo de incentivo que motivou Stephen Hawking, Oprah Winfrey ou Maya Angelou, que nunca terão um professor excepcional para trazer à tona o indivíduo excepcional. E o mundo ficará mais pobre por isso.

Então, o que fazer?

■ REESCREVENDO O ROTEIRO

Quando Rosenthal e Jacobson publicaram seu estudo, alguns comentaristas presumiram que eles estavam tentando apagar, ou pelo menos descartar, as outras fontes potenciais de desigualdade. "Se milhares e milhares de crianças não estão aprendendo a ler, escrever, falar e calcular, não é por causa de salas de aula superlotadas, dos efeitos da pobreza e das condições sociais, programas e materiais educacionais mal desenvolvidos e professores mal preparados", um colunista do jornal The New York Times opinou com sarcasmo. "Não, as crianças não estão aprendendo porque os professores não têm a expectativa de que elas aprendam."[37]

Foi uma síntese injusta e exagerada dos pontos de vista de Jacobson e Rosenthal, mas vale a pena levar a sério a importância dos fatores estruturais. Além dos efeitos das expectativas implícitas das pessoas, muita gente ainda tem que lidar com machismo, racismo e preconceito de classe explícitos, para não mencionar as barreiras institucionais que mantêm as desigualdades nos Estados Unidos, no Reino Unido e em muitos outros países. Tratar dos efeitos da expectativa não resolverá magicamente esses problemas, assim como não poderíamos esperar que um placebo curasse milagrosamente uma doença terminal.

Reconhecer esse fato não significa que devemos abandonar a possibilidade e a importância da mudança psicológica, no entanto. Cinco décadas depois daquele célebre experimento na Escola de Ensino Fundamental Spruce, uma coletânea de pesquisas cada vez mais farta mostrou que professores e líderes podem mudar a maneira de comunicar suas expectativas em relação aos outros. Podem não ser uma panaceia, mas essas intervenções serão um primeiro e importante passo para maximizar o potencial de todos.

Christine Rubie-Davies, da Universidade de Auckland, encabeçou uma das tentativas mais robustas de reescrever os roteiros dos professores sem enganação. Trabalhando com Rosenthal, ela convidou um grupo de noventa professores do ensino fundamental e médio para participar de um estudo aleatório controlado. Metade dos professores participou de sessões regulares de desenvolvimento profissional, examinando maneiras gerais de aprimorar o envolvimento e o desempenho dos alunos, ao passo que o restante frequentou quatro oficinas que analisaram especificamente a importância das profecias autorrealizáveis – tanto um quanto outro eram mais ou menos equivalentes em termos de tempo e esforço necessários.

Nas oficinas, primeiro Rubie-Davies fez uma preleção para instruir os professores sobre o poder dos efeitos da expectativa e como podem afetar o desempenho acadêmico, além de passar algumas estratégias para aumentar as expectativas de todos os alunos acerca de si mesmos. Essas técnicas incluíam coisas como trabalhar com cada aluno individualmente para definir metas inequívocas, estabelecer medidas para garantir que todos os alunos (e não apenas os prediletos) recebessem feedbacks regulares e encontrar maneiras de estimular a autonomia dos alunos, deixando claro que muitas vezes cabe a eles resolver os próprios problemas, porque têm o poder para tanto.

Ademais, pediu-se aos professores que se filmassem em sala de aula – vídeos que foram analisados nas oficinas subsequentes. Os filmes eram o xis da questão do sucesso do experimento, pois permitiam que os professores identificassem as muitas maneiras pelas quais suas baixas expectativas ainda poderiam estar "vazando" por meio de gestos inconscientes, como a linguagem corporal e o tom de voz. Como o estudo anterior sobre o efeito Pigmalião havia mostrado, eles muitas vezes desconheciam por completo seus próprios vieses. "De repente, eles perceberam que só faziam perguntas de matemática aos meninos ou interagiam principalmente com as crianças brancas", disse-me Rubie-Davies. "Tornou-se uma experiência de aprendizagem realmente poderosa."

Os resultados foram exatamente os esperados, levando a uma melhoria de 28% no desempenho em matemática dos alunos cujos professores participaram de oficinas em comparação com os alunos cujos professores passaram por um treinamento padrão de docentes sem qualquer foco específico no efeito Pigmalião.[38] Está provado que é possível mudar a forma como alguém comunica suas expectativas sobre os outros e capacitá-los com mais autoconfiança – e isso pode ter um impacto significativo na vida das pessoas (e na nossa).[39]

Idealmente, esse tipo de intervenção seria comum em todas as instituições educacionais e locais de trabalho – e talvez venham a ser, quando o conceito de efeito da expectativa for amplamente conheci-do. Nesse meio-tempo, pelo menos é possível nos protegermos das expectativas alheias.

Como muitos dos efeitos negativos são causados pela ansiedade de desempenho – e pela expectativa imposta de que, de alguma forma, não estamos à altura da tarefa –, podemos usar algumas das técnicas de reavaliação do estresse, esmiuçadas no capítulo 7, para repensar os desafios que estamos enfrentando. Embora esses métodos tenham sido concebidos para todos os tipos de ansiedade, as evidências disponíveis sugerem que são especialmente eficazes para combater os estereótipos negativos. Quando as meninas eram ensinadas sobre os benefícios po-tenciais dos sentimentos de ansiedade – energizar o cérebro e aumentar o desempenho –, tendiam a obter notas melhores em testes de mate-mática, por exemplo. É importante ressaltar que a intervenção trouxe os maiores efeitos quando as meninas foram explicitamente lembradas da expectativa predominante de que elas teriam um desempenho pior, e isso mostra que a reavaliação do estresse ajudou a neutralizar a ameaça de estereótipo.[40]

Como alternativa, você pode se envolver em um processo chamado "autoafirmação". O nome talvez soe desconcertante de tão semelhante com um exercício de algum manual esotérico, mas não deixe que isso o detenha. A autoafirmação, conforme definido por psicólogos experimentais, não é um ato de pensamento positivo, mas um método simples para neutralizar algumas das dúvidas mais irracionais que você possa estar alimentando.[41]

Em vez de chamar a atenção para a tarefa específica em questão – o que pode apenas desencadear uma ruminação negativa sobre as dificuldades esperadas –, o objetivo é focar nossas habilidades e valores gerais, bastante desconectados do problema que estamos enfrentando. Reconhecer essas outras qualidades pessoais reforça nossa crença em nossos próprios recursos, ao mesmo tempo em que nos lembra de que nosso autorrespeito e valor próprio não precisam depender do desafio à mão. Menos ansiedade, por sua vez, libera o espaço de trabalho mental dos pensamentos negativos que impediriam nosso sucesso, melhorando nossa memória e concentração – e ajuda a fortalecer nossa determinação de continuar em meio a desafios difíceis. Você pode pensar na autoafirmação como um fortalecimento dos alicerces de nosso valor próprio, de modo que nossas ideias acerca de nós mesmos não sejam mais tão facilmente influenciadas pelas opiniões alheias.

Experimente por conta própria agora, e você verá como é fácil. Primeiro, enumere dez características – coisas como senso de humor, criatividade, independência, habilidades sociais ou capacidade atlética – que tenham importância pessoal para você. Agora pegue a mais importante e descreva brevemente por que ela é importante, incluindo uma descrição de um momento em que ela provou ter significado especial em sua vida.

É o tipo de exercício breve que você pode realizar a qualquer hora, em qualquer lugar – e seu poder está escondido na simplicidade. Em uma das primeiras e mais impressionantes demonstrações, cientistas das universidades de Alberta e do Arizona pediram aos participantes que realizassem um teste de percepção espacial, no qual deveriam combinar formas rotacionadas. Como já se mencionou aqui, as habilidades espaciais costumam ser consideradas um ponto fraco para as mulheres – basta pensar em todas as piadas machistas sobre mulheres lendo mapas – e, graças ao efeito da expectativa, isso geralmente se torna uma profecia autorrealizável.

Antes do teste, solicitou-se a metade dos participantes que completasse o breve exercício de autoafirmação, ao passo que o grupo de controle foi instruído a escrever sobre as características de outra pessoa. Para verificar se a autoafirmação seria capaz de ajudar mesmo quando as crenças e convicções negativas eram bastante destacadas, os experimentadores lembraram deliberadamente os participantes do estereótipo machista, dizendo: "Uma coisa que veremos é como homens e mulheres diferem em seu desempenho no teste, e até que ponto é verdadeiro é o estereótipo, ou a crença geralmente aceita, de que as mulheres têm mais problemas com tarefas de rotação espacial".

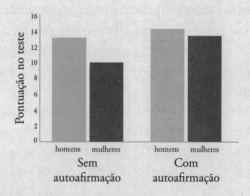

A autoafirmação reduz as diferenças de gênero no raciocínio espacial.

Os efeitos da autoafirmação foram notáveis, e a intervenção encerrou quase que por completo a disparidade de gênero nos resultados dos participantes.[42]

Os pesquisadores encontraram padrões muito semelhantes nas pontuações de matemática. Os homens, em geral, não precisam que sua autoconfiança seja fortalecida (e, portanto, apresentaram apenas ganhos modestos), mas as mulheres mostraram uma acentuada melhora depois de praticar a autoafirmação.

Se você ainda não está convencido, a seguir há um gráfico equivalente para alunos que fizeram um exame introdutório de física de nível universitário – outra área em que normalmente a expectativa é que as mulheres tenham um desempenho inferior. À esquerda está a condição de controle. À direita estão os resultados com alguns exercícios de autoafirmação, no início do semestre e pouco antes das provas trimestrais. Como se pode ver, a diferença de gênero diminuiu de cerca de 10% para apenas alguns pontos. Confirmando seus efeitos de proteção, os pesquisadores descobriram que os benefícios da autoafirmação foram maiores para as mulheres que já acreditavam no estereótipo sexista antes; de alguma forma, a autoafirmação atuava como um antídoto para as crenças e convicções negativas transmitidas pela sociedade.[43]

Além de reduzir a disparidade de gênero, a autoafirmação pode também remediar as expectativas negativas muitas vezes associadas a circunstâncias econômicas mais pobres. Em um estudo realizado no Reino Unido, pediu-se a estudantes de 11 a 14 anos em uma aula de língua inglesa no início do ano letivo que escrevessem uma redação de autoafirmação. Comparando os resultados das crianças que recebem merenda escolar gratuita aos de crianças de lares mais ricos, os pesquisadores constataram que o exercício simples reduziu as diferenças de classe em 62%.[44]

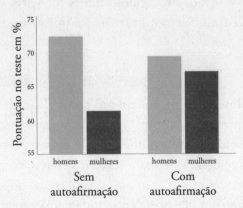

A autoafirmação reduz as diferenças de gênero no desempenho em física.

As descobertas mais fascinantes dizem respeito ao desempenho acadêmico de estudantes negros nos Estados Unidos. Assim como no estudo realizado no Reino Unido, pediu-se a alunos negros norte-americanos no início do sétimo ano do ensino fundamental que praticassem a autoafirmação, com "reforços" adicionais nos anos seguintes. Apesar de cada sessão levar apenas quinze minutos para ser concluída – o mais breve segmento de tempo no calendário escolar –, os exercícios de autoafirmação reduziram as diferenças raciais nas notas de exames individuais em 40%.[45] Fato ainda mais surpreendente é que os efeitos ainda podiam ser vistos nove anos após a intervenção original. No cômputo geral, 92% das crianças negras que participaram da autoafirmação matricularam-se no ensino superior, em comparação com 78% das crianças negras no grupo de controle.[46]

Esses efeitos consideráveis e de longo prazo sugerem um ciclo virtuoso de mudanças. Reforçar os sentimentos de autoestima contra as expectativas mais negativas dos outros impulsiona imediatamente o desempenho, o que pode aumentar a confiança pessoal para testes posteriores. Com o tempo, o simples ato de avaliar as habilidades e valores da pessoa pode permitir que ela rejeite de forma categórica as profecias autorrealizáveis da sociedade, criando uma trajetória radicalmente diferente do caminho prescrito.[47]

A autoafirmação é hoje uma das intervenções mais confiáveis, testadas e comprovadas, para combater os efeitos dos estereótipos negativos.[48] Se estivermos procurando novas maneiras de reduzir a desigualdade acadêmica, seu uso generalizado é realmente uma moleza.

Jacobson e Rosenthal concluíram seu estudo Pigmalião da Escola de Ensino Fundamental Spruce com algumas palavras da peça de George Bernard Shaw, quando Eliza Doolittle descreve o efeito das expectativas dos outros: "Olhe, coronel, a verdade é que, afora essas coisas que qualquer um pode aprender, como por exemplo dicção, modo de andar, modo de vestir etc., a diferença que existe entre uma dama e uma florista não reside tanto na maneira pela qual ela se porta, mas principalmente na maneira pela qual é tratada. Para o professor Higgins, serei sempre uma reles florista, porque ele me trata e me tratará eternamente como tal. Mas para o senhor, coronel, posso ser uma dama, porque o senhor me trata e me tratará sempre como se eu fosse uma dama". (Chegam a descrever esse trecho como o "resumo de Shaw" do efeito.)

O tom agridoce das palavras de Doolittle não refletia o otimismo de Jacobson e Rosenthal, cujos escritos, na época, fervilhavam de empolgação com a possibilidade de que em pouco tempo seríamos capazes de aumentar as habilidades das crianças por meio de uma compreensão mais profunda do efeito Pigmalião. Seis décadas depois, porém, ainda estamos apenas chegando a esse ponto de partida.

A demora é frustrante, mas não devemos nos surpreender com o tempo que levou para finalmente chegarmos a esse ponto. Como vimos ao longo deste livro, aceitar o efeito da expectativa exige a subversão de muitas de nossas suposições sobre o cérebro, o corpo e a sociedade – e fazer isso requer evidências extraordinárias. No entanto, com o recente ressurgimento do interesse no efeito da expectativa, enfim temos o conhecimento e a compreensão para tirar proveito do nosso próprio potencial (e o dos outros), por meio do extraordinário poder do fenômeno Pigmalião.

Se o mundo inteiro é um palco, então de vez em quando nossos roteiros são escritos pelas pessoas ao nosso redor. No passado, pode ser que tenhamos desempenhado esses papéis sem saber, como membros involuntários do elenco. Mas não precisa ser assim. Aprendendo a reconhecer os papéis que nos foram atribuídos, podemos decidir rejeitar as narrativas que não nos convêm – e criar nosso próprio destino.

Como pensar sobre... inteligência, aprendizagem e criatividade

- Tente avaliar honestamente suas próprias habilidades e questione se você internalizou expectativas negativas. Existe de fato alguma boa razão para pensar que você é inerentemente ruim em matemática ou artes, por exemplo? Ou talvez você tenha a capacidade de melhorar?
- Depois de identificar potenciais áreas de crescimento, tente testar se essas suposições negativas são verdadeiras,

procurando novos desafios que o tirem de sua zona de conforto intelectual ou criativa.

- Ao longo desse processo, reconheça que qualquer momento de frustração é um eficaz sinal de aprendizagem e reflete a importância da tarefa à mão. Esse simples reenquadramento aumentará, por si só, seu desempenho.

- Se você se sentir especialmente ansioso ou se acreditar que pode estar sofrendo de ameaça de estereótipo, tente praticar a autoafirmação (páginas 198 a 201). Isso envolve observar muitas outras características ou valores pessoais que são importantes para sua identidade e as razões pelas quais são importantes para você, como forma de neutralizar seus medos e expectativas negativas.

- Se você é professor, chefe ou gerente, tente pensar sobre como seus próprios comportamentos podem estar transmitindo suas expectativas aos outros, tanto de forma verbal quanto não verbal. Pode ser que você não esteja consciente de sua linguagem corporal ou seu tom de voz, então talvez seja útil pedir a um observador externo para observar suas interações ou filmar a si mesmo interagindo com seus alunos ou colegas.

CAPÍTULO 10

OS SUPERVELHINHOS

Por que você realmente é tão jovem
— ou tão velho — quanto se sente

Há mais de uma década, Paddy Jones vem encantando as plateias de todo o mundo com suas picantes performances de salsa. Ela ganhou fama em 2009 no show de talentos espanhol *Tú Sí Que Vales* [Você vale a pena], e desde então fez sucesso no Reino Unido, onde participou do programa de talentos *Britain's Got Talent*; na Alemanha, arrasou no *Das Supertalent*; na Argentina, competiu no espetáculo de dança *Bailando*; na Itália, se apresentou no Festival de Música de Sanremo em 2018 ao lado da banda Lo Stato Sociale.[1]

Acontece que Jones está na casa dos 80 anos, o que faz dela a dançarina de salsa acrobática mais velha do mundo, de acordo com o *Livro Guinness de Recordes Mundiais*. Nascida e criada no Reino Unido, Jones era uma excelente dançarina e se apresentava profissionalmente antes de se casar com David aos 22 anos e ter quatro filhos. Aposentados, os dois se mudaram para a Espanha, e foi a tragédia da morte do marido por câncer que a estimulou a voltar para a dança. Depois de experimentar todos os tipos de estilos latino-americanos, ela logo se apaixonou pela salsa acrobática, durante a qual é volta e meia jogada para o ar por seu parceiro de dança, Nicko. "Não declaro minha idade porque não me sinto com 80 anos, nem ajo como uma velhinha", disse Jones à mídia em 2014.

Ela garantiu que só vai parar de dançar quando Nicko – quarenta anos mais novo – se cansar.[2]

Vimos as muitas maneiras pelas quais nossas expectativas podem influenciar sobremaneira nosso bem-estar físico e mental – alterando nossa percepção, nossas respostas biológicas à dieta, exercícios e estresse e nossas habilidades cognitivas. E agora quero mostrar a intensidade com que todos esses efeitos da expectativa podem convergir para alterar profundamente nossa maneira de envelhecer. O fato de que nossas crenças e convicções podem acrescentar ou subtrair anos da nossa vida é, a meu ver, a consequência mais marcante e importante dessa nova compreensão da máquina de previsão do cérebro – e a razão pela qual acredito que a conexão mente-corpo precisa ser levada tão sério.

Antes de continuarmos, responda com sinceridade às quatro perguntas a seguir:

- As coisas melhoram, pioram ou permanecem as mesmas à medida que você envelhece?
- Em cada par das seguintes palavras, qual delas você associa à aposentadoria e depois: envolvido ou indiferente; incapaz ou capaz; dependente ou independente; ocioso ou ocupado?
- Quando termina a meia-idade e começa a velhice?
- Com base apenas em sua experiência subjetiva (e não em sua idade cronológica real), com que idade você sente hoje?

Como veremos, suas respostas a essas e outras perguntas semelhantes podem ser tão – ou mais – importantes para sua saúde futura quanto seu estado de saúde atual. De fato, muitos cientistas estão chegando à conclusão de que as nossas crenças e convicções sobre o processo de envelhecimento podem ser tão importantes para nosso bem-estar a longo prazo quanto a nossa idade cronológica efetiva.[3] Por meio de vários caminhos, nossas expectativas definem a velocidade do relógio biológico das células, determinando de tudo, desde dores triviais até o risco de doenças cardíacas, demência e morte. No fim das contas, parece ficar claro que a mentalidade jovem de alguém como Paddy Jones é uma espécie de elixir da juventude.

■ SE VOCÊ PUDESSE VOLTAR NO TEMPO...

Os primeiros indícios de que nossos pensamentos e expectativas podem acelerar ou desacelerar o processo de envelhecimento vieram à tona em um extraordinário experimento da psicóloga Ellen Langer, da Universidade Harvard.

Langer é conhecida por ser uma pesquisadora de pensamento independente; foi uma das primeiras a examinar os benefícios da atenção plena, muito antes de o assunto se tornar um objeto de estudo científico da moda. (Ela também foi a pesquisadora que examinou como a expectativa pode influenciar a visão; veja no capítulo 1.) Em 1979, Langer decidiu investigar a conexão mente-corpo pedindo a um grupo de pessoas de 70 e 80 anos que fingissem que estavam vivendo de novo no ano de 1959.

Os participantes, recrutados por meio de anúncios em jornais locais, primeiro realizaram vários testes que normalmente seriam empregados para diagnosticar problemas relacionados à idade; em seguida, foram submetidos a um teste de memória combinado com outras tarefas cognitivas – por exemplo, encontrar o caminho através de labirintos impressos em papel – concebidos para medir a velocidade do processamento do cérebro, que, em geral se supõe, desacelera na velhice. A equipe de Langer também testou a visão e a audição dos voluntários e a flexibilidade de suas articulações.

Depois disso os pesquisadores levaram os participantes a um retiro de uma semana em um mosteiro em Peterborough, New Hampshire, que havia sido redecorado para dar a impressão de que havia parado em um túnel do tempo desde o final da década de 1950. Nesse local, tudo – das revistas na sala até à música que tocava na rádio (o canto sussurrado de artistas como Perry Como, Nat "King" Cole e Rosemary Clooney) e os filmes disponíveis para assistir (*Quanto mais quente, melhor, Intriga internacional* e *Ben-Hur*) – foi cuidadosamente escolhido em nome da precisão histórica. Para garantir que o ambiente modificasse a mentalidade dos participantes, os pesquisadores também lhes pediram que escrevessem uma biografia de si mesmos para aquela época, no tempo verbal presente, e lhes deram instruções explícitas para que vivessem como se fosse 1959, sem discutir qualquer outra coisa que tivesse ocorrido desde então. Em vez disso, os participantes foram incentivados a debater a política e os eventos esportivos de duas décadas antes. Por meio de todas essas associações, o objetivo era evocar seus eus mais jovens e fisicamente mais aptos.

Para criar um parâmetro de comparação, os pesquisadores realizaram um segundo retiro uma semana depois. Embora fatores como decoração, dieta e contato social permanecessem idênticos, esses participantes foram convidados a relembrar o passado, sem realmente agir como se fossem mais jovens. Quando escreveram uma biografia descrevendo sua vida, eles o fizeram no tempo verbal pretérito, por exemplo, em vez do presente – diferença aparentemente pequena que significava que sua mentalidade ainda estava focada na idade atual.

A maioria dos participantes mostrou algumas melhorias desde a bateria de testes de base até os testes pós-retiro, mas foram os do primeiro grupo – mais completamente imersos no mundo de 1959 – que mostraram os maiores benefícios. No cômputo geral, 63% obtiveram um ganho significativo nos testes cognitivos, por exemplo, em comparação com apenas 44% na condição de controle. A visão deles ficou mais aguçada, as articulações mais flexíveis e as mãos mais hábeis, à medida que parte da inflamação da artrite diminuiu. A mudança foi perceptível até mesmo na aparência: com a melhora da postura, ficaram mais altos e passaram a andar com mais facilidade e desenvoltura. Langer tirou fotos dos participantes antes e depois do retiro; para observadores, que não haviam sido informados sobre o propósito do experimento, nas segundas fotos a aparência dos participantes estava consideravelmente mais jovem do que nas primeiras. Era como se Langer realmente tivesse feito os relógios andarem para trás.[4]

Por mais fascinantes que essas descobertas possam parecer, o experimento de Langer sofria das mesmas falhas de alguns dos outros primeiros estudos sobre mentalidade (e, verdade seja dita, de muitas outras pesquisas psicológicas daquela época). O mais grave era o tamanho da amostra. No grupo imersivo havia apenas oito membros, e outros oito no grupo de controle, número que normalmente não é considerado grande o suficiente para possibilitar conclusões gerais sobre a população como um todo. Afirmações extraordinárias precisam de evidências extraordinárias, afinal – e a ideia de que nossa mentalidade pode de alguma forma influenciar nosso envelhecimento físico é uma teoria científica das mais extraordinárias.

Becca Levy, da Escola de Saúde Pública de Yale, vem encabeçando pesquisas pioneiras no sentido de fornecer evidências suficientes para corroborar essa surpreendente teoria. Em um de seus primeiros – e mais instigantes – artigos, ela examinou dados do Estudo Longitudinal sobre Envelhecimento e Aposentadoria do Estado de Ohio. Os criadores do estudo selecionaram mais de 1.100 participantes, que completaram 50 anos em 1º de julho de 1975, e acompanharam seu progresso nas décadas seguintes. No início, solicitou-se aos participantes que avaliassem seu grau de concordância com afirmações como:

- Estou tão animado e bem-disposto quanto no ano passado
- À medida que envelhece, a pessoa é menos útil
- As coisas continuam piorando à medida que envelheço

Com base nessas pontuações, a equipe de Levy dividiu os participantes em dois grupos – aqueles com percepção positiva do próprio envelhecimento e aqueles com autopercepção negativa do envelhecimento – e examinou o risco de mortalidade em cada caso.

Ela descobriu que a pessoa média com uma atitude mais positiva em relação ao envelhecimento viveu por 22,6 anos após o início do estudo, ao passo que a pessoa média com percepções mais negativas cerca do envelhecimento sobreviveu por apenas 15 anos – uma diferença de cerca de sete anos. Essa relação se manteve mesmo quando outros fatores de risco conhecidos, como status socioeconômico ou sentimentos de solidão, foram levados em consideração. As implicações da descoberta são tão notáveis hoje quanto em 2002, quando o estudo foi originalmente publicado. "Se um vírus até então não identificado diminuísse a expectativa de vida em mais de sete anos, provavelmente a sociedade empreenderia um considerável esforço para a identificar a causa e implementar um remédio", Levy e sua equipe escreveram em seu artigo. "No presente caso, uma das causas prováveis é conhecida: depreciação dos idosos sancionada pela sociedade."[5]

Desde então, estudos posteriores reforçaram a ligação entre as expectativas das pessoas e seu envelhecimento físico, descartando algumas das explicações mais óbvias – e menos interessantes. Poderíamos esperar que as atitudes das pessoas refletissem seu declínio em vez de contribuir para a degeneração, por exemplo. No entanto, isso não consegue explicar totalmente os resultados mais interessantes. Levy analisou o Estudo Longitudinal do Envelhecimento da Cidade de Baltimore, por exemplo, que acompanhou o progresso de centenas de pessoas desde o final da década de 1950 até o início do século XXI. A partir de 1968, os participantes foram indagados sobre suas atitudes em relação à velhice – por exemplo, seu nível de concordância com a afirmação "idosos são fracos e incapazes". Com uma idade média de 36 anos, é improvável que a maioria dos participantes começasse a sofrer de graves deficiências relacionadas à idade; suas opiniões sobre o envelhecimento tendiam mais a vir da cultura ao seu redor do que de qualquer experiência pessoal. E Levy descobriu que esses conceitos poderiam prever o risco subsequente de doenças como angina, insuficiência cardíaca congestiva, infarto do miocárdio e derrames até 38 anos depois, mesmo quando ela controlava fatores preexistentes, como obesidade, tabagismo ou histórico familiar de doença cardiovascular.[6]

Atitudes positivas em relação ao envelhecimento parecem nos proteger até mesmo de certos tipos de demência. Embora as causas precisas do Alzheimer ainda estejam sendo pesquisadas, conhecemos muitas das alterações neurológicas que acompanham a doença, incluindo o acúmulo entre as células de uma proteína chamada beta-amiloide. À medida que esses aglomerados – chamados de placas – se acumulam, eles destroem as sinapses essenciais para a sinalização cerebral. Pacientes com Alzheimer também desenvolvem emaranhados de outra proteína, a tau, dentro das próprias células cerebrais. Agora sabemos que certas variantes genéticas – principalmente "APOE ε4" – podem tornar a pessoa mais vulnerável à doença. Mas essas diferenças herdadas não selam o destino de alguém; muitas pessoas com APOE ε4 nunca desenvolvem demência.

A fim de descobrir se as atitudes de uma pessoa em relação ao envelhecimento podem mudar as chances de contrair a doença, Levy examinou novamente os registros médicos dos participantes nos estudos comparativos de longo prazo que mediram as atitudes das pessoas em relação ao envelhecimento, um dos quais incluiu, fortuitamente, exames de ressonância magnética regulares durante o estudo e autópsias cerebrais após a morte. Ela constatou que as expectativas das pessoas ficavam gravadas por todo o cérebro, com um acúmulo marcadamente aumentado de placas de beta-amiloides e emaranhados de proteína tau entre os indivíduos que mostravam uma visão negativa do envelhecimento. Essas pessoas também apresentaram acentuados danos no hipocampo, a região em formato de cavalo-marinho no fundo do cérebro que é responsável pela formação da memória.[7]

Um estudo de acompanhamento descobriu que os efeitos das atitudes em relação ao envelhecimento eram especialmente marcantes entre as pessoas portadoras da variante ε4 de alto risco do gene APOE. Para eles, as expectativas positivas quanto ao envelhecimento reduziram pela metade o risco de desenvolver demência, em comparação com as pessoas portadoras da variante de alto risco que davam como favas contadas que o envelhecimento vinha acompanhado de um declínio mental e físico. De fato, entre as pessoas com expectativas positivas acerca do envelhecimento, a variante de alto risco do gene mal parecia aumentar o risco de demência.[8]

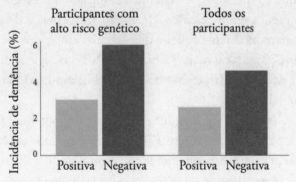

Efeito das crenças de idade na incidência de demência.

Seria difícil superestimar a importância dessas descobertas. Já se escreveram rios de tinta sobre fatores de risco puramente biológicos que podem acelerar a progressão de doenças à medida que envelhecemos.

No entanto, de acordo com essa pesquisa, nossos próprios pensamentos são igualmente, se não mais, potentes. Acredita-se que níveis elevados de colesterol no sangue, por exemplo, reduzam a expectativa média de vida em até quatro anos – muito menos do que a redução de mais de sete anos causada por uma visão negativa de nossa saúde futura.[9]

Como qualquer risco médico, o perigo pessoal de uma atitude negativa em relação ao envelhecimento dependerá de muitos fatores diferentes. Mesmo a simples questão de como a pessoa define "velho" pode determinar o tamanho dos efeitos, de acordo com um estudo seminal junto a funcionários públicos de Whitehall* a serviço do governo do Reino Unido.

Os estudos de Whitehall são mais famosos por mostrar que o status social pode afetar nossa saúde, revelando que as pessoas que ocupam os escalões mais baixos têm de suportar um fardo de saúde muito maior do que aquelas no topo da hierarquia competitiva. Mas, no início dos anos 1990, pediu-se aos funcionários públicos que definissem quando terminava a meia-idade e começava a velhice. Descobriu-se que, quanto mais cedo viam o início da velhice, maior a probabilidade de eles mesmos sentirem o declínio da saúde em uma idade mais jovem. Na década seguinte, as pessoas que acreditavam que a velhice começava aos 60 anos ou menos eram cerca de 40% mais propensas a desenvolver doença coronariana do que aquelas que acreditavam que a meia-idade terminava aos 70 anos ou mais.[10] Em outras palavras, parece que podemos escapar de alguns dos efeitos ao decidir que ainda não atingimos a faixa etária relevante.

Isso nos leva à última pergunta da página 205, na qual pedi que você estimasse sua "idade subjetiva" – com quantos anos você se sente por dentro, em contraste com sua idade cronológica real. A ideia de que a pessoa "é jovem se se sente jovem" (ou velha se se sente velha) é meio que um clichê, mas estudos que examinaram milhares de participantes mostraram que pessoas com idade subjetiva mais baixa tendem

---

* Rua de Londres onde se encontram vários ministérios, incluindo o da Economia e do Exterior. O nome é usado pela imprensa para se referir ao governo ou à máquina pública, semelhante ao uso de "Brasília" para se referir ao governo federal brasileiro. [N.T.]

a desfrutar de maior saúde física e mental.[11] Como isso é possível? Uma resposta plausível é que a idade subjetiva mais baixa leva a pessoa a pensar que é a exceção ao declínio normal que ela espera nas outras pessoas. Essa crença permite que a pessoa mantenha expectativas mais positivas sobre sua saúde com o passar dos anos, o que a protege dos efeitos prejudiciais dos estereótipos negativos que normalmente são tão influentes.[12]

Isso é, em suma, o que Langer estava tentando alcançar em seu estudo sobre o tempo em 1979. No mosteiro, criado para reproduzir a decoração e a cultura do final dos anos 1950, ela esperava reverter em vinte anos a idade subjetiva dos participantes. Quando entraram na casa, eles ainda se sentiam como idosos septuagenários e octogenários, com todo o fardo percebido que isso acarretava. No final, porém, deixaram o mosteiro com a sensação revigorada de si mesmos aos 50 e 60 anos, idade em que tinham mais energia e um maior senso de propósito na vida. E, pelo menos para aquela pequena amostra de participantes, parece ter funcionado. Do ponto de vista mental – e, em menor grau, mas ainda de forma significativa, físico –, pareciam ter atrasado temporariamente os relógios.

■ TEORIA DA INCORPORAÇÃO DO ESTEREÓTIPO

De onde vêm nossas expectativas negativas? E de que modo exercem tamanho poder sobre o nosso bem-estar? Para responder a essas perguntas, precisamos entender um processo conhecido como "incorporação do estereótipo".

O romancista inglês Martin Amis fornece uma ilustração útil. Se a dançarina Paddy Jones representa a atitude ideal para o envelhecimento, então Amis nos oferece o oposto. Em uma entrevista em 2010, ele condenou o "tsunami prateado" do envelhecimento da população: "Haverá uma população de pessoas dementes muito velhas, como uma invasão de terríveis imigrantes, de mau cheiro repugnante, a encher os restaurantes, os cafés e as lojas. Posso imaginar uma espécie de guerra civil entre os velhos e os jovens daqui a dez ou quinze anos". De forma leviana e desrespeitosa, Amis reivindicou que se disponibilizassem "cabines de eutanásia" em todas as esquinas e, em suas participações em festivais literários, descreveu o processo de envelhecimento como protagonista de seu próprio "filme de terror de baixo orçamento, deixando o pior para a cena derradeira".[13] É difícil imaginar uma visão mais dura sobre os idosos do que acreditar que a morte é preferível ao envelhecimento saudável.

Como os críticos literários apontaram na época, os romances de Amis, repletos de estereótipos negativos das gerações mais velhas, havia muito expressavam medo e repulsa em relação ao envelhecimento (a idade de 20 anos, ele afirmou em seu primeiro romance, representava o fim da juventude).[14] E, à medida que o próprio Amis envelhecia, invariavelmente era tomado pelo medo de seu próprio destino. "Sua juventude evapora quando você entra na casa dos 40 anos e se olha no espelho", declarou ele à revista *Smithsonian*. "E a partir daí passa a ser um trabalho de tempo integral fingir que você não vai morrer."[15] Aos 60 anos, ele já podia ver seus próprios talentos minguar, descrevendo a perda de "energia e musicalidade" em sua escrita. Estava secando a "cachoeira" de criatividade que ele sentia outrora.[16*]

Segundo as pesquisas científicas, a experiência de Amis representa uma trajetória comum. Amealhamos nossas visões negativas sobre os velhos na nossa juventude, quando elas são inicialmente dirigidas a outras pessoas. A certa altura, porém, algo muda em nossa própria vida – atingimos um marco de idade, ou nos aposentamos, ou ficamos grisalhos –, e isso nos leva a perceber que agora os estereótipos se aplicam a nós. Nesse ponto, começamos a viver uma profecia autorrealizável, à medida que os estereótipos se tornam "incorporados" precipitando nosso declínio físico e cognitivo.[17]

Existem múltiplos caminhos – simultâneos, mas potencialmente interconectados – para a incorporação do estereótipo. O primeiro é puramente psicológico. Pense na suposta perda de memória. Quando apresentados a estereótipos negativos, os idosos tendem a perder a confiança em suas habilidades mentais e preferem, em vez disso, recorrer a muletas artificiais – listas de compras ou o GPS do carro – em detrimento de memorizar as coisas. No entanto, as pesquisas sugerem

---

* Em maio de 2023, Martin Amis faleceu de câncer no esôfago, aos 73 anos. [N.E.]

que muitas vezes eles são capazes de se lembrar de muito mais coisas do que suspeitam se forem forçados a confiar apenas em sua memória, e que fazer um esforço concentrado para exercitar sua mente deve retardar o declínio.[18]

De maneira semelhante, problemas de concentração também podem resultar de expectativas negativas; quanto mais alguém padecer dos males da distração e desatenção e provar o estereótipo negativo, mais difícil é realmente se concentrar. Para muitas pessoas, a redução do tempo de atenção é uma ilusão que não reflete necessariamente uma realidade biológica.[19] Gerben Westerhof, da Universidade de Twente, na Holanda, mostrou que algo tão banal e irrelevante quanto assistir a um anúncio de TV antiquado pode ter esses efeitos no pensamento das pessoas: ver um adulto mais velho agir de forma incompetente leva os espectadores mais velhos a sofrer de cognição prejudicada. Esses efeitos da expectativa podem ser temporários de início, mas chances há de que com o tempo se tornem arraigados, o que leva a um declínio mais permanente.[20]

O segundo caminho é comportamental e motivacional. Se presumirmos que nosso corpo está prestes a se tornar fraco e frágil – e aos nossos olhos o ambiente ao redor passa a ser mais assustador do que realmente é –, seremos desencorajados a fazer exercícios pesados, e, graças às nossas expectativas negativas, poderemos achar qualquer exercício físico muito mais cansativo do que de fato é. Quando as pessoas já esperam um declínio acentuado, até mesmo os movimentos cotidianos – como o ritmo de caminhada – tornam-se mais lentos e menos enérgicos.[21] Isso pode explicar por que Levy encontrou uma forte correlação entre as atitudes das pessoas em relação ao envelhecimento e seu risco de obesidade à medida que envelhecem.[22]

Em terceiro e último lugar, há o caminho psicossomático para nos tornarmos o estereótipo que tememos. Nossas expectativas de fragilidade física podem amplificar as dores do corpo ou intensificar sentimentos como náusea e tontura – uma resposta nocebo que acaba contribuindo para a percepção geral de "mal-estar" relatada por muitos idosos.[23] Por meio de alterações em nossa respiração e metabolismo, a atividade física pode, de fato, tornar-se mais difícil. (Vimos, afinal, que as pessoas com uma visão negativa acerca de sua própria forma física tendem a ter mais dificuldade em se exercitar e são menos propensas a obter tantos benefícios com a prática de exercícios.)

Ainda mais importante: nossas expectativas negativas podem provocar uma resposta insalubre ao estresse, com efeitos abrangentes em nossa saúde a longo prazo. Lembre-se de que a máquina de previsão avalia cuidadosamente nossas habilidades para responder a uma nova ameaça ou desafio e usa esses cálculos para calibrar a liberação de hormônios como adrenalina e cortisol, que nos preparam para lidar com uma ameaça imediata em detrimento à nossa saúde no longo prazo, e o DHEA-S – que está envolvido na manutenção e reparos dos tecidos e que é liberado em maior quantidade quando encaramos um evento como um desafio positivo. A máquina de previsão também controla a resposta cardiovascular, determinando se nossos vasos devem se contrair (para evitar a perda de sangue diante de uma ameaça) ou se dilatar (para permitir que o cérebro e os membros sejam oxigenados, o que nos capacita a enfrentar um desafio), e se a pessoa precisa economizar energia ou se pode liberar suas reservas para enfrentar a situação. Se, por conta de sua idade, a pessoa se considera mais fraca, mais frágil e mais vulnerável, é mais provável que veja uma dificuldade como uma ameaça negativa em vez de um desafio positivo – e isso resulta em respostas de estresse mais prejudiciais, capazes de causar estragos devastadores no corpo ao longo do tempo.

Isso ficou evidente em experimentos de laboratório. Idosos que tiveram contato com estereótipos de idade negativos tenderam a apresentar pressão arterial sistólica mais alta em resposta a desafios estressantes, ao passo que aqueles que viram estereótipos positivos demonstraram uma reação mais suave.[24] A longo prazo, Levy descobriu que os níveis de cortisol das pessoas aumentam a uma taxa constante em cerca de 40% entre os 50 e os 80 anos, se elas tiverem atitudes negativas em relação ao envelhecimento. As pessoas com visões positivas, por outro lado, mostram uma redução de 10% no cortisol no mesmo intervalo, à medida que avançam para o estágio seguinte da vida.[25] Essa resposta ao estresse crônico pode então desencadear inflamação crônica, que causa desgaste geral em nossos tecidos e é um conhecido fator contribuinte para várias enfermidades, incluindo artrite, doenças cardíacas e Alzheimer. Como era de se esperar, um dos estudos recentes de Levy constatou que as atitudes negativas em relação ao envelhecimento poderiam prever o aumento da inflamação quatro anos depois, o que, por sua vez, contribuiu para um aumento do risco de morte nos dois anos seguintes.[26]

As consequências de nossas expectativas negativas podem ser vistas até mesmo dentro dos núcleos das células individuais, onde está armazenado nosso esquema genético. Nossos genes estão firmemente envolvidos nos cromossomos de cada célula, que possuem minúsculas tampas protetoras – chamadas telômeros – responsáveis por manter o DNA estável e impedir que ele se desfie e se danifique (por essa razão, os telômeros são muitas vezes comparados a agulhetas, aquelas ponteiras de metal, plástico ou nylon na extremidade dos cadarços – comparação que pode ser tecnicamente adequada, mas ainda assim carece de certa poesia, levando-se em conta a imensa importância dos telômeros para nossa sobrevivência). Quando nascemos, os telômeros são longos e fortes, mas no decorrer da nossa vida podem ser desgastados pelo estresse crônico e tornar-se mais curtos. Telômeros mais encurtados reduzem a capacidade de uma célula se replicar sem erros e, sem um telômero suficientemente longo, uma célula pode ser incapaz de se dividir.[27]

O comprimento de nossos telômeros pode variar entre pessoas da mesma idade cronológica, dependendo de fatores de estilo de vida, incluindo inflamação e estresse, e isso parece prever a longevidade e o risco de doenças das pessoas. A teoria da incorporação do estereótipo de Levy previa que as pessoas com expectativas negativas acerca do envelhecimento deveriam ter telômeros mais curtos – e têm.[28]

Por intermédio de fatores como estresse e inflamação, nossas atitudes em relação ao envelhecimento também podem afetar a expressão dos genes individuais escondidos dentro desses cromossomos. No interior de cada célula, temos pequenos anexos ao DNA que podem "ligar" ou "desligar" genes individuais. Essa ativação e desativação determina quais proteínas a célula produz e, em última análise, como ela funciona. Certos padrões de ativação ou desativação tornam-se mais preponderantes à medida que envelhecemos e podem explicar muitas das mudanças associadas à velhice, incluindo nossa maior vulnerabilidade a doenças. É importante ressaltar que pessoas com atitudes negativas em relação à velhice demonstram em maior número essas mudanças características relacionadas à idade, enquanto pessoas com atitudes mais positivas têm um "relógio epigenético" mais lento.[29]

Levy especula que isso pode explicar por que as pessoas com uma visão positiva do envelhecimento pareçam ser menos vulneráveis à demência, mesmo que sejam portadoras da variante de maior risco do gene APOE. O estresse mais intenso pode levar a mudanças epigenéticas que fortalecem os efeitos do gene nas pessoas com visões negativas – agravando sua vulnerabilidade à doença –, ao passo que nas pessoas que têm expectativas mais positivas do processo de envelhecimento o estresse pode ser suavizado.[30]

Algumas dessas alterações podem ser reversíveis.[31] Sabemos que uma enzima chamada telomerase pode ajudar a reparar as sequências de DNA nas extremidades de nossos cromossomos – e a ativação dessa enzima parece reverter alguns dos efeitos do envelhecimento prematuro. Talvez, no futuro, encontremos medicamentos que impeçam nossas células de se desgastarem. Por enquanto, parece certo que podemos pelo menos desacelerar nosso declínio adotando um estilo de vida mais saudável e mudando nossas expectativas sobre o que significa ser velho.

■ IDADE É SÓ UM NÚMERO?

Se quisermos reavaliar os verdadeiros limites que vêm com a idade, vamos primeiro conhecer mais algumas pessoas que, a exemplo de Paddy Jones, bagunçaram as expectativas da sociedade – que é preconceituosa contra idosos – com relação ao que somos capazes de fazer em uma fase mais avançada da vida.

Vejamos o caso de Hiromu Inada, de Chiba, no Japão. Ele começou a nadar, correr e andar de bicicleta aos 60 anos e participou de seu primeiro triatlo um ano depois. O esporte se tornou uma espécie de obsessão, e em ele finalmente estreou no evento Ironman em Kailua-Kona, Havaí – trata-se de uma competição de resistência extrema que exige que os participantes nadem 3,86 quilômetros, pedalem 180,25 quilômetros e depois corram uma maratona completa de 42 quilômetros. Para conseguir fazer isso, Inada desenvolveu um implacável cronograma de treinamento. Ele acorda às 4h30 todos os dias e chega à academia de musculação às 6 horas. Seu treinamento geralmente continua até depois do pôr do sol, e ele tira apenas um dia de folga por semana.

Em 2020, Inada completou três circuitos do Ironman, com tempos de chegada que giravam em torno de 16 horas e 50 minutos. Simplesmente cruzar a linha de chegada de uma prova Ironman seria uma conquista excepcional para a maioria das pessoas de qualquer idade. Mas Inada só iniciou seu treinamento quando se aposentou do trabalho de repórter. Ele competiu em seu primeiro triatlo de distâncias olímpicas alguns anos depois e só começou a competir nos eventos Ironman quando tinha 80 anos. Seu último recorde veio em 2018, a pouco mais de um mês de completar 86 anos.

Como previa o estudo sobre o envelhecimento subjetivo, Inada manteve uma perspectiva jovem e não vê a idade como uma barreira para realizações extraordinárias. Ele diz que mesmo aos 70 anos se sentia "muito jovem", e desde então seu treinamento ajuda a evitar o declínio físico.

Igualmente impressionante é o corredor suíço Albert Stricker, que aos 95 anos completou uma ultramaratona na cidade suíça da Basileia. Assim como Inada, ele iniciou a carreira esportiva após a aposentadoria, aos 65 anos, e disputou sua primeira maratona completa apenas aos 90. Seu treinamento consiste em corridas de cinco a dez quilômetros todos os dias da semana. O objetivo, na prova da Basileia, era correr o máximo possível por doze horas ininterruptas; ao todo, Stricker percorreu cerca de 53 quilômetros. Talvez você imagine que esse tipo de esforço causaria sérios danos corporais a alguém dessa idade, mas exames médicos realizados por Beat Knechtle no Instituto de Cuidados Primários da Universidade de Zurique revelaram que em apenas cinco dias Stricker estava completamente recuperado do esforço da maratona.[32]

É justo dizer que nem Jones, Inada ou Stricker atrapalharão os recordes dos atletas mais jovens de elite; todas as outras coisas sendo iguais, os mais jovens ainda terão uma vantagem física. No entanto, esse trio demonstra que é possível obter um nível extraordinariamente alto de condicionamento físico – até mesmo a resistência extrema – em uma fase mais avançada na vida.

Na análise que fez dos corredores de ultramaratona, Knechtle descobriu que há cerca de 8% de queda no desempenho para cada década vivida.[33] Na década de 1980, por exemplo, os atletas de 60 a 64 anos competiam com cerca de 60% da capacidade dos atletas com menos de 40 anos em provas Ironman; agora, é mais de 70%.[34] A verdade é que ainda não sabemos até que ponto podemos preservar nossa forma física na velhice – já que pouquíssimas pessoas tentaram forçar seu corpo a esses limites. Mas temos evidências mais do que suficientes para mostrar que nosso potencial à medida que envelhecemos é muito maior do que comumente se acredita. Esses padrões correspondem a estudos de praticantes de exercícios físicos menos extremos, que mostram que – quando tratado corretamente, e adotando-se o estilo de vida e a mentalidade corretos – o corpo humano pode ser muito mais resistente à passagem do tempo do que a maioria de nós imagina.

Ao avaliarmos os efeitos cognitivos do envelhecimento, devemos ter em mente as surpreendentes explosões de criatividade demonstradas por certos artistas ao atingirem a idade média de aposentadoria. Vejamos o caso de Penelope Fitzgerald. Depois de trabalhar em vários empregos, inclusive como professora, ela publicou seu primeiro romance aos 60 anos e ganhou o Prêmio Booker dois anos depois. Aos 80 anos, venceu o Prêmio US National Book Critics Circle por seu último romance, *A flor azul* – que muitos consideram sua obra-prima.[35] O crítico nova-iorquino James Wood escreveu: "Dá para perceber que ela se tornou uma escritora melhor à medida que envelheceu, mais séria e expansiva, mais confiante e flexível".[36] Nada a ver com a seca criativa que Martin Amis descreveu.

Nas artes visuais, Pablo Picasso e Henri Matisse encontraram inspiração renovada no final da vida. Por volta dos 60 anos, Picasso voltou-se para a cerâmica, criando mais de 3.500 peças que fundiam pintura, gravura e escultura.[37] Matisse, por sua vez, pegou uma tesoura e papel para produzir seus surpreendentes "recortes", o que ele descrevia como "esculpir a cor". Estão entre suas obras mais célebres.[38]

Vale a pena ter em mente essas histórias extraordinárias, pois o simples reconhecimento da nossa capacidade de controlar o nosso envelhecimento, seja por meio de mudanças de mentalidade ou de estilo de vida, pode por si só constituir uma espécie de contrafeitiço contra os estereótipos negativos do envelhecimento.

É digno de nota um estudo sobre idosos de 60 a 90 anos que David Weiss publicou em 2018 na Universidade Columbia. Antes de mais nada ele verificou se seus participantes endossavam pontos de vista essencialistas, como:

Em grande medida, a idade de uma pessoa determina biologicamente suas habilidades.

Ou se consideravam o envelhecimento um processo maleável, endossando afirmações como:

Não importa em que momento da vida a pessoa esteja, ela sempre é capaz de influenciar seu próprio envelhecimento.

Observe que essas crenças, em si mesmas, não refletem necessariamente uma visão "boa" ou "ruim" do envelhecimento – mas apenas se o processo é controlável.

Após a conclusão dessa etapa, Weiss pediu aos participantes que respondessem a um questionário que consistia em perguntas sobre demência e deficiência física – um exercício concebido para evocar os estereótipos típicos das pessoas mais velhas. Por fim, pediu que fizessem um teste de memória e mediu a resposta ao estresse. Ele descobriu que as pessoas que viam o envelhecimento como uma inevitabilidade biológica eram muito mais propensas a ser afetadas pelos estereótipos negativos no teste de demência, mostrando maior estresse e desempenho reduzido no teste de memória. Isso faz sentido: se a pessoa presumir que não tem controle sobre sua biologia, os pensamentos de declínio serão muito mais assustadores.

As pessoas que sentiam ter maior controle sobre seu destino mostraram a resposta exatamente oposta – tendiam a se sair melhor no teste depois de terem contato com todos aqueles pensamentos de fragilidade e declínio.[39] Seus sentimentos de maior poder lhes permitiram provar a si mesmos que eram exceções às nossas pessimistas previsões de envelhecimento e, como resultado, o desafio de confrontar esses estereótipos negativos realmente energizou seu desempenho.

Ninguém precisa ter a ambição de ser um superatleta nível Ironman, um romancista premiado ou um artista prolífico para entender que o envelhecimento pode ser uma perspectiva muito mais empolgante do que a desgraça e a melancolia retratadas por pessoas como Martin Amis; essas histórias simplesmente nos mostram os extraordinários limites do que é possível. A maneira de envelhecer está bem ao nosso alcance: quanto mais nos lembrarmos desse fato, mais fácil será enfrentar as expectativas negativas que a sociedade nos impõe e escolher nosso próprio caminho. Como Hiromu Inada declarou ao jornal *Japan Times* em 2019: "Espero que todos possam se animar ao ver que podem fazer as mesmas coisas que a geração mais jovem".[40]

■ ELIXIRES DA VIDA

Um reconhecimento mais amplo desses efeitos da expectativa relacionados à idade pode não ser rápido o suficiente. Em 2015, havia no mundo cerca de 901 milhões de pessoas com 60 anos ou mais – 12,3% da população global. Até 2030, esse número terá aumentado para 1,4 bilhão (16,4% da população global) e até 2050 terá aumentado para 2,1 bilhões (21,3% da população global).[41] Nas atuais taxas de diagnóstico, 152 milhões dessas pessoas poderão ter desenvolvido demência até meados deste século.[42]

Os médicos de hoje costumam falar sobre o período de saúde (os anos que a pessoa vive sem debilidade ou doença grave) em oposição ao tempo de vida – a ideia é que viver uma vida boa, sem enfermidades, é o verdadeiro objetivo, em vez de simplesmente estender o número de anos que a pessoa sobrevive.[43] Porém, ao aumentarmos nossas expectativas em relação ao processo de envelhecimento, temos a espantosa possibilidade de acrescentar anos a ambos. Não é de admirar que os cientistas tenham investigado as melhores maneiras de aplicar essa pesquisa em larga escala.

Como parte de sua pesquisa contínua sobre os efeitos do etarismo (a atitude de discriminação e preconceito contra as idades maduras), Levy convidou participantes idosos – com idade entre 61 e 99 anos – para jogar um jogo de computador simples, enquanto palavras positivas relacionadas à idade (como "sábio", "esperto" e "criativo") piscavam brevemente na tela. Embora os participantes não conseguissem perceber as palavras de maneira consciente, devem ter absorvido a mensagem, pois Levy descobriu que suas atitudes em relação ao envelhecimento tiveram uma significativa melhora ao longo de quatro sessões semanais. E esse novo otimismo se traduziu em um notável aprimoramento em seu bem-estar físico: movimentavam-se mais, e seu andar e postura começaram a se assemelhar aos de uma pessoa mais jovem. Surpreendentemente, esses benefícios – obtidos com mensagens implícitas – superaram até mesmo os resultados de um regime de exercícios físicos que incentivava atividades leves três vezes por semana durante seis meses.[44]

O experimento de Levy foi uma importante prova de conceito para demonstrar como os sinais inconscientes podem ser poderosos no sentido de modificar as expectativas das pessoas e os benefícios que elas podem trazer. Diante desses resultados, alguns pesquisadores especularam que pistas semelhantes poderiam ser adicionadas a certos filmes ou programas de TV, embora tais mensagens tivessem que lidar com o desconforto de algumas pessoas diante da ideia de manipulação subliminar.[45]

Por ora, pode ser mais realista focar a mudança consciente, sem o uso de pistas ocultas. As intervenções mais empolgantes combinam a educação sobre os estereótipos do envelhecimento com outras atividades, como exercícios físicos, que permitem que as pessoas testem suas próprias habilidades e obtenham algumas evidências em primeira mão de como suas expectativas podem estar limitando sua vida.

Os benefícios foram extraordinários. Moradores idosos de Los Angeles, por exemplo, receberam lições semanais sobre o potencial físico do corpo e do cérebro envelhecidos e sobre como os estereótipos negativos poderiam impor limitações à sua vida, seguidas de uma aula de ginástica de uma hora para reforçar a aprendizagem. Após o término das aulas, a mobilidade dos idosos melhorou tremendamente – de 24.749 para 30.707 passos por semana, um aumento de 24%, de acordo com as leituras de seus pedômetros. Fato decisivo: os benefícios físicos pareciam acompanhar as mudanças em suas atitudes em relação ao envelhecimento – quanto mais positivo o pensamento, mais ativos eles se tornavam. Os participantes também relataram melhor funcionamento no dia a dia e dor reduzida de problemas e de saúde crônicos (artrite, por exemplo).[46]

Desde então, esses resultados foram replicados muitas vezes em muitas populações. Em alguns casos, descobriu-se que as alterações de expectativas dobravam a atividade física dos participantes, muito depois do término da intervenção, com melhorias acima e além dos regimes de condicionamento físico padrão que não tinham sido deliberadamente direcionados às expectativas dos participantes quanto ao envelhecimento.[47] Embora seja difícil determinar as razões precisas para essa melhora, parece provável que a intervenção tenha atuado em todos os três elementos da "incorporação do estereótipo" – os fatores psicológicos, comportamentais e psicossomáticos. As expectativas positivas dos participantes reduziram o estresse relacionado à idade e melhoraram como se sentiam, física e mentalmente, e isso, por sua vez, significou que se tornaram mais propensos a se exercitar.

Idealmente, em breve esses tipos de intervenções serão fornecidos pelos serviços de saúde em todo o mundo. Nesse ínterim, todos podemos começar a aplicar um pouco de pensamento crítico a nossas próprias concepções. Se você sente que talvez esteja velho demais para uma determinada atividade, comece a questionar os fundamentos dessa expectativa. Ela surge de uma deficiência física concreta que você sente de fato neste momento? Ou você foi infectado pelas mensagens de outras pessoas? E é hora de se forçar a sair da sua zona de conforto e praticar uma nova atividade que antes você tinha medo de tentar? Quando se trata de nosso declínio cognitivo, agora há boas evidências de que aprender novas habilidades na meia-idade e na velhice pode ajudar a manter a memória e a concentração e, de maneira decisiva, aumentar sua confiança em suas próprias habilidades, revertendo algumas de suas expectativas mais negativas e desencadeando um ciclo virtuoso.[48]

Quando falei com Paddy Jones, ela teve o cuidado de enfatizar o papel potencial da sorte em sua boa saúde. Mas ela concorda que muitas pessoas têm uma visão desnecessariamente pessimista acerca de sua própria capacidade, sobre quais podem ter sido seus anos dourados, e as incentiva a questionar essas opiniões. Desde que alcançou a fama, Paddy recebeu muitas mensagens de pessoas que se inspiraram a se envolver em novas atividades e tem a esperança de que outras pessoas sigam seu exemplo: "Se você sente que há algo que queira fazer e que vai te inspirar, experimente! E se achar que não consegue fazer, procure outra coisa que você possa realizar".

Reavaliar suas atitudes em relação à idade e ao envelhecimento serão especialmente importantes quando você enfrentar um acontecimento sério na vida, por exemplo a aposentadoria. Paddy Jones e os atletas de ultrarresistência Hiromu Inada e Albert Stricker iniciaram sua vida nos esportes depois de encerrarem uma carreira anterior. Em uma fase em que muitas pessoas começam a pensar de forma mais pessimista sobre o próprio envelhecimento, eles encontraram uma forma de confrontar essas atitudes e provar continuamente sua própria capacidade – e todos nós podemos aprender com as suas experiências, por mais grandiosas ou modestas que sejam as nossas próprias ambições.

■ UMA SOCIEDADE SEM IDADE?

Em novembro de 2019, tive a sorte de visitar a província de Nuoro, na costa leste da Sardenha, cujas montanhas escarpadas erguem-se abruptamente do mar Mediterrâneo; seus 200 mil habitantes vivem em pequenas aldeias e cidades espalhadas pelos vales.[49] A criação de cabras e porcos ainda é o principal modo de vida.

No passado, Nuoro era mais famosa por ser o local de nascimento de Grazia Deledda, escritora ganhadora do Prêmio Nobel. Hoje, a província talvez seja mais conhecida por ter uma das maiores concentrações de homens e mulheres centenários do mundo. Feitos os ajustes em relação ao tamanho da população total, em Nuoro há cerca de três vezes mais pessoas com mais de um século de vida do que o restante da Sardenha e dez vezes mais que nos Estados Unidos.[50]

Existem muitas teorias científicas para essa incrível longevidade. Durante longos períodos da história a população da Sardenha esteve isolada e, como resultado, possui um perfil genético singular. Como já vimos, porém, nossos genes não selam nosso destino; um estudo de 2018 descobriu que apenas 7% das diferenças podem ser atribuídas aos nossos genes.[51] Há também a dieta, que é espartana, mas nutritiva e rica em antioxidantes conhecidos por prevenir danos celulares; e exercícios físicos: há lavradores septuagenários e octogenários que continuam trabalhando.

Considerando nosso conhecimento acerca dos efeitos das expectativas e seu poder sobre nossa vida, no entanto, não posso deixar de me perguntar se grande parte da incrível expectativa de vida dos sardos se deve à sua cultura, que tem grande respeito pelos membros mais velhos da comunidade. O dr. Raffaele Sestu, médico da pequena cidadezinha de Arzana, certamente pensa assim. Ao longo de sua carreira ele já atendeu dezenas de centenários, e afirma que a maioria é tratada com reverência, como chefes da família, até a mais avançada idade. "A pessoa que sabe que tem um papel, e que acredita em si mesma, vive melhor e facilmente passa dos 100 anos", disse-me ele.[52]

Infelizmente, essa atitude parece estar ausente em muitos países industrializados nas Américas, Europa e Ásia, onde um número cada vez menor de pessoas vive em lares intergeracionais e onde é mais comum os idosos serem tratados mais como um fardo do que membros valiosos da família.[53] Essa mentalidade é uma desvantagem para os filhos e netos, bem como para os avós: vários estudos mostram que o contato regular com os mais velhos pode levar os mais jovens a desenvolver uma visão mais positiva do envelhecimento. À medida que as crianças atingem a idade adulta e a meia-idade, essas experiências as ajudarão a se lembrar de como pode ser o envelhecimento saudável. As pessoas que não têm esse contato regular, por outro lado, são mais facilmente influenciadas pelos estereótipos de idade na mídia.[54] Para quem não costuma ver com frequência pessoas de um determinado grupo demográfico, pode ser fácil ridicularizá-las ou menosprezá-las. É uma triste ironia que os cuidados médicos disponíveis hoje em dia tenham conseguido aumentar a expectativa de vida e, ainda assim – devido a outras mudanças sociais –, passamos a ver os homens e mulheres resilientes e longevos como um incômodo, e não como pessoas a serem valorizadas e respeitadas.

Lugares como Nuoro – onde a idade mais avançada é vista como um ponto forte – podem ser muito mais raros hoje do que eram no passado, mas não precisa ser assim. Em um nível pessoal, podemos tentar construir pontes entre gerações, fazendo amizade com pessoas mais velhas e mais novas do que nós. Mas, como sociedade, precisamos ir muito além e combater o etarismo, assim como fazemos com o racismo, a homofobia e outros tipos de preconceito. Cada vez que lançamos mão de preguiçosos estereótipos sobre a idade, estamos efetivamente espalhando um patógeno mortal que, com o tempo, nos machucará tanto quanto prejudicará outras pessoas.

Quando se trata dos efeitos das expectativas em torno do envelhecimento, todos nós temos a opção de ou perpetuar essas ideias tóxicas ou ajudar a mudá-las. E precisamos agir agora; pode ser que nossa vida e a das pessoas que amamos dependa literalmente disso.

Como pensar sobre... o envelhecimento

- Em vez de idealizar a juventude, concentre-se em todas as coisas que você pode ganhar com uma vida mais longa – incluindo experiência, conhecimento e melhor regulação emocional e tomada de decisões.
- Lembre-se de que muitas das coisas que normalmente associamos ao envelhecimento – por exemplo, fraqueza física – estão sob seu controle e podem ser melhoradas com um estilo de vida mais saudável.
- Evite atribuir as doenças à sua idade, pois isso reforçará a ideia de um inevitável declínio. As pessoas com uma visão positiva do envelhecimento tendem a se recuperar mais rapidamente das doenças do que aquelas com expectativas negativas.
- Procure bons modelos – gente como Paddy Jones ou Hiromu Inada –, pessoas que contestaram as expectativas da sociedade.
- Esteja atento à sua dieta de consumo de mídia – muitos filmes e séries de TV reforçam estereótipos ofensivos sobre pessoas mais velhas. Tente assistir a histórias ou documentários que tratem do envelhecimento de forma mais sensível – ou pelo menos se envolva de forma mais crítica com as coisas a que você assiste.
- Se você é jovem ou de meia-idade, faça amizade com pessoas fora de sua faixa etária – as pesquisas mostram que o mero ato de fazer isso pode melhorar as expectativas acerca do envelhecimento.

EPÍLOGO

Voltemos ao grupo étnico hmong nos Estados Unidos e à síndrome da morte noturna súbita e inesperada (SUNDS) nas mãos do dab tsog. Durante a década de 1980 – no pior ponto da crise –, parecia incrível que acreditar na própria morte iminente pudesse aumentar seu risco real de mortalidade. No entanto, essa previsão nociva condiz perfeitamente com o inovador reconhecimento dos efeitos da expectativa (e seu poder) que veio à tona no século XXI.

Inspirados por essas pesquisas, alguns médicos começaram a agir. O Centro Médico Mercy, na Califórnia, por exemplo, trabalha ativamente em conjunto com xamãs para melhorar o tratamento da numerosa comunidade hmong da área.

Tudo começou com um único estudo de caso, quando um homem hmong parecia estar à beira da morte por conta de seu intestino gangrenado. Nenhum dos tratamentos a que foi submetido parecia funcionar, mas o pessoal da comunidade pediu à equipe médica que permitisse a ajuda de um curandeiro hmong. Por fim o hospital cedeu e o xamã realizou seus rituais – incluindo colocar uma espada acima da porta da enfermaria para espantar os maus espíritos. Apesar do prognóstico inicial, o homem se recuperou totalmente e voltou a ser um membro ativo da comunidade hmong local.

"Os médicos convivem com esses 'milagres' de vez em quando", explicou um porta-voz do Centro Médico Mercy. "Mas esse caso específico realmente demonstrou o poder dessas cerimônias. A cura não tem a ver apenas com a medicina, tem a ver com as pessoas." Posteriormente o centro treinou 140 xamãs para trabalhar ao lado de médicos no hospital, dando apoio, com seus rituais, aos procedimentos médicos padrão.

Essa política incentivou mais pessoas a procurar tratamento no hospital e – pelo menos de maneira informal, sem consubstanciação científica – melhorou a forma como os pacientes respondem aos cuidados médicos.[1]

Espero que, após a leitura deste livro, fique claro que todos somos moldados por nossas crenças e convicções de maneiras semelhantes. Embora possam parecer milagrosos, eventos desse tipo são surpreendentemente comuns para pessoas de todas as religiões – ou para aquelas sem religião alguma.

Quer estejamos prestes a passar por uma cirurgia ou protegendo nossa saúde e condicionamento físico, quer estejamos lidando com estresse prolongado ou trabalhando sob enorme pressão, nossas expectativas moldarão nossas respostas psicológicas e fisiológicas às nossas circunstâncias. O cérebro evoluiu para fazer previsões, baseando-se em nossas experiências anteriores, em nossas observações dos outros e em nossas normas culturais – processo que fundamenta nossa percepção da realidade e prepara a mente e o corpo para tudo o que tiver que enfrentar. E agora sabemos de que maneira podemos reavaliar essas expectativas para criar nossas próprias profecias autorrealizáveis.

Ao longo destes capítulos, tentei deixar claro que de forma alguma o crescente reconhecimento dos efeitos da expectativa minimiza os enormes desafios que nossa sociedade como um todo enfrenta hoje e, sem dúvida, enfrentará também no futuro. Não podemos simplesmente esperar que a incerteza financeira ou a injustiça social se resolvam sozinhas ou pela mera força do nosso pensamento: os efeitos da expectativa não são uma cura para todos os males e problemas com que nos deparamos. No entanto, podem ser uma ferramenta útil para construirmos nossa própria resiliência pessoal e, vez por outra, podem até nos permitir prosperar a despeito das dificuldades, equipando-nos com a força para provocar mudanças concretas.

Em um mundo ideal, colocar em prática essas habilidades deve se tornar um hábito – de modo que, independentemente do que estivermos fazendo e de qualquer nova mensagem que encontrarmos, possamos investigar, esquadrinhar, analisar e questionar o enquadramento, a fim de ver se estamos formando acidentalmente uma profecia autor-realizável negativa e sem nenhuma base racional. Sem sombra de dúvida descobri que fazer isso mudou minha própria vida, desde que aprendi sobre as origens nocebo dos efeitos colaterais de meus antidepressivos. O conhecimento do efeito da expectativa mudou meus hábitos alimentares e a maneira de me exercitar, minhas atitudes com relação ao sono e meus pensamentos sobre o envelhecimento. Grande parte deste livro foi escrita durante a pandemia de Covid-19, e constatei que as técnicas aqui explicadas foram inestimáveis para me ajudar a lidar com a solidão e o estresse dos contínuos confinamentos e quarentenas.

Espero que você considere essa inovadora compreensão do cérebro igualmente frutífera em sua própria vida. Você já deve ter visto alguns benefícios; conhecimento é poder, e simplesmente ler sobre a ciência dos efeitos da expectativa e suas consequências pode mudar sua mentalidade e ter um impacto mensurável em sua vida. Se, no entanto, você achar que está com dificuldades para aplicar certos elementos desta pesquisa, tenha em mente as três estratégias que apresento a seguir e que gradualmente o ajudarão a sair de sua rotina. Como todos os outros conselhos deste livro, estas técnicas são inspiradas em evidências científicas robustas e, em conjunto, tratam dos problemas mais recorrentes.

▪ LEMBRE-SE DE QUE SUA MENTE É UMA "OBRA EM ANDAMENTO"

Vamos começar com a ideia de neuroplasticidade – a capacidade do cérebro de se reconfigurar e mudar –, que pode estar sujeita a um efeito da expectativa.

Nos primórdios da neurociência, pensava-se que o cérebro era uma entidade estática. Embora a mente da criança possa ser maleável – até certo ponto –, a capacidade de mudança neural desapareceria após a adolescência, tornando muito mais difícil alterar habilidades e traços de personalidade. "Nos adultos, os caminhos do sistema nervoso são algo fixo, finalizado, imutável", escreveu o fundador da neurociência moderna, Santiago Ramón y Cajal, em 1928.[2] Isso seria realmente uma má notícia em termos de desfazer hábitos de pensamento existentes.

Sempre que discuto os efeitos das expectativas, alguns céticos perguntam se estamos "programados" para ver o mundo de uma determinada maneira e se certas expectativas estão simplesmente arraigadas fundo demais para mudar.

Felizmente, agora sabemos que há pouquíssima razão para sermos tão pessimistas quanto à nossa capacidade de autotransformação. Por meio de pesquisas meticulosas, os neurocientistas mostraram que a "fiação" ou rede de circuitos do cérebro muda de forma constante – fortalece algumas conexões e elimina outras e, às vezes, adiciona redes totalmente novas em resposta às suas circunstâncias. Essas conexões determinarão as habilidades da pessoa. Em sua forma mais extrema, esse processo permite que pessoas que nasceram surdas ou cegas se adaptem a implantes cocleares ou retinianos; embora de início o cérebro delas seja incapaz de entender as novas informações, em pouco tempo se reconfigura para construir sons e imagens. Mas a chamada neuroplasticidade ocorre sempre que aprendemos uma nova habilidade. Mesmo alguns traços de personalidade, como neuroticismo ou introversão, que, antes eram considerados completamente imóveis, podem mudar ao longo da vida.

Seja qual for a sua situação atual, seu cérebro pode ser muito mais maleável do que você imagina. E implementar uma mudança será mais fácil se você mantiver certas atitudes. Carol Dweck, da Universidade Stanford, descobriu que algumas pessoas acreditam que suas habilidades são fixas, permanentes e imutáveis: ou elas são boas em alguma coisa ou não são. Outras pessoas acreditam em sua capacidade de aperfeiçoamento, qualquer que seja sua aptidão inicial. Em geral, pessoas com "mentalidade de crescimento" tendem a progredir mais rapidamente do que pessoas com "mentalidade fixa".

A mentalidade de crescimento é bem conhecida na educação, mas agora está se tornando evidente que a compreensão das pessoas sobre a maleabilidade inerente do cérebro pode ter consequências de longo alcance para muitos outros tipos de mudança pessoal. Pessoas com ansiedade ou depressão são mais propensas a se beneficiar com tratamentos como a terapia cognitivo-comportamental se tiverem uma mentalidade de crescimento, por exemplo, do que pessoas com uma mentalidade fixa.[3] Diante desses resultados, agora os pesquisadores se debruçam sobre intervenções que estimulem a mentalidade de crescimento em uma variedade de configurações. Eles descobriram que simplesmente ensinar as pessoas sobre a capacidade do cérebro de mudar tem efeitos benéficos na saúde física e mental, pois as pessoas percebem que não precisam ficar presas a seus atuais hábitos de pensamento.[4]

Se você perceber que está preso em uma rotina enfadonha ao tentar aplicar um determinado efeito da expectativa e está lutando para reenquadrar os eventos de uma maneira mais produtiva ou positiva, tente se lembrar da plasticidade do cérebro. Em vez de presumir que está destinado a cair nas mesmas armadilhas repetidas vezes, imagine seu próprio cérebro se reconfigurando enquanto você aprende a ver o mundo de uma nova maneira. Como é muito mais fácil acreditar na mentalidade de crescimento quando já se vivenciou a mudança, você também pode descobrir que é útil focar metas pequenas e alcançáveis, capazes de provar sua capacidade de transformação pessoal, antes de aumentar continuamente suas ambições; ademais, tente, ao longo do caminho, ver quaisquer eventuais falhas como uma útil experiência de aprendizagem.

Afinal, você teve uma vida inteira para construir sua atual visão de mundo, então é natural que mudanças positivas levem tempo. Nas palavras de uma equipe de pesquisa que estuda a mentalidade de crescimento: "O cérebro de todas as pessoas é uma obra em andamento!".[5]

■ TENHA UMA PERSPECTIVA EXTERNA

Mesmo se você tiver uma mentalidade de crescimento, pode ser que às vezes ache difícil aplicar um efeito da expectativa no calor de um momento especialmente complicado. Reenquadrar sua dor, ansiedade ou fadiga até parece fácil em teoria – mas é muito mais difícil quando você já está atormentado e desassossegado, pelejando para se controlar.

Nessas situações, a primeira coisa a lembrar é que você não precisa ignorar esses sentimentos desconfortáveis, feito que seria extraordinariamente difícil de alcançar e ainda por cima contraproducente. Esses efeitos da expectativa funcionam ajustando-se suas premissas sobre o significado e as consequências dos sentimentos, em vez de você mudar imediatamente os próprios sentimentos. Você pode lembrar a si mesmo de que seus sintomas físicos são um sinal de que o corpo está se curando, por exemplo, sem suprimir ativamente a sensação concreta de dor; da mesma forma, você pode se lembrar do fato de que a ansiedade é energizante, embora ainda se sinta estressado. Em ambos os casos, a mudança de pensamento deve levar a respostas mais saudáveis – sem a necessidade de negar, sufocar ou mudar os sentimentos em si.

Para facilitar esse processo de reenquadramento, você pode tentar também uma técnica conhecida como autodistanciamento, desenvolvida por Ethan Kross, psicólogo da Universidade de Michigan. De acordo com a pesquisa de Kross, nossas emoções costumam ser tão imediatas que não conseguimos pensar com objetividade sobre nossa situação; em vez disso, elas nos arrastam para uma ruminação negativa, produzindo aos montes os mesmos pensamentos medrosos ou infelizes que, por sua vez, farão com que nos sintamos ainda piores e menos racionais. Se nos forçarmos a ter uma perspectiva externa da situação, no entanto, Kross argumenta, todos nós podemos acabar com esse ciclo ruminativo negativo.

Existem muitas maneiras de se autodistanciar. Você pode imaginar a si mesmo no futuro, meses ou anos à frente, olhando para trás a fim de analisar o evento passado com o qual está lidando no presente. Ou pode imaginar que é um observador, assistindo ao desenrolar da situação de fora do seu corpo. A técnica que eu pessoalmente considero mais útil é imaginar que estou aconselhando um amigo que se encontra na mesma situação que enfrento no momento.

Hoje há uma profusão de evidências mostrando que essas estratégias de autodistanciamento podem abrandar suavemente o sofrimento das pessoas em uma gama de situações de tribulação, o que por sua vez lhes permite reenquadrar a situação de forma mais construtiva. Ao enfrentar um evento estressante – ter de falar em público, por exemplo – as pessoas que se distanciam são mais propensas a encarar o evento como um desafio positivo e uma chance de provar seu valor, em vez de vê-lo como uma ameaça potencial que pode resultar em constrangimento e fracasso.[6] Como vimos, esse tipo de mudança mental leva o corpo a uma resposta mais saudável ao estresse.[7]

O exemplo de falar em público é apenas um dos muitos em que comprovadamente o autodistanciamento converte o pensamento da ruminação negativa em reavaliações mais construtivas da situação à mão – tornando-o uma ferramenta incrivelmente útil para a transformação pessoal. Se quiser tentar reenquadrar minha sensação de dor decorrente de uma doença, por exemplo, posso pensar em como tranquilizaria um amigo que padece de um sofrimento, lembrando-o, por exemplo, sobre as chances muito reais de recuperação e os benefícios do tratamento – pensamentos que são muito mais fáceis de expressar quando nos sentimos um pouco afastados da situação. Isso também vale para meus pensamentos sobre o envelhecimento; se imaginar que estou falando com outra pessoa e não comigo mesmo, é muito menos provável que eu construa uma visão sombria do meu próprio futuro. Em vez disso, estaria mais inclinado a enfatizar todas as oportunidades que ainda existem.

Quaisquer que sejam os efeitos da expectativa que você está tentando aplicar, alguns momentos de autodistanciamento devem colocá-lo em um estado de espírito mais construtivo, de modo que você possa identificar mais facilmente seus prejulgamentos e ajustar suas crenças a formas mais saudáveis de pensar.

■ SEJA GENTIL CONSIGO MESMO

Meu último conselho diz respeito ao seu senso de responsabilidade. O conhecimento da máquina de previsão e de nosso poder de moldar nossas respostas a eventos por meio de técnicas como reenquadramento pode ser inspirador. Mas também existe o perigo de que essa consciência gere um sentimento de culpa ou censura. Você pode acabar pensando que, se foi dominado pelo nervosismo durante um discurso, a culpa é sua, por ver o estresse como algo debilitante. Se você está exausto e não aguenta mais uma hora de trabalho, é porque tem uma mentalidade errada sobre força de vontade! Se a sua forma física não está tão boa quanto antes, é porque você está se achando velho e acabado!

Esses sentimentos não poderiam estar mais distantes de minhas próprias concepções ou das opiniões dos cientistas que estudam os efeitos da expectativa – e a disseminação dessas ideias seria o pior resultado possível, a meu ver. Assim como qualquer ferramenta, as estratégias descritas neste livro serão mais adequadas a alguns indivíduos do que a outros e serão mais aplicáveis a certas situações do que a outras. Se você achar que uma técnica específica não funciona para você, siga em frente e talvez – quando e se você se sentir pronto – volte a ela mais tarde, algum dia. A última coisa que você quer fazer é dirigir violentas críticas a si mesmo ou imaginar que sua incapacidade de mudar sua mentalidade é um sinal de fracasso pessoal.

Psicólogos de todo o mundo estão começando a entender que uma atitude de "autocompaixão" é crucial para qualquer transformação pessoal. Essa mentalidade envolve reconhecer e aceitar os muitos outros fatores que podem contribuir para suas dificuldades, e reconhecer o fato de que muitas outras pessoas também compartilharão suas dificuldades; você não está sozinho em suas lutas.

A autocompaixão é, em si, boa para nossa saúde mental e física – mas, aspecto igualmente importante, nos dá uma sensação de segurança que torna muito mais fácil criar hábitos e efetuar mudanças positivas em nossa própria vida. E isso inclui o uso de técnicas de reavaliação que vimos ao longo deste livro.[8] O truque é reconhecer seu potencial de melhoria, sem ser excessivamente crítico – da mesma forma que você aconselharia um parente.

Todos devemos adotar uma atitude de autocompaixão sempre que aplicarmos um efeito da expectativa. O fato de professarmos crenças e convicções prejudiciais ou nocivas não deve ser motivo de vergonha e, inevitavelmente, haverá momentos em que lutaremos para mudar nossa mentalidade. Como qualquer habilidade, você simplesmente precisa de prática para provocar mudanças permanentes.

Seja lá o que você espera alcançar com o efeito da expectativa, tente manter a mente aberta ao testar as diferentes técnicas, perdoe as falhas e comemore os sucessos. Se você acha que é capaz de transformação pessoal – e está disposto a perdoar seus erros –, pode fazer disso sua profecia autorrealizável.

Shakespeare expressou isso de uma maneira melhor há mais de quatrocentos anos, em uma cena de Hamlet em que o príncipe da Dinamarca declara que "nada é bom ou mau, quem inventa é o pensamento". E, com essa percepção, todos podemos tomar o destino em nossas próprias mãos.

AGRADECIMENTOS

Este livro cresceu e ganhou forma graças à generosidade de muitas pessoas. Agradeço primeiramente à minha agente, Carrie Plitt, por seu entusiasmo com minha ideia inicial, seu feedback astuto e diplomático ao longo das muitas versões do livro e por sua paixão durante todo o desenvolvimento. Também tenho uma dívida de gratidão com o restante da equipe da Felicity Bryan Associates e com Zoe Pagnamenta, em Nova York, por encontrar um lar para o livro nos Estados Unidos.

Sou imensamente grato a meus dois editores, Simon Thorogood, da Canongate, e Conor Mintzer, da Henry Holt, por sua sabedoria e gentileza – foi uma alegria trabalhar com vocês. Agradeço também às minhas revisoras, Debs Warner e Helen Carr, por me salvarem de inúmeras infelicidades – e às equipes de produção, marketing, publicidade e vendas da Canongate e da Holt, em especial Vicki Rutherford, Catryn Silbersack e Lucy Zhou.

Serei eternamente grato aos cientistas cujo trabalho citei. Agradeço em especial a todos os pesquisadores que dedicaram seu tempo para conversar comigo sobre seu trabalho acerca dos temas de mentalidade e expectativa. Em ordem alfabética pelos sobrenomes: Moshe Bar, Andy Clark, Luana Colloca, Alia Crum, Grace Giles, Suzanne Higgs, Jeremy Jamieson, Veronika Job, Johannes Laferton, Kari Leibowitz, Becca Levy, Iris Mauss, Timothy Noakes, Keith Petrie, Christine Rubie-Davies, Anil Seth e Jon Stone. Agradeço também a Paddy Jones por compartilhar comigo sua história de vida.

Minha concepção inicial para este livro veio de um artigo encomendado por Kate Douglas para a revista *New Scientist*. Obrigado por aceitar minha proposta, moldar a história e dar o pontapé inicial.

Richard Fisher forneceu feedback inicial sobre alguns capítulos especialmente problemáticos – seus comentários me ajudaram a enxergar a floresta para as árvores. E meus corriqueiros bate-papos com Melissa Hogenboom me propiciaram o diálogo estimulante e perfeito que me animava quando estava me sentindo frustrado ou desmotivado, e isso tornou o processo de escrita muito menos solitário.

Agradeço a meus amigos e colegas, incluindo Sally Adee, Lindsay Baker, Amy Charles, Eileen e Peter Davies, Kerry Daynes, Stephen Dowling, Natasha e Sam Fenwick, Philippa Fogarty, Simon Frantz, Alison George, Zaria Gorvett, Richard Gray, Christian Jarrett, Catherine de Lange, Rebecca Laurence, Fiona Macdonald, Damiano Mirigliano, Will Park, Emma e Sam Partington, Jo Perry, Mithu Storoni, Neil e Lauren Sullivan, Ian Tucker, Meredith Turits, Gaia Vince, James Wallman, Richard Webb e Clare Wilson.

Devo mais do que consigo descrever com palavras a meus pais, Margaret e Albert. Agradeço, acima de tudo, a Robert Davies por seu apoio em cada etapa desta jornada e em todas as outras partes da minha vida. Eu não teria sido capaz de escrever este livro sem você.

PERMISSÕES PARA USO DAS IMAGENS

p. 23: Ilusão da vaca. De: McCrone, J. (1991). *The Ape That Spoke: Language and the Evolution of the Human Mind*. Nova York: William Morrow & Company.

p. 23: Cão, alto contraste, ilegível. Cortesia de Nava Rubin. De: Ludmer, R., Dudai, Y. e Rubin, N. (2011). "Uncovering camouflage: amygdala activation predicts long-term memory of induced perceptual insight". *Neuron*, 69(5), pp. 1002-14.

p. 24: Pato/coelho. De: *Fliegende Blätter*, 23 de outubro de 1892.

p. 42: Cão, tons de cinza padrão. Cortesia de Nava Rubin. De: Ludmer, R., Dudai, Y. e Rubin, N. (2011). "Uncovering camouflage: amygdala activation predicts long-term memory of induced perceptual insight". *Neuron*, 69(5), pp. 1002-14.

p. 137: Mudança na força do braço após seis semanas de treinamento mental. Baseado em: Yao, W. X., Ranganathan, V. K., Allexandre, D., Siemionow, V. e Yue, G. H. (2013). "Kinesthetic imagery training of forceful muscle contractions increases brain signal and muscle strength". *Frontiers in Human Neuroscience*, 7, p. 561.

p. 151: Fome antes e depois de comer a barra de chocolate "saborosa" e "saudável". Baseado em: Finkelstein, S. R. e Fishbach, A. (2010). "When healthy food makes you hungry". *Journal of Consumer Research*, 37(3), pp. 357-67.

p. 240: A autoafirmação reduz a diferença de gênero no raciocínio espacial. Baseado em: Martens, A., Johns, M., Greenberg, J. e Schimel, J. (2006). "Combating stereotype threat: the effect of self-affirmation on women's intellectual performance". *Journal of Experimental Social Psychology*, 42(2), pp. 236-43.

p. 241: A autoafirmação reduz a diferença de gênero no desempenho em física. Baseado em: Miyake, A., Kost-Smith, L. E., Finkelstein, N. D., Pollock, S. J., Cohen, G. L. e Ito, T. A. (2010). "Reducing the gender achievement gap in college science: a classroom study of values affirmation". *Science*, 330(6008), pp. 1234-7.

p. 251: Efeitos das crenças de idade na incidência de demência. Baseado em: Levy, B. R., Slade, M. D., Pietrzak, R. H. e Ferrucci, L. (2018). "Positive age beliefs protect against dementia even among elders with high-risk gene". *PLoS One*, 13(2), p. e0191004.

NOTAS

■ INTRODUÇÃO

[1] Crum, A. J. e Langer, E. J. (2007). "Mind-set matters: exercise and the placebo effect". *Psychological Science*, 18(2), p. 165-71.

[2] Sharpless, B. A. e Barber, J. P. (2011). "Lifetime prevalence rates of sleep paralysis: a systematic review". *Sleep Medicine Reviews*, 15(5), p. 311-15.

[3] Para uma discussão fascinante e aprofundada dos muitos fatores que contribuíram para as mortes dos hmongs nos EUA, ver: Adler, S. R. (2011). *Sleep Paralysis: Nightmares, Nocebos, and the Mind-Body Connection*. New Brunswick, Nova Jersey: Rutgers University Press.

[4] Zheng, J., Zheng, D., Su, T. e Cheng, J. (2018). "Sudden unexplained nocturnal death syndrome: The hundred years' enigma". *Journal of the American Heart Association*, 7(5), p. e007837.

[5] Alia Crum descreveu a implicação das mentalidades no Fórum Econômico Mundial em janeiro de 2018: https://sparq.stanford.edu/sparq-health-director-crum-discusses-mindsets-world-economic-forum-video.

■ CAPÍTULO 1: A MÁQUINA DE PREVISÃO

[1] Estas descrições dos ataques de drones se devem a Shackle, S. (2020). "The mystery of the Gatwick drone". *The Guardian*, 1º de dezembro. https://www.theguardian.com/uk-news/2020/dec/01/the-mystery-of-the-gatwick-drone. Ver também: Jarvis, J. (2018). "Gatwick drone latest". *Evening Standard*, 23 de dezembro. https://www.standard.co.uk/news/uk/gatwick-drone-latest-police-say-it-is-a-possibility-there-was-never-a-drone-a4024626.html.

[2] O termo "máquina de previsão" foi introduzido pelo professor Andy Clark em seu livro *Surfing Uncertainty: Prediction, Action, and the Emborne Mind* (2016).

Oxford: Oxford University Press. Outros utilizam a nomenclatura "mecanismo de previsão" – mas, em nome de maior clareza e consistência, usarei do início ao fim do livro o termo de Clark.

[3] von Helmholtz, H. (1925). *Treatise on Physiological Optics*, vol. 3, James P. C. Southall (org.), p. 1-37. Birmingham, Alabama: Sociedade Óptica dos EUA. "Amiúde pode ser bastante difícil dizer até que ponto nossas apercepções (Anschauungen) derivadas do sentido da visão se devem diretamente à sensação, e que percentual delas, por outro lado, se deve à experiência e ao treinamento." Ver também: Meyering, T. C. (1989). *Helmholtz's Theory of Unconscious Inferences. Historical Roots of Cognitive Science*, p. 181-208. doi:10.1007/978-94-009-2423-9_10.

[4] Foa, M. (2015). *Georges Seurat: The Art of Vision*, 21. New Haven, Connecticut: Yale University Press.

[5] Para uma discussão aprofundada sobre codificação preditiva e suas muitas implicações, ver Clark, A. (2016). *Surfing Uncertainty: Prediction, Action, and the Embodied Mind*. Oxford: Oxford University Press; Hohwy, J. (2013). *The Predictive Mind*. Oxford: Oxford University Press. Ver também: De Lange, F. P., Heilbron, M. and Kok, P. (2018). "How do expectations shape perception?", *Trends in Cognitive Sciences*, 22(9), p. 764-79; O'Callaghan, C., Kveraga, K., Shine, J. M., Adams Jr., R. B. e Bar, M. (2017). "Predictions penetrate perception: Converging insights from brain, behaviour and disorder". *Consciousness and Cognition*, 47, p. 63-74.

[6] Barrett, L. F. (2017). *How Emotions Are Made: The Secret Life of the Brain*, p. 60. Londres: Pan Macmillan.

[7] Fenske, M. J., Aminoff, E., Gronau, N. e Bar, M. (2006). "Top-down facilitation of visual object recognition: Object-based and context-based contributions". *Progress in Brain Research*, 155, p. 3-21.

[8] Bar, M., Kassam, K. S., Ghuman, A. S., Boshyan, J., Schmid, A. M., Dale, A. M. e Halgren, E. (2006). "Top-down facilitation of visual recognition". *Proceedings of the National Academy of Sciences*, 103(2), p. 449-54.

[9] Madrigal, A. (2014). "Things you cannot unsee". *The Atlantic*, 5 de maio. https://www.theatlantic.com/technology/archive/2014/05/10-things-you-cant-unsee-and-what-that-says-about-your-brain/361335.

[10] Brugger, P. e Brugger, S. (1993). "The Easter bunny in October: Is it disguised as a duck?". *Perceptual and Motor Skills*, 76(2), p. 577-8. Para uma discussão sobre a interpretação deste artigo à luz das modernas teorias de processamento preditivo, ver: Seriès, P. e Seitz, A. (2013). "Learning what to expect (in visual perception)". *Frontiers in Human Neuroscience*, 7, p. 668.

[11] Liu, J., Li, J., Feng, L., Li, L., Tian, J. e Lee, K. (2014). "Seeing Jesus in toast: Neural and behavioral correlates of face pareidolia". *Cortex*, 53, p. 60-77. Ver também: Aru, J., Tulver, K. e Bachmann, T. (2018). "It's all in your head: Expectations create illusory perception in a dual-task setup". *Consciousness*

and Cognition, 65, p. 197-208; Barik, K., Jones, R., Bhattacharya, J. e Saha, G. (2019). "Investigating the influence of prior expectation in face pareidolia using spatial pattern". In: *Machine Intelligence and Signal Analysis*, p. 437-51. Cingapura: Springer.

[12] Merckelbach, H. e van de Ven, V. (2001). "Another White Christmas: fantasy proneness and reports of 'hallucinatory experiences' in undergraduate students". *Journal of Behavior Therapy and Experimental Psychiatry*, 32(3), p. 137-44; Crowe, S. F., Barot, J., Caldow, S., d'Aspromonte, J., Dell'Orso, J., Di Clemente, A. e Sapega, S. (2011). "The effect of caffeine and stress on auditory hallucinations in a non-clinical sample". *Personality and Individual Differences*, 50(5), p. 626-30.

[13] Conforme já observado, quando temos alguma alucinação, a atividade cerebral é muito semelhante às respostas a imagens físicas reais. Summerfield, C., Egner, T., Mangels, J. e Hirsch, J. (2006). "Mistaking a house for a face: Neural correlates of misperception in healthy humans". *Cerebral Cortex*, 16(4), p. 500-8.

[14] Esses detalhes estão em Huntford, R. (2000). *Scott and Amundsen: Their Race to the South Pole*, p. 567. Londres: Abacus.

[15] Hartley-Parkinson, R. (2019). "Mum claims she can see Jesus in flames of Notre Dame Cathedral". *Metro*, de abril. https://metro.co.uk/2019/04/17/mum-claims-can-see-jesus-flames-notre-dame-cathedral-9225760.

[16] Dunning, D. e Balcetis, E. (2013). "Wishful seeing: How preferences shape visual perception". *Current Directions in Psychological Science*, 22(1), p. 33-7. Ver também: Balcetis, E. (2014). "Wishful seeing". *Psychologist*, 27(1), p. 22-25. https://thepsychologist.bps.org.uk/volume-27/january-2014/wishful-seeing.

[17] Greene, B. (2017). "How does consciousness happen?" https://blog.ted.com/how-does-consciousness-happen-anil-seth-speaks-at-ted2017.

[18] https://rarediseases.org/rare-diseases/fnd/.

[19] Este estudo de caso é descrito em detalhes no seguinte artigo: Yeo, J. M., Carson, A. and Stone, J. (2019). "Seeing again: treatment of functional visual loss". *Practical Neurology*, 19(2), p. 168-72. Meu imenso agradecimento a Jon Stone por esclarecer alguns detalhes.

[20] Para obter uma descrição desse tipo de processo, ver: Pezzulo, G. (2014). "Why do you fear the bogeyman? An embodied predictive coding model of perceptual inference". *Cognitive, Affective, and Behavioral Neuroscience*, 14(3), p. 902-11.

[21] Teachman, B. A., Stefanucci, J. K., Clerkin, E. M., Cody, M. W. e Proffitt, D. R. (2008). "A new mode of fear expression: Perceptual bias in height fear". *Emotion*, 8(2), p. 296.

[22] Vasey, M. W., Vilensky, M. R., Heath, J. H., Harbaugh, C. N., Buffington, A. G. e Fazio, R. H. (2012). "It was as big as my head, I swear! Biased spider size estimation in spider phobia". *Journal of Anxiety Disorders*, 26(1), p. 20-4; Basanovic, J., Dean, L., Riskind, J. H. e MacLeod, C. (2019). "High spider-fearful

and low spider-fearful individuals differentially perceive the speed of approaching, but not receding, spider stimuli". *Cognitive Therapy and Research*, 43(2), p. 514-21.

[23] Jolij, J. e Meurs, M. (2011). "Music alters visual perception. *PLoS One*, 6(4), e18861. Ver também: Siegel, E. H., Wormwood, J. B., Quigley, K. S. e Barrett, L. F. (2018). "Seeing what you feel: Affect drives visual perception of structurally neutral faces". *Psychological Science*, 29(4), p. 496-503; Wormwood, J. B., Siegel, E. H., Kopec, J., Quigley, K. S. e Barrett, L.F. (2019). "You are what I feel: A test of the affective realism hypothesis". *Emotion*, 19(5), p. 788-98. "As presentes descobertas são consistentes com trabalhos empíricos recentes que demonstram que o estado afetivo de uma pessoa pode influenciar de uma maneira muito literal a impressão positiva ou negativa de um rosto-alvo neutro (Siegel *et al.*, 2018): rostos neutros foram considerados semblantes mais sorridentes quando apresentados simultaneamente com estímulos afetivos positivos suprimidos e como expressões mais carrancudas quando apresentados concomitantemente a estímulos afetivos negativos suprimidos." Otten, M., Seth, A. K. e Pinto, Y. (2017). "A social Bayesian brain: How social knowledge can shape visual perception". *Brain and Cognition*, 112, p. 69-77. O'Callaghan, C., Kveraga, K., Shine, J. M., Adams Jr., R. B. e Bar, M. (2016). "Convergent evidence for top-down effects from the 'predictive brain'". *Behavioral and Brain Sciences*, 39, e254.

[24] Bangee, M., Harris, R. A., Bridges, N., Rotenberg, K. J. e Qualter, P. (2014). "Loneliness and attention to social threat in young adults: Findings from an eye tracker study." *Personality and Individual Differences*, 63, p. 16-23.

[25] Prinsttein, M. (2018). *The Popularity Illusion*. Edição do Kindle, localização 2110.

[26] Para um resumo desses efeitos perceptivos, suas implicações para problemas como ansiedade e depressão e o tratamento potencial, ver os seguintes artigos: Herz, N., Baror, S. e Bar, M. (2020). "Overarching states of mind. *Trends in Cognitive Sciences*, 24(3), p. 184-99; Kube, T., Schwarting, R., Rozenkrantz, L., Glombiewski, J. A. e Rief, W. (2020). "Distorted cognitive processes in major depression: A predictive processing perspective". *Biological Psychiatry*, 87(5), 388-98; Sussman, T. J., Jin, J. e Mohanty, A. (2016). "Top-down and bottom-up factors in threat-related perception and attention in anxiety". *Biological Psychology*, 121, p. 160-72.

[27] Shiban, Y., Fruth, M. B., Pauli, P., Kinateder, M., Reichenberger, J. e Muhlberger, A. (2016). "Treatment effect on biases in size estimation in spider phobia". *Biological Psychology*, 121, p. 146-52.

[28] Dennis, T. A. e O'Toole, L. J. (2014). "Mental health on the go: Effects of a gamified attention-bias modification mobile application in trait-anxious adults". *Clinical Psychological Science*, 2(5), p. 576-90; Mogg, K. e Bradley, B. P. (2016). "Anxiety and attention to threat: Cognitive mechanisms and treatment with attention bias modification". *Behaviour Research and Therapy*, 87, p. 76-108;

Kress, L. e Aue, T. (2019). "Learning to look at the bright side of life: Attention bias modification training enhances optimism bias". *Frontiers in Human Neuroscience*, 13, p. 222; Kuckertz, J. M., Schofield, C. A., Clerkin, E. M., Primack, J., Boettcher, H., Weisberg, R. B. e Beard, C. (2019). "Attentional bias modification for social anxiety disorder: What do patients think and why does it matter?". *Behavioural and Cognitive Psychotherapy*, 47(1), p. 16-38; Abado, E., Aue, T. e Okon-Singer, H. (2020). "The missing pieces of the puzzle: A review on the interactive nature of a-priori expectancies and attention bias toward threat. *Brain Sciences*, 10(10), p. 745; Jones, E. B. e Sharpe, L. (2017). "Cognitive bias modification: A review of meta-analyses". *Journal of Affective Disorders*, 223, p. 175-83; Gober, C. D., Lazarov, A. e Bar-Haim, Y. (2021). "From cognitive targets to symptom reduction: overview of attention and interpretation bias modification research." *Evidence-Based Mental Health*, 24(1), p. 42-6.

[29] Para uma descrição completa dos efeitos da expectativa gustativa e sua relação com a codificação preditiva, ver: Piqueras-Fiszman, B. e Spence, C. (2015). "Sensory expectations based on product-extrinsic food cues: An interdisciplinary review of the empirical evidence and theoretical accounts". *Food Quality and Preference*, 40, p. 165-79.

[30] Spence, C. e Piqueras-Fiszman, B. (2014). *The Perfect Meal: The Multisensory Science of Food and Dining*. Chichester: John Wiley and Sons.

[31] Lee, L., Frederick, S. e Ariely, D. (2006). "Try it, you'll like it: The Influence of Expectation, consumption, and revelation on preferences for beer". *Psychological Science*, 17(12), p. 1054-8.

[32] Plassmann, H., O'Doherty, J., Shiv, B. e Rangel, A. (2008). "Marketing actions can modulate neural representations of experienced pleasantness". *Proceedings of the National Academy of Sciences*, 105(3), p. 1050-4.

[33] Clark, A. (2016). *Surfing Uncertainty: Prediction, Action, and the Embodied Mind*, p. 55-6. Oxford: Oxford University Press.

[34] Grabenhorst, F., Rolls, E.T. e Bilderbeck, A. (2007). "How cognition modulates affective responses to taste and flavor: Top-down influences on the orbitofrontal and pregenual cingulate córtices". *Cerebral Cortex*, 18(7), p. 1549-59.

[35] Herz, R. S. e von Clef, J. (2001). "The influence of verbal labeling on the perception of odors: Evidence for olfactory illusions?" *Perception*, 30(3), p. 381-91.

[36] Fuller, T. (2013). A love letter to a smelly fruit. *The New York Times*, 3 de dezembro. https://www.nytimes.com/2013/12/08/travel/a-love-letter-to-a-smelly-fruit.html.

[37] Amar, M., Ariely, D., Bar-Hillel, M., Carmon, Z. e Ofir, C. (2011). "Brand Names Act Like Marketing Placebos". http://www.ratio.huji.ac.il/sites/default/files/publications/dp566.pdf.

[38] Langer, E., Djikic, M., Pirson, M., Madenci, A. e Donohue, R. (2010). "Believing is seeing: Using mindlessness (mindfully) to improve visual acuity." *Psychological Science*, 21(5), p. 661-6. Ver também: Pirson, M., Ie, A.

e Langer, E. (2012). "Seeing what we know, knowing what we see: Challenging the limits of visual acuity". *Journal of Adult Development*, 19(2), p. 59-65. Alguns podem argumentar que as diferenças na acuidade visual são meramente "imaginárias". Para um elegante experimento demonstrando que o processamento "de cima para baixo" pode produzir uma visão objetivamente mais nítida, ver: Lupyan, G. (2017). "Objective effects of knowledge on visual perception". *Journal of Experimental Psychology: Human Perception and Performance*, 43(4), p. 794.

■ CAPÍTULO 2: UMA FRAUDE PIEDOSA

[1] Blease, C., Annoni, M. e Hutchinson, P. (2018). "Editors' introduction to special section on meaning response and the placebo effect". *Perspectives in Biology and Medicine*, 61(3), p. 349-52. Ver também: carta de Thomas Jefferson a Caspar Wistar, 21 de junho de 1807. http://memory.loc.gov/service/mss/mtj/mtj1/038/038_0687_0692.pdf.

[2] Raglin, J., Szabo, A., Lindheimer, J. B. e Beedie, C. (2020). "Understanding placebo and nocebo effects in the context of sport: A psychological perspective." *European Journal of Sport Science, 1-9*; Aronson, J. (1999). "Please, please me". *BMJ*, 318(7185), p. 716; Kaptchuk, T. J. (1998). "Powerful placebo: The dark side of the randomised controlled trial". *The Lancet*, 351(9117), p. 1722-5; De Craen, A. J., Kaptchuk, T. J., Tijssen, J. G. e Kleijnen, J. (1999). "Placebos and placebo effects in medicine: historical overview". *Journal of the Royal Society of Medicine*, 92(10), p. 511-15.

[3] Detalhes sobre os experimentos em tempos de guerra de Beecher e sua influência geral na medicina podem ser encontrados nos seguintes artigos e livros: Beecher, H. K. (1946). "Pain in men wounded in battle". *Annals of Surgery*, 123(1), 96; Benedetti, F. (2016). "Beecher as clinical investigator: pain and the placebo effect". *Perspectives in Biology and Medicine*, 59(1), p. 37-45; Gross, L. (2017). "Putting placebos to the test. *PLoS Biology*, 15(2), e2001998; Evans, D. (2004). *Placebo*. Londres: HarperCollins; Best, M. e Neuhauser, D. (2010). Henry K. "Beecher: pain, belief and truth at the bedside – The powerful placebo, ethical research and anaesthesia safety". *BMJ Quality and Safety*, 19(5), p. 466-8.

[4] Colloca, L. "The placebo effect in pain therapies". *Annual Review of Pharmacology and Toxicology*, 59 (2019), p. 191-211.

[5] https://www.apdaparkinson.org/article/the-placebo-effect-in-clinical-trials-in-parkinsons-disease.

[6] Lidstone, S. C., Schulzer, M., Dinelle, K., Mak, E., Sossi, V., Ruth, T. J. e Stoessl, A. J. (2010). "Effects of expectation on placebo-induced dopamine release in Parkinson disease". *Archives of General Psychiatry*, 67(8), p. 857-65; Quattrone, A., Barbagallo, G., Cerasa, A. e Stoessl, A. J. (2018). "Neurobiology of placebo effect in Parkinson's disease: What we have learned and where we are going". *Movement Disorders*, 33(8), p. 1213-2.

[7] Vits, S., Cesko, E., Benson, S., Rueckert, A., Hillen, U., Schadendorf, D. e Schedlowski, M. (2013). "Cognitive factors mediate placebo responses in patients with house dust mite allergy. *PLoS One*, 8(11), e79576. Vale a pena notar que vários fatores podem influenciar as respostas do placebo aqui, incluindo as crenças e convicções preexistentes do paciente e a atitude do médico. Ver Howe, L. C., Goyer, J. P. e Crum, A. J. (2017). "Harnessing the placebo effect: exploring the influence of physician characteristics on placebo response". *Health Psychology*, 36(11), 1074; Leibowitz, K. A., Hardebeck, E. J., Goyer, J. P. e Crum, A. J. (2019). "The role of patient beliefs in open-label placebo effects". *Health Psychology*, 38(7), 613; Darragh, M., Chang, J. W., Booth, R. J. e Consedine, N. S. (2015). "The placebo effect in inflammatory skin reactions: The influence of verbal suggestion on itch and weal size". *Journal of Psychosomatic Research*, 78(5), p. 489-94; Pfaar, O., Agache, I., Bergmann, K. C., Bindslev-Jensen, C., Bousquet, J., Creticos, P. S. e Frew, A. J. (2021). "Placebo effects in allergen immunotherapy: An EAACI Task Force Position Paper". *Allergy*, 76(3), p. 629-47.

[8] Kemeny, M. E., Rosenwasser, L. J., Panettieri, R. A., Rose, R. M., Berg-Smith, S. M. e Kline, J. N. (2007). "Placebo response in asthma: a robust and objective phenomenon". *Journal of Allergy and Clinical Immunology*, 119(6), p. 1375-81. Os placebos parecem ter efeitos muito grandes no sofrimento subjetivo dos pacientes, mas as diferenças podem ser observadas também nas medidas objetivas de sua respiração. Ver Luc, F., Prieur, E., Whitmore, G. A., Gibson, P. G., Vandemheen, K. L. e Aaron, S. D. (2019). "Placebo effects in clinical trials evaluating patients with uncontrolled persistent asthma". *Annals of the American Thoracic Society*, 16(9), p. 1124-30.

[9] Al-Lamee, R., Thompson, D., Dehbi, H. M., Sen, S., Tang, K., Davies, J. e Nijjer, S. S. (2018). "Percutaneous coronary intervention in stable angina (orbita): a double-blind, randomised controlled trial". *The Lancet*, 391(10115), p. 31-40.

[10] Horwitz, R. I., Viscoli, C. M., Donaldson, R. M., Murray, C. J., Ransohoff, D. F., Berkman, L. e Sindelar, J. (1990). "Treatment adherence and risk of death after a myocardial infarction". *The Lancet, 336*(8714), p. 542-5; para um debate, ver: Brown, W. A. (1998). "Harnessing the placebo effect". *Hospital Practice, 33*(7), p. 107-16.

[11] Ver, por exemplo: Simpson, S. H., Eurich, D. T., Majumdar, S. R., Padwal, R. S., Tsuyuki, R. T., Varney, J. e Johnson, J. A. (2006). "A meta-analysis of the association between adherence to drug therapy and mortality". *BMJ*, 333(7557), p. 15; Pressman, A., Avins, A. L., Neuhaus, J., Ackerson, L. e Rudd, P. (2012). "Adherence to placebo and mortality in the Beta Blocker Evaluation of Survival Trial (BEST)". *Contemporary Clinical Trials*, 33(3), p. 492-8.

[12] Este argumento foi proposto por numerosos cientistas. Ver: Moerman, D. E. (2002). *Meaning, Medicine, and the "Placebo Effect"*, p. 116-21. Cambridge: Cambridge University Press; Chewning, B. (2006). "The healthy adherer and the placebo effect". *BMJ*, 333(7557), p. 18; Wilson, I. B. (2010). "Adherence, placebo effects, and mortality". *Journal of General Internal Medicine*, 25(12), p.

1270-2; Yue, Z., Cai, C., Ai-Fang, Y., Feng-Min, T., Li, C. e Bin, W. (2014). "The effect of placebo adherence on reducing cardiovascular mortality: a meta-analysis". *Clinical Research in Cardiology*, 103(3), p. 229-35.

[13] Os três parágrafos anteriores sintetizam várias explicações para o efeito placebo, incluindo: Petrie, K. J. e Rief, W. (2019). "Psychobiological mechanisms of placebo and nocebo effects: pathways to improve treatments and reduce side effects". *Annual Review of Psychology*, 70, p. 599-625; Colloca, L. e Barsky, A. J. (2020). "Placebo and nocebo effects". *New England Journal of Medicine*, 382(6), p. 554-61; Colagiuri, B., Schenk, L. A., Kessler, M. D., Dorsey, S. G. e Colloca, L. (2015). "The placebo effect: from concepts to genes". *Neuroscience*, 307, p. 171-90; Ongaro, G. e Kaptchuk, T. J. (2019). "Symptom perception, placebo effects, and the Bayesian brain". *Pain,* 160(1), p. 1; Koban, L., Jepma, M., Lopez-Sola, M. e Wager, T. D. (2019). "Different brain networks mediate the effects of social and conditioned expectations on pain". *Nature Communications*, 10(1), p. 1-13; Miller, F. G., Colloca, L. e Kaptchuk, T. J. (2009). "The placebo effect: illness and interpersonal healing". *Perspectives in Biology and Medicine*, 52(4), 518; Trimmer, P. C., Marshall, J. A., Fromhage, L., McNamara, J. M. e Houston, A. I. (2013). "Understanding the placebo effect from an evolutionary perspective". *Evolution and Human Behavior,* 34(1), p. 8-15; Meissner, K. (2011). "The placebo effect and the autonomic nervous system: evidence for an intimate relationship". *Philosophical Transactions of the Royal Society B: Biological Sciences*, 366(1572), p. 1808-17.

[14] Crum, A. J., Phillips, D. J., Goyer, J. P., Akinola, M. e Higgins, E. T. (2016). "Transforming water: social influence moderates psychological, physiological, and functional response to a placebo product". *PLoS One*, 11(11), p. e0167121. Ver também: https://sparq.stanford.edu/director-crum-publishes-intriguing-study-placebo-effects.

[15] Ho, J. T., Krummenacher, P., Lesur, M. R. e Lenggenhager, B. (2020). "Real bodies not required? Placebo analgesia and pain perception in immersive virtual and augmented reality." *bioRxiv.* https://www.biorxiv.org/content/10.1101/202 0.12.18.423276v1.abstract.

[16] Buckalew, L. W. e Ross, S. (1981). "Relationship of perceptual characteristics to efficacy of placebos". *Psychological Reports*, 49(3), p. 955-61.

[17] Faasse, K. e Martin, L. R. (2018). *The power of labeling in nocebo effects. International Review of Neurobiology*, 139, p. 379-406.

[18] Faasse, K., Martin, L. R., Grey, A., Gamble, G. e Petrie, K. J. (2016). "Impact of brand or generic labeling on medication effectiveness and side effects". *Health Psychology, 35*(2), p. 187.

[19] Walach, H. e Jonas, W. B. (2004). "Placebo research: The evidence base for harnessing self-healing capacities. *Journal of Alternative and Complementary Medicine*, 10 (Suplemento 1), S-103.

[20] Howe, L. C., Goyer, J. P. e Crum, A. J. (2017). "Harnessing the placebo effect: Exploring the influence of physician characteristics on placebo response". *Health Psychology*, 36(11), p. 1074.

[21] Howick, J., Bishop, F. L., Heneghan, C., Wolstenholme, J., Stevens, S., Hobbs, F.R. e Lewith, G. (2013). "Placebo use in the United Kingdom: Results from a national survey of primary care practitioners". *PLoS One*, 8(3), e58247.

[22] Silberman, S. (2009). "Placebos are getting more effective. Drug makers are desperate to know why". *Wired Magazine*, 17, p. 1-8.

[23] Walsh, B. T., Seidman, S. N., Sysko, R. e Gould, M. (2002). "Placebo response in studies of major depression: variable, substantial, and growing". *JAMA Internal Medicine*, 287(14), p. 1840-7; Dunlop, B. W., Thase, M. E., Wun, C. C., Fayyad, R., Guico-Pabia, C. J., Musgnung, J. e Ninan, P. T. (2012). "A meta-analysis of factors impacting detection of antidepressant efficacy in clinical trials: The importance of academic sites". *Neuropsychopharmacology*, 37(13), p. 2830-6.

[24] Tuttle, A. H., Tohyama, S., Ramsay, T., Kimmelman, J., Schweinhardt, P., Bennett, G. J. e Mogil, J. S. (2015). "Increasing placebo responses over time in US clinical trials of neuropathic pain". *Pain*, 156(12), p. 2616-26. Para uma análise das estatísticas, ver Marchant, J. (2015). "Strong placebo response thwarts painkiller trials". *Nature News*. https://www.nature.com/news/strong-placebo-response-thwarts-painkiller-trials-1.18511?WT.mc_id=TWT_NatureNews.

[25] Bennett, G. J. (2018). "Does the word 'placebo' evoke a placebo response?" *Pain*, 159(10), p. 1928-31.

[26] Beecher, H. K. (1955). "The powerful placebo". *Journal of the American Medical Association*, 159(17), p. 1602-6. (O destaque, dentro da citação, é meu.)

[27] Para obter evidências de que uma explicação pode intensificar os efeitos de placebos abertos, ver: Locher, C., Nascimento, A. F., Kirsch, I., Kossowsky, J., Meyer, A. e Gaab, J. (2017). "Is the rationale more important than deception? A randomized controlled trial of open-label placebo analgesia". *Pain*, 158(12), p. 2320-8; Wei, H., Zhou, L., Zhang, H., Chen, J., Lu, X. e Hu, L. (2018). "The influence of expectation on nondeceptive placebo and nocebo effects". *Pain Research and Management*. doi: 10.1155/2018/8459429.

[28] Carvalho, C., Caetano, J. M., Cunha, L., Rebouta, P., Kaptchuk, T. J. e Kirsch, I. (2016). "Open-label placebo treatment in chronic low back pain: a randomized controlled trial". *Pain*, 157(12), p. 2766.

[29] Carvalho, C., Pais, M., Cunha, L., Rebouta, P., Kaptchuk, T.J. e Kirsch, I. (2020). "Open-label placebo for chronic low back pain: A 5-year follow-up". *Pain*, 162(5), p. 1521-7.

[30] Kaptchuk, T. J. e Miller, F. G. (2018). "Open label placebo: can honestly prescribed placebos evoke meaningful therapeutic benefits?" *BMJ (Clinical research ed.)*, 363, k3889. doi: 10.1136/bmj.k3889.

[31] Schaefer, M., Sahin, T. e Berstecher, B. (2018). "Why do open-label placebos work? A randomized controlled trial of an open-label placebo induction with and without extended information about the placebo effect in allergic rhinitis". *PLoS One*, 13(3), p. e0192758.

[32] Bernstein, M. H., Magill, M., Beaudoin, F. L., Becker, S. J. e Rich, J. D. (2018). "Harnessing the placebo effect: a promising method for curbing the opioid crisis?" *Addiction*, 113(11), p. 2144-5.

[33] CDC, *Opioid data analysis and resources*, https://www.cdc.gov/opioids/data/analysis-resources.html.

[34] Morales-Quezada, L., Mesia-Toledo, I., Estudillo-Guerra, A., O'Connor, K. C., Schneider, J. C., Sohn, D. J. e Zafonte, R. (2020). "Conditioning open-label placebo: A pilot pharmacobehavioral approach for opioid dose reduction and pain control". *Pain Reports*, 5(4). Ver também: Flowers, K. M., Patton, M. E., Hruschak, V. J., Fields, K. G., Schwartz, E., Zeballos, J. e Schreiber, K. L. (2021). "Conditioned open-label placebo for opioid reduction after spine surgery: a randomised controlled trial". *Pain*, 162(6), p. 1828-1839.

[35] Laferton, J. A., Mora, M. S., Auer, C. J., Moosdorf, R. e Rief, W. (2013). "Enhancing the efficacy of heart surgery by optimizing patients' preoperative expectations: study protocol of a randomized controlled trial." *American Heart Journal*, 165(1), p. 1-7. Para uma descrição mais elaborada da teoria por trás desses tipos de intervenções, ver: Doering, B. K., Glombiewski, J. A. e Rief, W. (2018). "Expectation-focused Psychotherapy to improve clinical outcomes". *International Review of Neurobiology*, 138, p. 257-70.

[36] Auer, C. J., Laferton, J. A., Shedden-Mora, M. C., Salzmann, S., Moosdorf, R. e Rief, W. (2017). "Optimizing preoperative expectations leads to a shorter length of hospital stay in CABG patients: further results of the randomized controlled PSY-HEART trial". *Journal of Psychosomatic Research*, 97, p. 82-9.

[37] Rief, W., Shedden-Mora, M. C., Laferton, J. A., Auer, C., Petrie, K.J., Salzmann, S. e Moosdorf, R. (2017). "Preoperative optimization of patient expectations improves long-term outcome in heart surgery patients: results of the randomized controlled PSY-HEART trial". *BMC Medicine*, 15(1), p. 1-13.

[38] Para obter mais evidências do potencial das expectativas das pessoas para moldar o sucesso dos procedimentos cirúrgicos, ver: Auer, C. J., Glombiewski, J. A., Doering, B. K., Winkler, A., Laferton, J. A., Broadbent, E. e Rief, W. (2016). "Patients' expectations predict surgery outcomes: a meta-analysis". *International Journal of Behavioral Medicine*, 23(1), p. 49-62; Kube, T., Glombiewski, J. A. e Rief, W. (2018). "Using different expectation mechanisms to optimize treatment of patients with medical conditions: a systematic review". *Psychosomatic Medicine*, 80(6), p. 535-43; Van Der Meij, E., Anema, J. R., Leclercq, W. K., Bongers, M. Y., Consten, E. C., Koops, S. E. S. e Huirne, J. A. (2018). "Personalised perioperative care by e-health after intermediate-grade abdominal surgery: a multicentre, single-blind, randomised, placebo-controlled trial." *The Lancet*, 392(10141), p. 51-9; Laferton, J. A., Oeltjen, L., Neubauer, K., Ebert, D. D. e Munder, T. (2020). "The effects of patients' expectations on surgery outcome in total hip and knee arthroplasty: a prognostic factor meta-analysis". *Health Psychology Review*, p. 1-17.

[39] Akroyd, A., Gunn, K. N., Rankin, S., Douglas, M., Kleinstauber, M., Rief, W. e Petrie, K. J. (2020). "Optimizing patient expectations to improve therapeutic

response to medical treatment: a randomized controlled trial of iron infusion therapy". *British Journal of Health Psychology,* 25(3), p. 639-51.

[40] Leibowitz, K. A., Hardebeck, E. J., Goyer, J. P. e Crum, A. J. (2018). "Physician assurance reduces patient symptoms in US adults: an experimental study". *Journal of General Internal Medicine,* 33(12), p. 2051-2.

[41] Rakel, D., Barrett, B., Zhang, Z., Hoeft, T., Chewning, B., Marchand, L. e Scheder, J. (2011). "Perception of empathy in the therapeutic encounter: effects on the common cold". *Patient Education and Counseling,* 85(3), p. 390-7.

■ CAPÍTULO 3: NÃO FAZER MAL

[1] Rose, R. (1956). *Living Magic: The Realities Underlying the Psychical Practices and Beliefs of Australian Aborigines,* p. 28-47. Nova York: Rand McNally.

[2] Ver também: Cannon, W. B. (1942). "'Voodoo' death". *American Anthropologist,* 44(2), p. 169-81; Benson, H. (1997). "The nocebo effect: history and physiology". *Preventive Medicine,* 26(5), p. 612-15; Byard, R. (1988). "Traditional medicine of aboriginal Australia". *CMAJ: Canadian Medical Association Journal,* 139(8), p. 792. Para uma discussão de explicações alternativas dessas mortes: Lester, D. (2009). "Voodoo death". *OMEGA: Journal of Death and Dying,* 59(1), p. 1-18.

[3] Para um resumo das teorias médicas sobre a morte vodu, ver: Samuels, M. A. (2007). "'Voodoo' death revisited: The modern lessons of neurocardiology". *Cleveland Clinic Journal of Medicine,* 74 (Suplemento 1), S8-S16; Morse, D. R., Martin, J. e Moshonov, J. (1991). "Psychosomatically induced death relative to stress, hypnosis, mind control, and voodoo: Review and possible mechanisms". *Stress Medicine,* 7(4), p. 213-32.

[4] Meador, C. K. (1992). "Hex death: Voodoo magic or persuasion?" *Southern Medical Journal,* 85(3), p. 244-7.

[5] Milton, G. W. (1973). "Self-willed death or the bone-pointing syndrome". *The Lancet,* 301(7817), p. 1435-6. Para muitos relatos semelhantes, ver: Benson, H. (1997). "The nocebo effect: History and physiology". *Preventive Medicine,* 26(5), p. 612-15.

[6] A ligação potencial entre o efeito nocebo e a morte vodu é amplamente reconhecida. Ver, por exemplo: Edwards, I. R., Graedon, J. e Graedon, T. (2010). "Placebo harm". *Drug Safety,* 33(6), p. 439-41; Benedetti, F. (2013). "Placebo and the new physiology of the doctor-patient relationship". *Physiological Reviews,* 93(3), p. 1207-46; Cheyne, J. A. e Pennycook, G. (2013). "Sleep paralysis postepisode distress: Modeling potential effects of episode characteristics, general psychological distress, beliefs, and cognitive style". *Clinical Psychological Science,* 1(2), p. 135-48.

[7] Mackenzie, J. N. (1886). "The production of the so-called 'rose cold' by means of an artificial rose, with remarks and historical notes". *American Journal of the*

Medical Sciences, 91(181), p. 45. Embora isso se baseie em um único episódio, pesquisas modernas mostram que a mera expectativa de um ataque de febre do feno pode, de fato, causar sintomas nos pacientes: Besedovsky, L., Benischke, M., Fischer, J., Yazdi, A. S. e Born, J. (2020). "Human sleep consolidates allergic responses conditioned to the environmental context of an allergen exposure". *Proceedings of the National Academy of Sciences*, 117(20), p. 10983-8. Ver também: Jewett, D. L., Fein, G. e Greenberg, M. H. (1990). "A double-blind study of symptom provocation to determine food sensitivity". *New England Journal of Medicine*, 323(7), p. 429-33.

[8] Beecher, H. K. (1955). "The powerful placebo". *Journal of the American Medical Association*, 159(17), p. 1602-6.

[9] Howick, J., Webster, R., Kirby, N. e Hood, K. (2018). "Rapid overview of systematic reviews of nocebo effects reported by patients taking placebos in clinical trials". *Trials*, 19(1), p. 1-8. Ver também: Mahr, A., Golmard, C., Pham, E., Iordache, L., Deville, L. e Faure, P. (2017). "Types, frequencies, and burden of nonspecific adverse events of drugs: Analysis of randomized placebo-controlled clinical trials". *Pharmacoepidemiology and Drug Safety*, 26(7), p. 731-41.

[10] https://www.nhs.uk/medicines/finasteride.

[11] Mondaini, N., Gontero, P., Giubilei, G., Lombardi, G., Cai, T., Gavazzi, A. e Bartoletti, R. (2007). "Finasteride 5 mg and sexual side effects: How many of these are related to a nocebo phenomenon?" *Journal of Sexual Medicine*, 4(6), p. 1708-12.

[12] Myers, M. G., Cairns, J. A. e Singer, J. (1987). "The consent form as a possible cause of side effects". *Clinical Pharmacology and Therapeutics*, 42(3), p. 250-3.

[13] Varelmann, D., Pancaro, C., Cappiello, E. C. e Camann, W. R. (2010). "Nocebo-induced hyperalgesia during local anesthetic injection". *Anesthesia and Analgesia*, 110(3), p. 868-70.

[14] Tinnermann, A., Geuter, S., Sprenger, C., Finsterbusch, J. e Buchel, C. (2017). "Interactions between brain and spinal cord mediate value effects in nocebo hyperalgesia". *Science*, 358(6359), p. 105-8.

[15] Aslaksen, P. M., Zwarg, M. L., Eilertsen, H.-I. H., Gorecka, M. M. e Bjorkedal, E. (2015). "Opposite effects of the same drug". *Pain*, 156(1), p. 39-46; Flaten, M. A., Simonsen, T. e Olsen, H. (1999). "Drug-related Information generates placebo and nocebo responses that modify the drug response". *Psychosomatic Medicine*, 61(2), p. 250-5.

[16] Scott, D. J., Stohler, C. S., Egnatuk, C. M., Wang, H., Koeppe, R. A. e Zubieta, J. K. (2008). "Placebo and nocebo effects are defined by opposite opioid and dopaminergic responses". *Archives of General Psychiatry*, 65(2), p. 220-31.

[17] Enck, P., Benedetti, F. e Schedlowski, M. (2008). "New insights into the placebo and nocebo responses". *Neuron*, 59(2), p. 195-206.

[18] Planès, S., Villier, C. e Mallaret, M. (2016). "The nocebo effect of drugs". *Pharmacology Research and Perspectives*, 4(2), p. e00208; Liccardi, G., Senna, G.,

Russo, M., Bonadonna, P., Crivellaro, M., Dama, A. e Passalacqua, G. (2004). "Evaluation of the nocebo effect during oral challenge in patients with adverse drug reactions". *Journal of Investigational Allergology and Clinical Immunology*, 14(2), p. 104-7.

[19] Faasse, K., Cundy, T., Gamble, G. e Petrie, K. J. (2013). "The effect of an apparent change to a branded or generic medication on drug effectiveness and side effects". *Psychosomatic Medicine*, 75(1), p. 90-6.

[20] Faasse, K., Cundy, T. e Petrie, K. J. (2009). "Thyroxine: anatomy of a health scare". *BMJ*, 339. Ver também: Faasse, K., Cundy, T., Gamble, G. e Petrie, K. J. (2013). "The effect of an apparent change to a branded or generic medication on drug effectiveness and side effects". *Psychosomatic Medicine*, 75(1), p. 90-6; MacKrill, K. e Petrie, K. J. (2018). "What is associated with increased side effects and lower perceived efficacy following switching to a generic medicine? A New Zealand cross-sectional patient survey". *BMJ Open*, 8(10), p. e023667. Para uma análise completa, ver: Faasse, K. e Martin, L. R. (2018). "The power of labeling in nocebo effects". *International Review of Neurobiology*, 139, p. 379-406.

[21] Blasini, M., Corsi, N., Klinger, R. e Colloca, L. (2017). "Nocebo and pain: an overview of the psychoneurobiological mechanisms". *Pain Reports*, 2(2).

[22] Sciama, Y. (2017). "France brings back a phased-out drug after patients rebel against its replacement". *Science*, 27 de setembro. https://www.sciencemag.org/news/2017/09/france-brings-back-phased-out-drug-after-patients-rebel-against-its-replacement.

[23] Rippon, G. (2019). *The Gendered Brain*, p. 29. Londres: Bodley Head; Ruble, D. N. (1977). "Premenstrual symptoms: a reinterpretation". *Science*, 197(4300), p. 291-2.

[24] Horing, B., Weimer, K., Schrade, D., Muth, E. R., Scisco, J. L., Enck, P. e Klosterhalfen, S. (2013). "Reduction of motion sickness with an enhanced placebo instruction: an experimental study with healthy participants". *Psychosomatic Medicine*, 75(5), p. 497-504; Eden, D. e Zuk, Y. (1995). "Seasickness as a self-fulfilling prophecy: Raising self-efficacy to boost performance at sea". *Journal of Applied Psychology*, 80(5), p. 628.

[25] Ferrari, R., Obelieniene, D., Darlington, P., Gervais, R. e Green, P. (2002). "Laypersons' expectation of the sequelae of whiplash injury: a cross-cultural comparative study between Canada and Lithuania". *Medical Science Monitor*, 8(11), CR728-CR734; Buchbinder, R. e Jolley, D. (2005). "Effects of a media campaign on back beliefs is sustained three years after its cessation". *Spine*, 30(11), p. 1323-30; Polich, G., Iaccarino, M. A., Kaptchuk, T. J., Morales-Quezada, L. e Zafonte, R. (2020). "Nocebo effects in concussion: is all that is told beneficial?" *American Journal of Physical Medicine and Rehabilitation*, 99(1), p. 71-80.

[26] Whittaker, R., Kemp, S. e House, A. (2007). "Illness perceptions and outcome in mild head injury: a longitudinal study". *Journal of Neurology, Neurosurgery and*

Psychiatry, 78(6), p. 644–6. Ver também: Hou, R., Moss-Morris, R., Peveler, R., Mogg, K., Bradley, B. P. e Belli, A. (2012). "When a minor head injury results in enduring symptoms: a prospective investigation of risk factors for postconcussional syndrome after mild traumatic brain injury". *Journal of Neurology, Neurosurgery and Psychiatry*, 83(2), p. 217-23.

[27] Polich, G., Iaccarino, M. A., Kaptchuk, T. J., Morales-Quezada, L. e Zafonte, R. (2020). "Nocebo effects in concussion: Is all that is told beneficial?" *American Journal of Physical Medicine and Rehabilitation*, 99(1), p. 71-80.

[28] Reeves, R. R., Ladner, M. E., Hart, R. H. e Burke, R. S. (2007). "Nocebo effects with antidepressant clinical drug trial placebos". *General Hospital Psychiatry*, 29(3), p. 275-7.

[29] Usichenko, T. I., Hacker, H. e Hesse, T. (2016). "Nocebo effect of informed consent: circulatory collapse before elective caesarean section". *International Journal of Obstetric Anesthesia*, 27, p. 95-6.

[30] Samuels, M. A. (2007). "Voodoo death revisited: the modern lessons of neurocardiology". *Cleveland Clinic Journal of Medicine*, 74 (Suplemento 1), S8-S16. Ver também: Amanzio, M., Howick, J., Bartoli, M., Cipriani, G. E. e Kong, J. (2020). "How do nocebo phenomena provide a theoretical framework for the Covid–19 pandemic?" *Frontiers in Psychology*, 1, 589884. doi: 10.3389/fpsyg.2020.589884.

[31] Eaker, E. D., Pinsky, J. e Castelli, W. P. (1992). "Myocardial infarction and coronary death among women: Psychosocial predictors from a 20-year follow-up of women in the Framingham Study". *American Journal of Epidemiology*, 135(8), p. 854-64. Ver também: Olshansky, B. (2007). "Placebo and nocebo in cardiovascular health: Implications for healthcare, research, and the doctor-patient relationship". *Journal of the American College of Cardiology*, 49(4), p. 415-21.

[32] Barefoot, J. C., Brummett, B. H., Williams, R. B., Siegler, I. C., Helms, M. J., Boyle, S. H. e Mark, D. B. (2011). "Recovery expectations and long-term prognosis of patients with coronary heart disease". *Archives of Internal Medicine*, 171(10), p. 929-35.

[33] Carey, I. M., Shah, S. M., DeWilde, S., Harris, T., Victor, C. R. e Cook, D. G. (2014). "Increased risk of acute cardiovascular events after partner bereavement: a matched cohort study". *JAMA Internal Medicine*, 174(4), p. 598-605.

[34] Shimizu, M. e Pelham, B. W. (2008). "Postponing a date with the grim reaper: ceremonial events and mortality". *Basic and Applied Social Psychology*, 30(1), p. 36-45; Wilches-Gutierrez, J. L., Arenas-Monreal, L., Paulo-Maya, A., Pelaez-Ballestas, I. e Idrovo, A. J. (2012). "A 'beautiful death': mortality, death, and holidays in a Mexican municipality". *Social Science and Medicine*, 74(5), p. 775-82; Ajdacic-Gross, V., Knopfli, D., Landolt, K., Gostynski, M., Engelter, S. T., Lyrer, P. A. e Rossler, W. (2012). "Death has a preference for birthdays: an analysis of death time series". *Annals of Epidemiology*, 22(8), p. 603-6; Kelly,

G. E. e Kelleher, C. C. (2018). "Happy birthday? An observational study". *Journal of Epidemioliogy and Community Health*, 72(12), p. 1168-72. Ver também: Phillips, D. P. e Feldman, K. A. (1973). "A dip in deaths before ceremonial occasions: some new relationships between social integration and mortality". *American Sociological Review*, p. 678-96; Byers, B., Zeller, R. A. e Byers, P. Y. (1991). "Birthdate and mortality: an evaluation of the death-dip/death-rise phenomenon". *Sociological Focus*, 24(1), p. 13-28; Phillips, D. P., Van Voorhees, C. A. e Ruth, T. E. (1992). "The birthday: Lifeline or deadline?" *Psychosomatic Medicine*, 54(5), p. 532-42.

[35] Centro Nacional da Constituição. (2021). "Three presidents die on July 4th: Just a coincidence?" https://constitutioncenter.org/blog/three-presidents-die-on-july-4th-just-a-coincidence.

[36] Para uma discussão ampla de todos esses fenômenos, ver: Ray, O. (2004). "How the mind hurts and heals the body". *American Psychologist*, 59(1), p. 29.

[37] Pan, Y., Kinitz, T., Stapic, M. e Nestoriuc, Y. (2019). "Minimizing drug adverse events by informing about the nocebo effect: an experimental study". *Frontiers in Psychiatry*, 10, p. 504.

[38] Howick, J. (2020). "Unethical informed consent caused by overlooking poorly measured nocebo effects". *Journal of Medical Ethics*. doi: 10.1136/medethics-2019-105903. Ver também: Colloca, L. (2017). "Tell me the truth and I will not be harmed: Informed consents and nocebo effects". *American Journal of Bioethics*, 17(6), p. 46-8.

[39] Faasse, K., Huynh, A., Pearson, S., Geers, A. L., Helfer, S. G. e Colagiuri, B. (2019). "The influence of side effect information framing on nocebo effects". *Annals of Behavioral Medicine*, 53(7), p. 621-9.

[40] James, L. K. e Till, S. J. (2016). "Potential mechanisms for IgG4 inhibition of immediate hypersensitivity reactions". *Current Allergy and Asthma Reports*, 16(3), p. 1-7; Couzin-Frankel, J. (2018). "A revolutionary treatment for allergies to peanuts and other foods is going mainstream". *Science*, 18 de outubro. https://www.sciencemag.org/news/2018/10/revolutionary-treatment-allergies-peanuts-and-other-foods-going-mainstream-do-benefits.

[41] Howe, L. C., Leibowitz, K. A., Perry, M. A., Bitler, J. M., Block, W., Kaptchuk, T.J. e Crum, A. J. (2019). "Changing patient mindsets about non-life-threatening symptoms during oral immunotherapy: a randomized clinical trial". *Journal of Allergy and Clinical Immunology: In Practice*, 7(5), p. 1550-9; "Positive mindset about side effects of peanut-allergy treatment improves outcomes". https://med.stanford.edu/news/all-news/2019/02/positive-mindset-about-side-effects-of-peanut-allergy-treatment.html. Para uma discussão mais ampla desses efeitos de mentalidade e seu potencial terapêutico, ver: Leibowitz, K. A., Howe, L. C. e Crum, A. J. (2021). "Changing mindsets about side effects". *BMJ Open*, 11(2), p. e040134.

[42] Para evidências dos efeitos da catastrofização da dor na sinalização de opioides, ver King, C. D., Goodin, B., Kindler, L. L., Caudle, R. M., Edwards, R. R.,

Gravenstein, N. e Fillingim, R. B. (2013). "Reduction of conditioned pain modulation in humans by naltrexone: an exploratory study of the effects of pain catastrophizing". *Journal of Behavioral Medicine*, 36(3), p. 315-27; Vogtle, E., Barke, A. e Kroner-Herwig, B. (2013). "Nocebo hyperalgesia induced by social observational learning". *Pain*, 154(8), p. 1427-33.

[43] Granot, M. e Ferber, S. G. (2005). "The roles of pain catastrophizing and anxiety in the prediction of postoperative pain intensity: a prospective study". *Clinical Journal of Pain*, 21(5), p. 439-45; Witvrouw, E., Pattyn, E., Almqvist, K. F., Crombez, G., Accoe, C., Cambier, D. e Verdonk, R. (2009). "Catastrophic thinking about pain as a predictor of length of hospital stay after total knee arthroplasty: a prospective study". *Knee Surgery, Sports Traumatology, Arthroscopy*, 17(10), p. 1189-94.

[44] Drahovzal, D. N., Stewart, S. H. e Sullivan, M. J. (2006). "Tendency to catastrophize somatic sensations: pain catastrophizing and anxiety sensitivity in predicting headache". *Cognitive Behaviour Therapy*, 35(4), p. 226-35; Mortazavi Nasiri, F. S., Pakdaman, S., Dehghani, M. e Togha, M. (2017). "The relationship between pain catastrophizing and headache-related disability: the mediating role of pain intensity". *Japanese Psychological Research*, 59(4), p. 266-74; Martinez-Calderon, J., Jensen, M. P., Morales-Asencio, J. M. e Luque-Suarez, A. (2019). "Pain catastrophizing and function in individuals with chronic musculoskeletal pain". *Clinical Journal of Pain*, 35(3), p. 279-293.

[45] Darnall, B. D. e Colloca, L. (2018). "Optimizing placebo and minimizing nocebo to reduce pain, catastrophizing, and opioid use: a review of the science and an evidence-informed clinical toolkit". *International Review of Neurobiology*, 139, p. 129-57.

[46] Darnall, B. D. e Colloca, L. (2018). "Optimizing placebo and minimizing nocebo to reduce pain, catastrophizing, and opioid use: A review of the science and an evidence-informed clinical toolkit". *International Review of Neurobiology*, 139, p. 129-57.

[47] Seng, E. K. (2018). "Using cognitive behavioral therapy techniques to treat migraine." *Journal of Health Service Psychology*, 44(2), p. 68-73.

[48] Ehde, D. M. e Jensen, M. P. (2004). "Feasibility of a cognitive restructuring intervention for treatment of chronic pain in persons with disabilities". *Rehabilitation Psychology*, 49(3), p. 254.

[49] Lumley, M. A. e Schubiner, H. (2019). "Psychological therapy for centralized pain: an integrative assessment and treatment model". *Psychosomatic Medicine*, 81(2), p. 114-24.

[50] Lumley, M. A. e Schubiner, H. (2019). "Psychological therapy for centralized pain: An integrative assessment and treatment model". *Psychosomatic Medicine*, 81(2), p. 114-24. Resultados semelhantes podem ser encontrados para pessoas com distúrbios autoimunes: Karademas, E. C., Dimitraki, G., Papastefanakis, E., Ktistaki, G., Repa, A., Gergianaki, I. e Simos, P. (2018). "Emotion regulation contributes

to the well-being of patients with autoimmune diseases through illness-related emotions: A prospective study". *Journal of Health Psychology*, 1359105318787010; Nahman-Averbuch, H., Schneider, V. J., Chamberlin, L. A., Van Diest, A. M. K., Peugh, J. L., Lee, G. R. e King, C. D. (2021). "Identification of neural and psychophysical predictors of headache reduction after cognitive behavioral therapy in adolescentes with migraine". *Pain*, 162(2), p. 372-81.

[51] Adamczyk, A. K., Ligeza, T. S. e Wyczesany, M. (2020). "The dynamics of pain reappraisal: the joint contribution of cognitive change and mental load". *Cognitive, Affective, and Behavioral Neuroscience*, p. 1-18.

[52] De Peuter, S., Lemaigre, V., Van Diest, I. e Van den Bergh, O. (2008). "Illness-specific catastrophic thinking and over-perception in asthma". *Health Psychology*, 27(1), p. 93.

[53] Brown, R. L., Shahane, A. D., Chen, M. A. e Fagundes, C. P. (2020). "Cognitive reappraisal and nasal cytokine production following experimental rhinovirus infection". *Brain, Behavior, and Immunity-Health*, 1, p. 100012.

[54] Dekker, R. L., Moser, D. K., Peden, A. R. e Lennie, T. A. (2012). "Cognitive therapy improves three-month outcomes in hospitalized patients with heart failure". *Journal of Cardiac Failure*, 18(1), p. 10-20. Ver também Norlund, F., Olsson, E. M., Pingel, R., Held, C., Svardsudd, K., Gulliksson, M. e Burell, G. (2017). "Psychological mediators related to clinical outcome in cognitive behavioural therapy for coronary heart disease: A sub-analysis from the SUPRIM trial". *European Journal of Preventive Cardiology*, 24(9), p. 917-925. Sobre os mecanismos fisiológicos e comportamentais propostos, ver Celano, C. M., Villegas, A. C., Albanese, A. M., Gaggin, H. K. e Huffman, J. C. (2018). "Depression and anxiety in heart failure: a review". *Harvard Review of Psychiatry*, 26(4), p. 175.

■ CAPÍTULO 4: AS ORIGENS DA HISTERIA COLETIVA

[1] "Escola encerra devido a alergias". *CM*, 18 de maio de 2006. https://www.cm-jornal.pt/portugal/detalhe/escola-encerra-devido-a-alergias; "Televirus volta a atacar". *CM*, 18 de maio de 2006. https://www.cmjornal.pt/portugal/detalhe/televirus-volta-a-atacar.

[2] Bartholomew, R. E., Wessely, S. e Rubin, G. J. (2012). "Mass psychogenic illness and the social network: is it changing the pattern of outbreaks?" *Journal of the Royal Society of Medicine*, 105(12), p. 509-12.

[3] Kilner, J. M., Friston, K. J. e Frith, C. D. (2007). "Predictive coding: an account of the mirror neuron system". *Cognitive Processing*, 8(3), p. 159-66.

[4] Ver Di Pellegrino, G., Fadiga, L., Fogassi, L., Gallese, V. e Rizzolatti, G. (1992). "Understanding motor events: a neurophysiological study". *Experimental Brain Research*, 91(1), p. 176-80; Lametti, D. (2009). "Mirroring behavior". *Scientific American*, 9 de junho. https://www.scientificamerican.com/article/mirroring-behavior; Rizzolatti, G., Fogassi, L. e Gallese, V. (2006). "Mirrors in

the mind". *Scientific American*, 295(5), p. 54-61; e Blakeslee, S. (2006). "Cells that read minds". *The New York Times*, 10 de janeiro. https://www.nytimes.com/2006/01/10/science/cells-that-read-minds.html.

[5] Bentivoglio, L. (2012). Rizzolati: "Ecco perche i sentimenti sono contagiosi". *La Repubblica*, 27 de agosto. https://parma.repubblica.it/cronaca/2012/08/27/news/rizzolatti_ecco_perch_i_sentimenti_sono_contagiosi-41547512.

[6] Bastiaansen, J. A., Thioux, M. e Keysers, C. (2009). "Evidence for mirror systems in emotions". *Philosophical Transactions of the Royal Society B: Biological Sciences*, 364(1528), p. 2391-404.

[7] Grande parte das pesquisas discutidas nesta seção é abordada no seguinte artigo de revisão: Hatfield, E., Carpenter, M. e Rapson, R. L. (2014). "Emotional contagion as a precursor to collective emotions". *Collective Emotions*, p. 108-22. Para detalhes adicionais, ver: Laird, J. D., Alibozak, T., Davainis, D., Deignan, K., Fontanella, K., Hong, J. e Pacheco, C. (1994). "Individual diferences in the effects of spontaneous mimicry on emotional contagion". *Motivation and Emotion*, 18(3), p. 231-47; Carsten, T., Desmet, C., Krebs, R. M. e Brass, M. (2018). "Pupillary contagion is independent of the emotional expression of the face". *Emotion*, 19(8), p. 1343-52.

[8] Likowski, K. U., Muhlberger, A., Gerdes, A., Wieser, M. J., Pauli, P. e Weyers, P. (2012). "Facial mimicry and the mirror neuron system: Simultaneous acquisition of facial electromyography and functional magnetic resonance Imaging". *Frontiers in Human Neuroscience*, 6, p. 214.

[9] Neal, D. T. e Chartrand, T. L. (2011). "Embodied emotion perception: amplifying and dampening facial feedback modulates emotion perception accuracy". *Social Psychological and Personality Science*, 2(6), p. 673-8. Para uma replicação recente, ver: Borgomaneri, S., Bolloni, C., Sessa, P. e Avenanti, A. (2020). "Blocking facial mimicry affects recognition of facial and body expressions. *PLoS One*, 15(2), p. e0229364. Ver também a seguinte metanálise, que confirma o sutil efeito do feedback facial nas emoções dos participantes: Coles, N. A., Larsen, J. T. e Lench, H. C. (2019). "A meta-analysis of the facial feedback literature: effects of facial feedback on emotional experience are small and Variable". *Psychological Bulletin*, 145(6), p. 610.

[10] Havas, D. A., Glenberg, A. M. e Rinck, M. (2007). "Emotion simulation during language comprehension". *Psychonomic Bulletin and Review*, 14(3), p. 436-41; Foroni, F. e Semin, G. R. (2009). "Language that puts you in touch with your bodily feelings: the multimodal responsiveness of affective expressions". *Psychological Science*, 20(8), p. 974-80.

[11] Rizzolatti, G., Fogassi, L. e Gallese, V. (2006). "Mirrors in the mind". *Scientific American*, 295(5), p. 54-61.

[12] Christakis, N. A. e Fowler, J. H. (2009). *Connected: the Surprising Power of Our Social Networks and How they Shape Our Lives*, p. 50-2. Nova York: Little, Brown Spark.

[13] Faasse, K. e Petrie, K. J. (2016). "From me to you: The effect of social modeling on treatment outcomes". *Current Directions in Psychological Science*, 25(6), p. 438-43.

[14] Mazzoni G., Foan L., Hyland M. E., Kirsch I. (2010). "The effects of observation and gender on psychogenic symptoms". *Health Psychology*, 29, p. 181-5; Lorber, W., Mazzoni, G. e Kirsch, I. (2007). "Illness by suggestion: expectancy, modeling, and gender in the production of psychosomatic symptoms". *Annals of Behavioral Medicine*, 33(1), p. 112-16.

[15] Broderick, J. E., Kaplan-Liss, E. e Bass, E. (2011). "Experimental induction of psychogenic illness in the context of a medical event and media exposure". *American Journal of Disaster Medicine*, 6(3), p. 1.

[16] Ditto, B., Byrne, N., Holly, C. e Balegh, S. (2014). "Social contagion of vasovagal reactions in the blood collection clinic: a possible example of mass psychogenic illness". *Health Psychology*, 33(7), 639.

[17] Faasse, K., Yeom, B., Parkes, B., Kearney, J. e Petrie, K. J. (2018). "The influence of social modeling, gender, and empathy on treatment side effects". *Annals of Behavioral Medicine*, 52(7), p. 560-70.

[18] Colloca, L. e Benedetti, F. (2009). "Placebo analgesia induced by social observational learning". *Pain*, 144(1-2), p. 28-34; Świder, K. e Bąbel, P. (2013). "The effect of the sex of a model on nocebo hyperalgesia induced by social observational learning". *Pain*, 154(8), p. 1312-17.

[19] Benedetti, F., Durando, J. e Vighetti, S. (2014). "Nocebo and placebo modulation of hypobaric hypoxia headache involves the cyclooxygenase-prostaglandins pathway". *Pain*, 155(5), p. 921-8.

[20] Caporael, L. R. (1976). "Ergotism: the Satan loosed in Salem?" *Science, 192*(4234), p. 21-6.

[21] Hatfield, E., Carpenter, M. e Rapson, R. L. (2014). "Emotional contagion as a precursor to collective emotions". *Collective Emotions*, p. 108-22. Alguns detalhes adicionais (incluindo a verdadeira localização da fábrica) vêm de Baloh, R. W. e Bartholomew, R. E. (2020). "A short history of spider, insect, and worm scares". In: *Havana Syndrome: Mass Psychogenic Illness and the Real Story Behind the Embassy Mystery and Hysteria*, p. 151-66. Cham: Copernicus.

[22] Baloh, R.W. e Bartholomew, R. E. (2020). "A short history of spider, insect, and worm scares". In: *Havana Syndrome*, p. 151-66. Cham: Copernicus.

[23] Talbot, M. (2002). "Hysteria hysteria". *The New York Times Magazine*. 2 de junho. https://www.nytimes.com/2002/06/02/magazine/hysteria-hysteria.html.

[24] Koran, L. e Oppmann, P. (2018). "US embassy in Cuba to reduce staff indefinitely after 'health attacks'". *CNN*, 2 de março. https://edition.cnn.com/2018/03/02/politics/us-embassy-cuba-staff-reductions-attacks/index.html.

[25] Ver *Havana Syndrome*, de Baloh e Bartholomew (Cham), para uma descrição completa de suas origens psicogênicas. Ver também: Stone, R. (2018). "Sonic attack or mass paranoia". *Science*, doi:10.1126/science.aau5386; Hitt, J. (2019).

"The real story behind the Havana embassy mystery". *Vanity Fair*, 6 de janeiro. https://www.vanityfair.com/news/2019/01/the-real-story-behind-the-havana-embassy-mystery; Leighton, T. G. (2018). "Ultrasound in air – guidelines, applications, public exposures, and claims of attacks in Cuba and China". *Journal of the Acoustical Society of America*, 144(4), p. 2473-89; Bartholomew, R. E. e Baloh, R. W. (2020). "Challenging the diagnosis of 'Havana Syndrome' as a novel clinical Entity". *Journal of the Royal Society of Medicine*, 113(1), p. 7-11. A possibilidade de o contágio psicogênico estar amplificando e prolongando os sintomas é discutida em Academias Nacionais de Ciências, Engenharia e Medicina (2020). *An Assessment of Illness in US Government Employees and Their Families at Overseas Embassies.* Embora este relatório levante a possibilidade de uma arma real, outros cientistas ainda não estão convencidos: ver Vergano, D. (2020). "Scientists are slamming a report saying microwave attacks could have caused 'Havana syndrome' in US diplomats". *BuzzFeed*, 7 de dezembro. https://www.buzzfeednews.com/article/danvergano/microwave-attacks-havana-syndrome-diplomats.

[26] Entous, A. e Anderson, J. L. (2018). "The mystery of the Havana syndrome". *New Yorker*, 9 de novembro. https://www.newyorker.com/magazine/2018/11/19/the-mystery-of-the-havana-syndrome.

[27] Citado em Baloh, R. W. e Bartholomew, R. E. (2020). *Havana Syndrome: mass Psychogenic Illness and the Real Story Behind the Embassy Mystery and Hysteria*, p. 21. Cham: Copernicus.

[28] "The telephone as a cause of ear troubles" (1889). *British Medical Journal*, 2(1499), p. 671-72.

[29] Rubin, G. J., Burns, M. e Wessely, S. (2014). "Possible psychological mechanisms for 'wind turbine syndrome': on the windmills of your mind". *Noise and Health*, 16(69), p. 116.

[30] Andrianome, S., De Seze, R., Braun, A. e Selmaoui, B. (2018). "Descriptive self-reporting survey of people with idiopathic environmental intolerance attributed to electromagnetic fields (IEI-EMF): similarities and comparisons with previous studies". *Journal of Public Health*, 26(4), p. 461-73.

[31] Rubin, G. J., Hahn, G., Everitt, B. S., Cleare, A. J. e Wessely, S. (2006). "Are some people sensitive to mobile phone signals? Within participants double blind randomised provocation study". *British Medical Journal*, 332(7546), p. 886-91.

[32] Verrender, A., Loughran, S. P., Dalecki, A., Freudenstein, F. e Croft, R. J. (2018). "Can explicit suggestions about the harmfulness of EMF exposure exacerbate a nocebo response in healthy controls?" *Environmental Research*, 166, p. 409-17.

[33] Nyhan, B. e Reifler, J. (2015). "Does correcting myths about the flu vaccine work? An experimental evaluation of the effects of corrective information". *Vaccine*, 33(3), p. 459-64.

[34] Nichol, K. L., Margolis, K. L., Lind, A., Murdoch, M., McFadden, R., Hauge, M. e Drake, M. (1996). "Side effects associated with influenza vaccination in healthy working adults: a randomized, placebo-controlled trial". *Archives of*

Internal Medicine, 156(14), p. 1546-50; Organização Mundial da Saúde (2012). "Information sheet: observed rate of vaccine reactions: influenza vaccine". https://www.who.int/publications/m/item/influenza-vaccine-information-sheet.

[35] CDC. "Misconceptions about seasonal flu and flu vacines". https://www.cdc.gov/flu/prevent/misconceptions.htm.

[36] Organização Mundial da Saúde (2012). "Information sheet: observed rate of vaccine reactions: influenza vaccine". https://www.who.int/publications/m/item/influenza-vaccine-information-sheet; Tosh, P. K., Boyce, T. G. e Poland, G. A. (2008). Flu myths: Dispelling the myths associated with live attenuated influenza vaccine". *Mayo Clinic Proceedings 83*(1), p. 77-84.

[37] Huang, W. T., Hsu, C. C., Lee, P. I. e Chuang, J. H. (2010). "Mass psychogenic illness in nationwide in-school vaccination for pandemic influenza A (H1N1) 2009, Taiwan, novembro 2009-janeiro 2010". *Eurosurveillance*, 15(21), p. 19575.

[38] Simas, C., Munoz, N., Arregoces, L., e Larson, H. J. (2019). "HPV vaccine confidence and cases of mass psychogenic illness following immunization in Carmen de Bolivar, Colombia". *Human Vaccines and Immunotherapeutics*, 15(1), p. 163-6.

[39] Matthews, A., Herrett, E., Gasparrini, A., Van Staa, T., Goldacre, B., Smeeth, L. e Bhaskaran, K. (2016). "Impact of statin-related media coverage on use of statins: Interrupted time series analysis with UK primary care data". *BMJ*, 353, i3283. doi: 10.1136/bmj.i3283.

[40] Ver, por exemplo, Rogers, L. (2015). "Crippled by statins". *Daily Mail*, 3 de novembro. https://www.dailymail.co.uk/health/article-3300937/Crippled-statins-Cholesterol-busting-drugs-left-David-wheelchair-doctors-insisted-taking-them.html.

[41] Finegold, J. A., Manisty, C. H., Goldacre, B., Barron, A. J. e Francis, D. P. (2014). "What proportion of symptomatic side effects in patients taking statins are genuinely caused by the drug? Systematic review of randomized placebo-controlled trials to aid individual patient choice". *European Journal of Preventive Cardiology*, 21(4), p. 464-74.

[42] Newman, C. B., Preiss, D., Tobert, J. A., Jacobson, T. A., Page, R. L., Goldstein, L. B. e Duell, P. B. (2019). "Statin safety and associated adverse events: a scientific statement from the American Heart Association." *Arteriosclerosis, Thrombosis, and Vascular Biology*, 39(2), e38–e81.

[43] Khan, S., Holbrook, A. e Shah, B. R. (2018). "Does Googling lead to statin intolerance?" *International Journal of Cardiology*, 262, p. 25-7.

[44] Singh, P., Arora, A., Strand, T. A., Leffler, D. A., Catassi, C., Green, P. H. e Makharia, G. K. (2018). "Global prevalence of celiac disease: systematic review and meta-analysis". *Clinical Gastroenterology and Hepatology*, 16(6), p. 823-36.

[45] https://www.nhs.uk/conditions/coeliac-disease.

[46] Cianferoni, A. (2016). "Wheat allergy: diagnosis and management". *Journal of Asthma and Allergy*, 9, p. 13.

[47] Servick, K. (2018). "The war on gluten". *Science*. https://www.science.org/doi/10.1126/science.360.6391.848.

[48] Molina-Infante, J. e Carroccio, A. (2017). "Suspected nonceliac gluten sensitivity confirmed in few patients after gluten challenge in double-blind, placebo-controlled trials". *Clinical Gastroenterology and Hepatology*, 15(3), p. 339-48. Para uma metanálise separada mostrando um grande efeito Nocebo, ver: Lionetti, E., Pulvirenti, A., Vallorani, M., Catassi, G., Verma, A. K., Gatti, S. e Catassi, C. (2017). "Re-challenge studies in non-celiac gluten sensitivity: a systematic review and meta-analysis". *Frontiers in Physiology*, 8, p. 621. O papel da expectativa na sensibilidade ao glúten é descrito em: Petrie, K. J. e Rief, W. (2019). "Psychobiological mechanisms of placebo and nocebo effects: pathways to improve treatments and reduce side effects". *Annual Review of Psychology*, 70, p. 599-625.

[49] Croall, I. D., Trott, N., Rej, A., Aziz, I., O'Brien, D. J., George, H. A. e Hadjivassiliou, M. (2019). "A population survey of dietary atitudes towards gluten". *Nutrients*, 11(6), p. 1276.

[50] Unalp-Arida, A., Ruhl, C. E., Brantner, T. L., Everhart, J. E. e Murray, J. A. (2017). "Less hidden celiac disease but increased gluten avoidance without a diagnosis in the United States: findings from the National Health and Nutrition Examination Surveys from 2009 to 2014." *Mayo Clinic Proceedings*, 92(1), p. 30-8; Cabrera-Chavez, F., Dezar, G. V., Islas-Zamorano, A. P., Espinoza-Alderete, J. G., Vergara-Jimenez, M. J., Magana-Ordorica, D. e Ontiveros, N. (2017). "Prevalence of self-reported gluten sensitivity and adherence to a gluten-free diet in Argentinian adult population". *Nutrients*, 9(1), p. 81.

[51] Crichton, F., Dodd, G., Schmid, G., Gamble, G. e Petrie, K. J. (2014). "Can expectations produce symptoms from infrasound associated with wind turbines?". *Health Psychology*, 33(4), p. 360; Crichton, F., Chapman, S., Cundy, T. e Petrie, K. J. (2014). "The link between health complaints and wind turbines: support for the nocebo expectations hypothesis". *Frontiers in Public Health*, 2, p. 220.

[52] Crichton, F. e Petrie, K. J. (2015). "Health complaints and wind turbines: the efficacy of explaining the nocebo response to reduce symptom reporting". *Environmental Research*, 140, p. 449-55.

[53] O enquadramento também pode ajudar. Ver, por exemplo: Mao, A., Barnes, K., Sharpe, L., Geers, A. L., Helfer, S. G., Faasse, K. e Colagiuri, B. (2021). "Using positive attribute framing to attenuate nocebo side effects: a cybersickness study". *Annals of Behavioral Medicine*. doi: 10.1093/abm/kaaa115.

■ **CAPÍTULO 5: MAIS RÁPIDO, MAIS FORTE, EM PLENA FORMA**

[1] Voet, W. (2001). *Breaking the Chain*, 104. Londres: Yellow Jersey.

[2] Bannister, R. (2014). *Twin Tracks: The Autobiography*. Edição do Kindle, localização 828. Londres: Robson Press.

3 https://www.olympicchannel.com/en/stories/features/detail/eliud-kipchoge-marathon-olympics-world-record.

4 Gonzalez, R. (2019). "How Eliud Kipchoge pulled off his epic, sub-2-hour-marathon". *Wired*, 14 de outubro. https://www.wired.com/story/how-eliud-kipchoge-pulled-off-his-epic-sub-2-hour-marathon.

5 Giulio, C. D., Daniele, F. e Tipton, C. M. (2006). "Angelo Mosso and muscular fatigue: 116 years after the first Congress of Physiologists: IUPS commemoration." *Advances in Physiology Education*, 30(2), p. 51-7.

6 Noakes, T. D. O. (2012). "Fatigue is a brain-derived emotion that regulates the exercise behavior to ensure the protection of whole body homeostasis". *Frontiers in Physiology*, 3, p. 82.

7 Cairns, S. P. (2006). "Lactic acid and exercise performance". *Sports Medicine*, 36(4), 279–91. Ver também: https://www.livescience.com/lactic-acid.html.

8 Corbett, J., Barwood, M. J., Ouzounoglou, A., Thelwell, R. e Dicks, M. (2012). "Influence of competition on performance and pacing during cycling exercise". *Medicine and Science in Sports and Exercise*, 44(3), p. 509-15.

9 Marcora, S. M., Staiano, W. e Manning, V. (2009). "Mental fatigue impairs physical performance in humans". *Journal of Applied Physiology*, 106(3), p. 857-64.

10 Para uma discussão completa do modelo tradicional de fadiga e a necessidade de separar a sensação psicológica de esforço das mudanças fisiológicas, ver: Noakes T. D. (2012). "The Central Governor Model in 2012: Eight new papers deepen our understanding of the regulation of human exercise performance". *British Journal of Sports Medicine*, 46, p. 133. Tem havido controvérsias quanto à formulação exata da teoria psicobiológica da fadiga, embora a descrição no texto descreva as características comuns. Ver Venhorst, A., Micklewright, D. e Noakes, T. D. (2018). "Towards a three-dimensional framework of centrally regulated and goal-directed exercise behaviour: a narrative review". *British Journal of Sports Medicine*, 52(15), p. 957-66.

11 Para algumas evidências diretas desta parte do processo, ver Piedimonte, A., Benedetti, F. e Carlino, E. (2015). "Placebo-induced decrease in fatigue: evidence for a central action on the preparatory phase of movement". *European Journal of Neuroscience*, 41(4), p. 492-7.

12 Morton, R. H. (2009). "Deception by manipulating the clock calibration influences cycle ergometer endurance time in males". *Journal of Science and Medicine in Sport*, 12, p. 332-7.

13 Stone, M., Thomas, K., Wilkinson, M., Jones, A., St Clair Gibson, A. e Thompson, K. (2012). "Effects of deception on exercise performance: implications for determinants of fatigue in humans". *Medicine and Science in Sports and Exercise*, 44(3), p. 534-41.

14 Castle, P.C., Maxwell, N., Allchorn, A., Mauger, A. R. e White, D. K. (2012). "Deception of ambient and body core temperature improves self paced cycling

in hot, humid conditions". *European Journal of Applied Physiology*, 112(1), p. 377-85.

[15] Iodice, P., Porciello, G., Bufalari, I., Barca, L. e Pezzulo, G. (2019). "An interoceptive illusion of effort induced by false heart-rate feedback". *Proceedings of the National Academy of Sciences*, 116(28), p. 13897-902.

[16] McMorris, T., Barwood, M. e Corbett, J. (2018). "Central fatigue theory and endurance exercise: toward an interoceptive model". *Neuroscience and Biobehavioral Reviews*, 93, p. 93-107; Holgado, D. e Sanabria, D. (2020). "Does self-paced exercise depend on executive processing? A narrative review of the current evidence". *International Review of Sport and Exercise Psychology*, p. 1-24; Hyland-Monks, R., Cronin, L., McNaughton, L. e Marchant, D. (2018). "The role of executive function in the self-regulation of Endurance performance: a critical review". *Progress in Brain Research*, 240, p. 353-70.

[17] Broelz, E. K., Wolf, S., Schneeweiss, P., Niess, A. M., Enck, P. e Weimer, K. (2018). "Increasing effort without noticing: a randomized controlled pilot study about the ergogenic placebo effect in endurance athletes and the role of supplement salience. *PLoS One*, 13(6), p. e0198388.

[18] Pollo, A., Carlino, E. e Benedetti, F. (2008). "The top-down influence of ergogenic placebos on muscle work and fatigue". *European Journal of Neuroscience*, 28(2), p. 379-88.

[19] Hurst, P., Schipof-Godart, L., Szabo, A., Raglin, J., Hettinga, F., Roelands, B. e Beedie, C. (2020). "The placebo and nocebo effect on sports performance: a systematic review". *European Journal of Sport Science*, 20(3), p. 279-92.

[20] Ibid.

[21] Montes, J., Wulf, G. e Navalta, J. W. (2018). "Maximal aerobic capacity can be increased by enhancing performers' expectancies". *Journal of Sports Medicine and Physical Fitness*, 58(5), p. 744-9.

[22] Stoate, I., Wulf, G. e Lewthwaite, R. (2012). "Enhanced expectancies improve movement efficiency in runners". *Journal of Sports Sciences*, 30(8), p. 815-23.

[23] Turnwald, B. P., Goyer, J. P., Boles, D. Z., Silder, A., Delp, S. L. e Crum, A. J. (2019). "Learning one's genetic risk changes physiology independent of actual genetic risk". *Nature Human Behaviour*, 3(1), p. 48-56.

[24] Saito, T., Barreto, G., Saunders, B. e Gualano, B. (2020). "Is open-label placebo a new ergogenic aid? A commentary on existing studies and guidelines for future research". *Sports Medicine*, 50(7), p. 1231-2. Ver também: Broelz, E. K., Wolf, S., Schneeweiss, P., Niess, A. M., Enck, P. e Weimer, K. (2018). "Increasing effort without noticing: a randomized controlled pilot study about the ergogenic placebo effect in endurance athletes and the role of supplement salience". *PLoS One*, 13(6), p. e0198388.

[25] Giles, G. E., Cantelon, J. A., Eddy, M. D., Brunye, T. T., Urry, H. L., Taylor, H.A. e Kanarek, R. B. (2018). "Cognitive reappraisal reduces perceived exertion

during endurance exercise". *Motivation and Emotion*, 42(4), p. 482-96. Alguns dos conselhos dados aqui são baseados em uma entrevista com Giles e em minha própria experiência na prática da reavaliação cognitiva. Para outro exemplo de reavaliação cognitiva, ver: Arthur, T. G., Wilson, M. R., Moore, L. J., Wylie, L. J. e Vine, S. J. (2019). "Examining the effect of challenge and threat states on endurance exercise capabilities". *Psychology of Sport and Exercise*, 44, p. 51-9. Para uma discussão sobre inteligência emocional e sua relação com a base psicológica da fadiga, ver: Rubaltelli, E., Agnoli, S. e Leo, I. (2018). "Emotional intelligence impact on half marathon finish times". *Personality and Individual Differences*, 128, p. 107-12.

[26] Orvidas, K., Burnette, J. L. e Russell, V. M. (2018). "Mindsets applied to fitness: growth beliefs predict exercise efficacy, value and Frequency". *Psychology of Sport and Exercise*, 36, p. 156-61.

[27] Morris, J. N., Heady, J. A., Raffle, P. A. B., Roberts, C. G. e Parks, J. W. (1953). "Coronary heart-disease and physical activity of work". *The Lancet*, 262(6796), p. 1111-20; Kuper, S. (2009). "The man who invented exercise". *Financial Times*, 12 de setembro. https://www.ft.com/content/e6ff90ea-9da2-11de-9f4a-00144feabdc0; Paffenbarger Jr, R. S., Blair, S. N. e Lee, I. M. (2001). "A history of physical activity, cardiovascular health and longevity: the scientific contributions of Jeremy N. Morris, DSc, DEPH, FRCP". *International Journal of Epidemiology*, 30(5), p. 1184-92.

[28] Fonte: https://sites.google.com/site/compendiumofphysicalactivities/home. Ver também: Wilson, C. (2010). "The truth about exercise". *New Scientist, 205*(2742), p. 34-7.

[29] Patterson, R., Webb, E., Millett, C. e Laverty, A. A. (2018). "Physical activity accrued as part of public transport use in England". *Journal of Public Health*.

[30] Crum, A. J. e Langer, E. J. (2007). "Mind-set matters: Exercise and the placebo effect". *Psychological Science*, 18(2), p. 165-71.

[31] Zahrt, O. H. e Crum, A. J. (2017). "Perceived physical activity and mortality: evidence from three nationally representative US samples". *Health Psychology*, 36(11), 1017. Um estudo semelhante, analisando as queixas de saúde das pessoas: Baceviciene, M., Jankauskiene, R. e Emeljanovas, A. (2019). "Self-perception of physical activity and fitness is related to lower psychosomatic health symptoms in adolescents with unhealthy lifestyles". *BMC Public Health*, 19(1), p. 980.

[32] Lindheimer, J. B., O'Connor, P.J. e Dishman, R. K. (2015). "Quantifying the placebo effect in psychological outcomes of exercise training: a meta-analysis of randomized trials". *Sports Medicine*, 45(5), p. 693-711; Jones, M. D., Valenzuela, T., Booth, J., Taylor, J. L. e Barry, B. K. (2017). "Explicit education about exercise-induced hypoalgesia influences pain responses to acute exercise in healthy adults: a randomized controlled trial". *Journal of Pain*, 18(11), p. 1409-16; Vaegter, H. B., Thinggaard, P., Madsen, C. H., Hasenbring, M. e Thorlund, J. B. (2020). "Power of words: influence of preexercise information on hypoalgesia after exercise-randomized controlled trial". *Medicine and Science in Sports and Exercise*, 52(11), p. 2373-9.

[33] Zahrt, O. H. e Crum, A. J. (2019). "Effects of physical activity recommendations on mindset, behavior and perceived health". *Preventive Medicine Reports*, 101027.

[34] Wen, C. P., Wai, J. P. M., Tsai, M. K., Yang, Y. C., Cheng, T. Y. D., Lee, M. C. e Wu, X. (2011). "Minimum amount of physical activity for reduced mortality and extended life expectancy: a prospective cohort study". *The Lancet, 378*(9798), p. 1244-53. Ver também: Curfman, G. (2015). "Exercise: You may need less than you think". https://www.health.harvard.edu/blog/how-much-exercise-do-you-really-need-less-than-you-think-201512088770

[35] Prichard, I., Kavanagh, E., Mulgrew, K. E., Lim, M. S. e Tiggemann, M. (2020). "The effect of Instagram #fitspiration images on young women's mood, body image, and exercise behaviour". *Body Image*, 33, p. 1-6. Ver também: Robinson, L., Prichard, I., Nikolaidis, A., Drummond, C., Drummond, M. e Tiggemann, M. (2017). "Idealised media images: the effect of fitspiration imagery on body satisfaction and exercise behaviour". *Body Image*, 22, p. 65-71.

[36] Phelps, M., com Abrahamson, A. (2008). *No Limits: The Will to Succeed* [Ed. bras.: *Sem limites – a incansável busca pelo prazer de vencer*. Thomas Nelson do Brasil, 2009], p. 8. Nova York: Free Press. Citado em: Moran, A., Campbell, M., Holmes, P. e MacIntyre, T. (2012). "Mental imagery, action observation and skill learning". *Skill Acquisition in Sport: Research, Theory and Practice*, 94.

[37] Moran, A., Campbell, M., Holmes, P. e MacIntyre, T. (2012). "Mental imagery, action observation and skill learning". *Skill Acquisition in Sport: Research, Theory and Practice*, 94. Ver também: Slimani, M., Tod, D., Chaabene, H., Miarka, B. e Chamari, K. (2016). "Effects of mental imagery on muscular strength in healthy and patient participants: A systematic review". *Journal of Sports Science and Medicine*, 15(3), 434.

[38] Yao, W. X., Ranganathan, V. K., Allexandre, D., Siemionow, V. e Yue, G. H. (2013). "Kinesthetic imagery training of forceful muscle contractions increases brain signal and muscle strength". *Frontiers in Human Neuroscience*, 7, p. 561. Para uma comparação da prática física e mental e várias combinações de ambos os estilos de treinamento, ver Reiser, M., Busch, D. e Munzert, J. (2011). "Strength gains by motor imagery with different ratios of physical to mental practice". *Frontiers in Psychology*, 2, p. 194.

[39] Embora esta tenha sido a concepção por muitas décadas, as evidências mais recentes sugerem que o tamanho de nossos músculos e a força muscular são em ampla medida independentes. Loenneke, J. P., Buckner, S. L., Dankel, S. J. e Abe, T. (2019). "Exercise-induced changes in muscle size do not contribute to exercise-induced changes in muscle strength". *Sports Medicine*, 49(7), p. 987-91.

[40] Ridderinkhof, K. R. e Brass, M. (2015). "How kinesthetic motor imagery works: a predictive-processing theory of visualization in sports and motor expertise". *Journal of Physiology – Paris*, 109(1-3), p. 53-63. Para uma discussão sobre sua relação com o modelo psicobiológico de exercícios: Slimani, M., Tod, D., Chaabene, H., Miarka, B. e Chamari, K. (2016). "Effects of mental imagery on

muscular strength in healthy and patient participants: a systematic review". *Journal of Sports Science and Medicine*, 15(3), p. 434.

[41] Lebon, F., Collet, C. e Guillot, A. (2010). "Benefits of motor imagery training on muscle strength". *Journal of Strength and Conditioning Research,* 24(6), p. 1680-7.

[42] Clark, B. C., Mahato, N. K., Nakazawa, M., Law, T. D. e Thomas, J. S. (2014). "The power of the mind: the cortex as a critical determinant of muscle strength/weakness". *Journal of Neurophysiology*, 112(12), p. 3219-26.

[43] Ver, por exemplo: Najafabadi, M. G., Memari, A. H., Kordi, R., Shayestehfar, M. e Eshghi, M. A. (2017). "Mental training can improve physical activity behavior in adolescent girls". *Journal of Sport and Health Science*, 6(3), p. 327-32; Cooke, L. M., Duncan, L. R., Deck, S. J., Hall, C. R. e Rodgers, W. M. (2020). "An examination of changes in exercise identity during a mental imagery intervention for female exercise initiates". *International Journal of Sport and Exercise Psychology*, 18(4), p. 534-50; Robin, N., Toussaint, L., Coudevylle, G. R., Ruart, S., Hue, O. e Sinnapah, S. (2018). "Text messages promoting mental imagery increase self-reported physical activity in older adults: A randomized controlled study". *Journal of Aging and Physical Activity*, 26(3), p. 462-70.

[44] Newcomb, A. (2012). "Super strength: daughter rescues dad trapped under car." *ABC News*, 1º de agosto. https://abcnews.go.com/US/superhero-woman-lifts-car-off-dad/story?id=16907591#.UMay9Hfeba4. Ver também: Hadhazy, A. (2016). "How it's possible for an ordinary person to lift a car". *BBC Future*, 2 de maio. https://www.bbc.com/future/article/20160501-how-its-possible-for-an-ordinary-person-to-lift-a-car.

[45] "Oregon man pinned under 3,000-poundtractor saved by teen daughters". *Fox News*, 11 de abril de 2013. https://www.foxnews.com/us/oregon-man-pinned-under-3000-pound-tractor-saved-by-teen-daughters; Septuagenarian superhero? Man lifts car off son-in-law. NPR, 22 de julho de 2013. https://www.npr.org/2013/07/22/204444515/septuagenarian-superhero-man-lifts-car-off-son-in-law.

[46] Liptak, A. (2015). "The Incredible Hulk was inspired by a woman saving her baby". *Gizmodo*, 30 de agosto. https://io9.gizmodo.com/the-incredible-hulk-was-inspired-by-a-woman-saving-her-1727562968.

[47] Evans, D. R., Boggero, I. A. e Segerstrom, S. C. (2016). "The nature of self-regulatory fatigue and 'ego depletion': lessons from physical fatigue". *Personality and Social Psychology Review*, 20(4), p. 291-310.

■ CAPÍTULO 6: O PARADOXO DA COMIDA

[1] Conteúdo calórico: torrada com abacate (501 kcal); smoothie (209 kcal); salada niçoise de atum (455 kcal); suco de laranja (105 kcal); refogado de frango e aspargos (480 kcal); barrinha de granola de frutas e nozes (279 kcal). Fontes: www.bbcgoodfood.com, www.pret.co.uk.

[2] Conteúdo calórico: croissant (291 kcal); chocolate quente (260 kcal); esparguete a putanesca (495 kcal); salada de frutas (111 kcal); escondidinho de peixe (455 kcal); salada (20 kcal); minidonuts (110 kcal). Fontes: www.pret.co.uk, www.bbcgoodfood.com, www.sainsburys.co.uk.

[3] Na discussão sobre a vida de Henry Molaison que se segue, sou grato a Corkin, S. (2014). *Permanent Present Tense*. Londres: Penguin.

[4] Ibid., 210.

[5] Para descrições deste experimento e suas implicações para o papel da memória no apetite, ver Rozin, P., Dow, S., Moscovitch, M. e Rajaram, S. (1998). "What causes humans to begin and end a meal? A role for memory for what has been eaten, as evidenced by a study of multiple meal eating in amnesic patients". *Psychological Science*, 9(5), p. 392-6; e Higgs, S. (2005). "Memory and its role in appetite regulation". *Physiology and Behavior*, 85(1), p. 67-72.

[6] Berthoud, H. R. (2008). "Vagal and hormonal gut-brain communication: From satiation to satisfaction". *Neurogastroenterology and Motility*, 20, p. 64-72.

[7] Desai, A. J., Dong, M., Harikumar, K. G. e Miller, L. J. (2016). "Cholecystoki-nin-induced satiety, a key gut servomechanism that is affected by the membrane microenvironment of this receptor". *International Journal of Obesity Supplements*, 6(1), p. S22-S27.

[8] Martin, A. A., Davidson, T. L. e McCrory, M. A. (2018). "Deficits in episodic memory are related to uncontrolled eating in a sample of healthy adults." *Appetite*, 124, p. 33-42.

[9] Higgs, S. (2002). "Memory for recent eating and its influence on subsequent food intake". *Appetite*, 39(2), p. 159-66. Higgs descobriu também que o efeito da memória depende do nível geral de inibição de alguém. Ver Higgs, S., Williamson, A. C. e Attwood, A. S. (2008). "Recall of recent lunch and its effect on subsequent snack intake". *Physiology and Behavior*, 94(3), p. 454-62.

[10] Brunstrom, J. M., Burn, J. F., Sell, N. R., Collingwood, J. M., Rogers, P. J., Wilkinson, L. L. e Ferriday, D. (2012). "Episodic memory and appetite regulation in humans". *PLoS One*, 7(12), p. e50707.

[11] Brown, S. D., Duncan, J., Crabtree, D., Powell, D., Hudson, M. e Allan, J. L. (2020). "We are what we (think we) eat: the effect of expected satiety on subsequent calorie consumption". *Appetite*, p. 104717.

[12] Higgs, S. e Woodward, M. (2009). "Television watching during lunch increases afternoon snack intake of young women". *Appetite*, 52(1), p. 39-43; Higgs, S. (2015). "Manipulations of attention during eating and their effects on later snack intake". *Appetite*, 92, p. 287-94. Para uma avaliação dessas descobertas, ver Higgs, S. e Spetter, M. S. (2018). "Cognitive control of eating: the role of memory in appetite and weight gain". *Current Obesity Reports*, 7(1), p. 50-9.

[13] Brunstrom, J. M., Brown, S., Hinton, E. C., Rogers, P. J. e Fay, S.H. (2011). "'Expected satiety' changes hunger and fullness in the inter-meal interval". *Appetite*, 56(2), p. 10-15.

[14] Vadiveloo, M., Morwitz, V. e Chandon, P. (2013). "The interplay of health claims and taste importance on food consumption and self-reported satiety". *Appetite*, 71, p. 349-56.

[15] Finkelstein, S. R. e Fishbach, A. (2010). "When healthy food makes you hungry". *Journal of Consumer Research*, 37(3), p. 357-67.

[16] Abizaid, A. e Horvath, T. L. (2012). "Ghrelin and the central regulation of feeding and energy balance". *Indian Journal of Endocrinology and Metabolism*, 16 (Suplemento 3), p. S617.

[17] Crum, A. J., Corbin, W. R., Brownell, K. D. e Salovey, P. (2011). "Mind over milkshakes: mindsets, not just nutrients, determine ghrelin respoñse". *Health Psychology*, 30(4), 424. Para um comentário de colegas sobre os resultados e suas possíveis implicações para o controle de peso, ver: Tomiyama, A. J. e Mann, T. (2011). "Commentary on Crum, Corbin, Brownell, and Salovey" (2011). *Health Psychology*, 30(4), p. 430-1.

[18] Falei com Alia Crum para o seguinte artigo: Robson, D. (2018). "Mind over matter". *New Scientist*, 239(3192), p. 28-32.

[19] Veldhuizen, M. G., Nachtigal, D. J., Flammer, L. J., de Araujo, I. E. e Small, D. M. (2013). "Verbal descriptors influence hypothalamic response to low-calorie drinks." *Molecular Metabolism*, 2(3), p. 270-80.

[20] Cassady, B. A., Considine, R. V. e Mattes, R. D. (2012). "Beverage consumption, appetite, and energy intake: what did you expect?" *American Journal of Clinical Nutrition*, 95(3), p. 587-93.

[21] Yeomans, M. R., Re, R., Wickham, M., Lundholm, H. e Chambers, L. (2016). "Beyond expectations: the physiological basis of sensory enhancement of satiety". *International Journal of Obesity*, 40(11), p. 1693-8; Zhu, Y., Hsu, W. H. e Hollis, J. H. (2013). "The impact of food viscosity on eating rate, subjective appetite, glycemic response and gastric emptying rate". *PLoS One*, 8(6), p. e67482.

[22] Hallberg, L., Bjorn-Rasmussen, E., Rossander, L. e Suwanik, R. (1977). "Iron absorption from Southeast Asian diets. II. Role of various factors that might explain low absorption". *American Journal of Clinical Nutrition*, 30(4), p. 539-48.

[23] Bjorn-Rasmussen, E., Hallberg, L., Magnusson, B., Rossander, L., Svanberg, B. e Arvidsson, B. (1976). "Measurement of iron absorption from composite meals". *American Journal of Clinical Nutrition*, 29(7), p. 772-8; Hallberg, L., Bjorn-Rasmussen, E., Rossander, L. e Suwanik, R. (1977). "Iron absorption from Southeast Asian diets. II. "Role of various factors that might explain low absorption". *American Journal of Clinical Nutrition*, 30(4), p. 539-48. Para uma análise mais recente desses resultados, ver: Satter, E. (2007). "Eating competence: definition and evidence for the Satter Eating Competence model". *Journal of Nutrition Education and Behavior*, 39(5), S142-S153.

[24] Todes, D. P. (2014). "Ivan Pavlov in 22 surprising facts". https://blog.oup.com/2014/11/ivan-pavlov-surprising-facts.

[25] Jonas, W. B., Crawford, C., Colloca, L., Kaptchuk, T. J., Moseley, B., Miller, F. G. e Meissner, K. (2015). "To what extent are surgery and invasive procedures effective beyond a placebo response? A systematic review with meta-analysis of randomised, sham-controlled trials". *BMJ Open*, 5(12), p. e009655.

[26] https://www.who.int/news-room/fact-sheets/detail/obesity-and-overweight.

[27] Carels, R. A., Harper, J. e Konrad, K. (2006). "Qualitative perceptions and caloric estimations of healthy and unhealthy foods by behavioral weight-loss participants". *Appetite*, 46(2), p. 199-206.

[28] Suher, J., Raghunathan, R. e Hoyer, W. D. (2016). "Eating healthy or feeling empty? How the 'healthy = less filling' intuition influences satiety". *Journal of the Association for Consumer Research*, 1(1), p. 26-40.

[29] Briers, B., Huh, Y. E., Chan, E. e Mukhopadhyay, A. (2020). "The unhealthy = tasty belief is associated with BMI through reduced consumption of vegetables: a cross-national and mediational analysis". *Appetite*, 150, p. 104639. Ver também: Cooremans, K., Geuens, M. e Pandelaere, M. (2017). "Cross-national investigation of the drivers of obesity: re-assessment of past findings and avenues for the future". *Appetite*, 114, p. 360-7.

[30] Raghunathan, R., Naylor, R. W. e Hoyer, W. D. (2006). "The unhealthy = tasty intuition and its effects on taste inferences, enjoyment, and choice of food products". *Journal of Marketing*, 70(4), p. 170-84.

[31] Turnwald, B. P., Jurafsky, D., Conner, A. e Crum, A. J. (2017). "Reading between the menu lines: are restaurants' descriptions of 'healthy' foods unappealing?" *Health Psychology*, 36(11), p. 1034.

[32] Turnwald, B. P., Boles, D. Z. e Crum, A. J. (2017). "Association between indulgent descriptions and vegetable consumption: twisted carrots and dynamite beets". *JAMA Internal Medicine*, 177(8), p. 1216-18; Turnwald, B. P., Bertoldo, J. D., Perry, M. A., Policastro, P., Timmons, M., Bosso, C. e Gardner, C. D. (2019). "Increasing vegetable intake by emphasizing tasty and enjoyable attributes: a randomized controlled multisite intervention for taste-focused labeling". *Psychological Science*, 30(11), p. 1603-15.

[33] Fay, S. H., Hinton, E. C., Rogers, P. J. e Brunstrom, J. M. (2011). "Product labelling can confer sustained increases in expected and actual satiety". *Appetite*, 57(2), p. 557.

[34] Cheon, B. K. e Hong, Y. Y. (2017). "Mere experience of low subjective socioeconomic status stimulates appetite and food intake". *Proceedings of the National Academy of Sciences*, 114(1), p. 72-7.

[35] Sim, A. Y., Lim, E. X., Leow, M. K. e Cheon, B. K. (2018). "Low subjective socioeconomic status stimulates orexigenic hormone ghrelin: a randomised trial". *Psychoneuroendocrinology*, 89, p. 103-12.

[36] Brunstrom, J. M., Brown, S., Hinton, E. C., Rogers, P. J. e Fay, S. H. (2011). "'Expected satiety' changes hunger and fullness in the inter-meal interval". *Appetite*, 56(2), p. 310-15.

[37] https://www.health.harvard.edu/staying-healthy/the-hidden-dangers-of-protein-powders.

[38] Mandel, N. e Brannon, D. (2017). "Sugar, perceived healthfulness, and satiety: when does a sugary preload lead people to eat more?" *Appetite*, 114, p. 338-49.

[39] Yeomans, M. R. (2015). "Cued satiety: how consumer expectations modify responses to ingested nutrients". *Nutrition Bulletin*, 40(2), p. 100-3.

[40] Kuijer, R. G. e Boyce, J. A. (2014). "Chocolate cake. Guilt or celebration? Associations with healthy eating attitudes, perceived behavioural control, intentions and weight loss". *Appetite*, 74, p. 48-54.

[41] Cornil, Y. e Chandon, P. (2016). "Pleasure as a substitute for size: how multisensory imagery can make people happier with smaller food portions". *Journal of Marketing Research*, 53(5), p. 847-64. O artigo a seguir encontrou um efeito semelhante com a escrita de alimentos – quanto mais detalhada e suculenta a descrição de um bolo, menos as pessoas queriam comer e mais satisfeitas se sentiam depois de comê-lo: Policastro, P., Harris, C. e Chapman, G. (2019). "Tasting with your eyes: sensory description substitutes for portion size". *Appetite*, 139, p. 42-9.

[42] Morewedge, C. K., Huh, Y. E. e Vosgerau, J. (2010). "Thought for food: imagined consumption reduces actual consumption". *Science*, 330(6010), p. 1530-3.

[43] Há inclusive evidências de que a expectativa em relação à comida pode alterar a supressão da grelina, após a ingestão: Ott, V., Friedrich, M., Zemlin, J., Lehnert, H., Schultes, B., Born, J. e Hallschmid, M. (2012). "Meal anticipation potentiates postprandial ghrelin suppression in humans". *Psychoneuroendocrinology*, 37(7), p. 1096-1100.

[44] Bosworth, M. L., Ferriday, D., Lai, S. H. S., Godinot, N., Martin, N., Martin, A. A. e Brunstrom, J. M. (2016). "Eating slowly increases satiety and promotes memory of a larger portion size during the inter-meal interval". *Appetite*, 100(101), p. 225.

[45] Raghunathan, R., Naylor, R. W. e Hoyer, W. D. (2006). "The unhealthy = tasty intuition and its effects on taste inferences, enjoyment and choice of food products". *Journal of Marketing*, 70(4), p. 170-84.

[46] Briers, B., Huh, Y. E., Chan, E. e Mukhopadhyay, A. (2020). "The unhealthy = tasty belief is associated with BMI through reduced consumption of vegetables: A cross-national and mediational analysis". *Appetite*, 150, p. 104639.

[47] Werle, C. O., Trendel, O. e Ardito, G. (2013). "Unhealthy food is not tastier for everybody: The 'healthy = tasty' French intuition". *Food Quality and Preference*, 28(1), p. 116-21.

[48] Rozin, P., Kabnick, K., Pete, E., Fischler, C. e Shields, C. (2003). "The ecology of eating: smaller portion sizes in France than in the United States help explain the French paradox". *Psychological Science*, 14(5), p. 450-4.

49 Organização Mundial da Saúde. (2014). Relatório de Situação Global sobre Doenças Não Transmissíveis 2014.

50 Rozin, P., Fischler, C., Imada, S., Sarubin, A. e Wrzesniewski, A. (1999). "Attitudes to food and the role of food in life in the USA, Japan, Flemish Belgium and France: Possible implications for the diet–health debate". *Appetite*, 33(2), p. 163-80.

■ CAPÍTULO 7: DESESTRESSAR O ESTRESSE

1 Increase of heart-disease. *British Medical Journal*, 1(586) (1872), p. 317.

2 "Theodore Seward starts 'Don't Worry' clubs". *The Gazette* (York, Pensilvânia), 17 de janeiro de 1898, p. 3; "Don't Worry circles", *The New York Times*, 19 de dezembro de 1897, p. 7.

3 Seward, T. (1898). *The Don't Worry Movement: A Wave of Spiritual Emancipation* (publicado de forma independente).

4 James, W. (1902). *The Varieties of Religious Experience*, p. 94. Nova York: Longman.

5 James, W. (1963). *Pragmatism, and Other Essays*, 237. Nova York: Washington Square Press.

6 Wallis, C., Mehrtens, R. e Thompson, D. (1983). "Stress: Can we cope?" *Time*, 121(23), p. 48-54.

7 https://www.merriam-webster.com/dictionary/stressed-out.

8 https://www.health.harvard.edu/staying-healthy/understanding-the-stress-response. Ver também: Burrows, V. L. (2015). "The medicalization of stress: Hans Selye and the transformation of the postwar medical marketplace". Tese de doutorado inédita, Universidade Municipal de Nova York. https://academicworks.cuny.edu/gc_etds/877.

9 Os parágrafos anteriores devem muito a: Jackson, M. (2014). *Stress, Shock, and Adaptation in the Twentieth Century*, especialmente o capítulo 1. Rochester, Nova York: University of Rochester Press; Burrows, V. L. (2015). "The medicalization of stress: Hans Selye and the transformation of the postwar medical marketplace". Tese de doutorado inédita, Universidade Municipal de Nova York. Para uma descrição moderna das mudanças fisiológicas e mentais causadas por ameaças: Mendes, W. B. e Park, J. (2014). "Neurobiological concomitants of motivational states". *Advances in Motivation Science*, 1, p. 233-70.

10 Jamieson, J. P., Peters, B. J., Greenwood, E. J. e Altose, A. J. (2016). "Reappraising stress arousal improves performance and reduces evaluation anxiety in classroom exam situations". *Social Psychological and Personality Science*, 7(6), p. 579-87.

11 Jamieson, J. P., Mendes, W. B., Blackstock, E. e Schmader, T. (2010). "Turning the knots in your stomach into bows: Reappraising arousal improves performance on the GRE." *Journal of Experimental Social Psychology*, 46(1), p. 208-12.

[12] Jamieson, J. P., Nock, M. K. e Mendes, W. B. (2012). "Mind over matter: reappraising arousal improves cardiovascular and cognitive responses to stress". *Journal of Experimental Psychology: General*, 141(3), p. 417. Interpretação adicional (e informações sobre a recuperação): Jamieson, J. P., Mendes, W. B. e Nock, M. K. (2013). "Improving acute stress responses: the power of reappraisal". *Current Directions in Psychological Science*, 22(1), p. 51-6. Ver também: Mendes, W.B. e Park, J. (2014). "Neurobiological concomitants of motivational states". *Advances in Motivation Science*, 1, p. 233-70; Trotman, G. P., Williams, S. E., Quinton, M. L. e van Zanten, J. J. V. (2018). "Challenge and threat states: Examining cardiovascular, cognitive and affective responses to two distinct laboratory stress tasks". *International Journal of Psychophysiology*, 126, p. 42-51.

[13] Para uma análise completa das avaliações de estresse, as respostas cardiovasculares e a relação com o desempenho: Behnke, M. e Kaczmarek, L. D. (2018). "Successful performance and cardiovascular markers of challenge and threat: a meta-analysis. *International Journal of Psychophysiology*, 130, p. 73-7.

[14] Crum, A. J., Salovey, P. e Achor, S. (2013). "Rethinking stress: the role of mindsets in determining the stress response". *Journal of Personality and Social Psychology*, 104(4), p. 716.

[15] Crum, A. J., Akinola, M., Martin, A. e Fath, S. (2017). "The role of stress mindset in shaping cognitive, emotional, and physiological responses to challenging and threatening stress". *Anxiety, Stress, and Coping*, 30(4), p. 379-95; John-Henderson, N. A., Rheinschmidt, M. L. e Mendoza-Denton, R. (2015). "Cytokine responses and math performance: the role of stereotype threat and anxiety reappraisals". *Journal of Experimental Social Psychology*, 56, p. 203-6.

[16] Para uma descrição geral das diferenças entre os estados de "ameaça" e "desafio": Blascovich, J. e Mendes, W.B. (2010). "Social psychophysiology and embodiment". In: S. T. Fiske, D. T. Gilbert e G. Lindzey (orgs.), *The Handbook of Social Psychology*, 5. ed., p. 194-227. Nova York: Wiley.

[17] Crum, A. J., Akinola, M., Martin, A. e Fath, S. (2017). "The role of stress mindset in shaping cognitive, emotional, and physiological responses to challenging and threatening stress". *Anxiety, Stress, and Coping*, 30(4), p. 379-95.

[18] Akinola, M., Fridman, I., Mor, S., Morris, M. W. e Crum, A. J. (2016). "Adaptive appraisals of anxiety moderate the association between cortisol reactivity and performance in salary negotiations". *PLoS One*, 11(12), p. e0167977.

[19] Smith, E. N., Young, M. D. e Crum, A. J. (2020). "Stress, mindsets, and success in Navy SEALs special warfare training". *Frontiers in Psychology*, 10, p. 2962.

[20] Beltzer, M. L., Nock, M. K., Peters, B. J. e Jamieson, J. P. (2014). "Rethinking butterflies: the affective, physiological, and performance effects of reappraising arousal during social evaluation". *Emotion*, 14(4), p. 761.

[21] Strack, J., Lopes, P. N. e Esteves, F. (2015). "Will you thrive under pressure or burn out? Linking anxiety motivation and emotional exhaustion". *Cognition and Emotion*, 29(4), p. 578-91. Para mais exemplos, ver: Kim, J., Shin, Y.,

Tsukayama, E. e Park, D. (2020). "Stress mindset predicts job turnover among preschool teachers". *Journal of School Psychology*, 78, pp, 13-22; Keech, J. J., Cole, K. L., Hagger, M. S. e Hamilton, K. (2020). "The association between stress mindset and physical and psychological wellbeing: testing a stress beliefs model in police officers". *Psychology and Health*, 35(11), p. 1306-25; Casper, A., Sonnentag, S. e Tremmel, S. (2017). "Mindset matters: the role of employees' stress mindset for day-specific reactions to workload anticipation". *European Journal of Work and Organizational Psychology*, 26(6), p. 798-810.

[22] Keller, A., Litzelman, K., Wisk, L. E., Maddox, T., Cheng, E. R., Creswell, P. D. e Witt, W.P. (2012). "Does the perception that stress affects health matter? The association with health and mortality". *Health Psychology*, 31(5), p. 677. Para uma replicação quase exata deste resultado, ver Nabi, H., Kivimaki, M., Batty, G. D., Shipley, M. J., Britton, A., Brunner, E. J. e Singh-Manoux, A. (2013). "Increased risk of coronary heart disease among individuals reporting adverse impact of stress on their health: the Whitehall II prospective cohort study". *European Heart Journal*, 34(34), p. 2697-705.

[23] Szabo, A. e Kocsis, A. (2017). "Psychological effects of deep-breathing: the impact of expectancy-priming". *Psychology, Health and Medicine*, 22(5), p. 564-9; Cregg, D. R. e Cheavens, J. S. (2020). "Gratitude interventions: effective self-help? A meta-analysis of the impact on symptoms of depression and anxiety". *Journal of Happiness Studies*, p. 1-33.

[24] Brady, S. T., Hard, B. M. e Gross, J. J. (2018). "Reappraising test anxiety increases academic performance of first-year college students". *Journal of Educational Psychology*, 110(3), p. 395.

[25] Os conselhos nesta seção são baseados no seguinte artigo: Keech, J. J., Hagger, M. S. e Hamilton, K. (2019). "Changing stress mindsets with a novel imagery intervention: a randomized controlled trial". *Emotion*, 21(1), p. 123-136. Ver também as seguintes fontes de informação: http://socialstresslab.wixsite.com/urochester/research; https://mbl.stanford.edu/interventions/rethink-stress.

[26] Jentsch, V. L. e Wolf, O. T. (2020). "The impact of emotion regulation on cardiovascular, neuroendocrine and psychological stress responses". *Biological Psychology*, 107893.

[27] King, B. J. (2008). *Pressure is Privilege*, p. 102-3. Nova York: LifeTime.

[28] Entrevistei Mauss para o seguinte artigo: Robson, D. (2018). "Why the quickest route to happiness may be to do nothing". *BBC Future*, 18 de dezembro. https://www.bbc.com/future/article/20181218-whats-the-quickest-way-to-happiness-do-nothing.

[29] Mauss, I. B., Tamir, M., Anderson, C. L. e Savino, N. S. (2011). "Can seeking happiness make people unhappy? Paradoxical effects of valuing happiness". *Emotion*, 11(4), p. 807. Para uma avaliação de pesquisas adicionais, ver: Gruber, J., Mauss, I. B. e Tamir, M. (2011). "A dark side of happiness? How, when, and why happiness is not always good". *Perspectives on Psychological Science*, 6(3), p. 222-33.

[30] McGuirk, L., Kuppens, P., Kingston, R. e Bastian, B. (2018). "Does a culture of happiness increase rumination over failure?" *Emotion*, 18(5), p. 755.

[31] Ford, B. Q., Lam, P., John, O. P. e Mauss, I. B. (2018). "The psychological health benefits of accepting negative emotions and thoughts: laboratory, diary, and longitudinal evidence". *Journal of Personality and Social Psychology*, 115(6), p. 1075. Ver também: Shallcross, A. J., Troy, A. S., Boland, M. e Mauss, I. B. (2010). "Let it be: accepting negative emotional experiences predicts decreased negative affect and depressive symptoms". *Behaviour Research and Therapy*, 48, p. 921-9.

[32] Luong, G., Wrzus, C., Wagner, G. G. e Riediger, M. (2016). "When bad moods may not be so bad: valuing negative affect is associated with weakened affect-health links". *Emotion*, 16(3), p. 387-401.

[33] Tamir, M. e Bigman, Y. E. (2018). "Expectations influence how emotions shape behavior". *Emotion*, 18(1), p. 15. Ver também: Tamir, M. e Ford, B. Q. (2012). "When feeling bad is expected to be good: emotion regulation and outcome expectancies in social conflicts". *Emotion*, 12(4), p. 807.

[34] Ford, B. Q. e Tamir, M. (2012). "When getting angry is smart: emotional preferences and emotional intelligence". *Emotion*, 12(4), p. 685; Axt, J. e Oishi, S. (2016). "When unfair treatment helps performance". *Motivation and Emotion*, 40(2), p. 243-57.

[35] Thakral, M., Von Korff, M., McCurry, S. M., Morin, C. M. e Vitiello, M. V. (2020). "Changes in dysfunctional beliefs about sleep after cognitive behavioral therapy for insomnia: a systematic literature review and meta-analysis". *Sleep Medicine Reviews*, 49, p. 101230. Ver também: Courtauld, H., Notebaert, L., Milkins, B., Kyle, S. D. Clarke, P. J. (2017). "Individuals with clinically significant insomnia symptoms are characterised by a negative sleep-related expectancy bias: results from a cognitive-experimental assessment". *Behaviour Research and Therapy*, 95, p. 71-8.

[36] Lichstein, K. L. (2017). "Insomnia identity". *Behaviour Research and Therapy*, 97, p. 230-41. Ver também: Woosley, J. A., Lichstein, K. L., Taylor, D. J., Riedel, B. W. e Bush, A. J. (2016). "Insomnia complaint versus sleep diary parameters: Predictions of suicidal ideation". *Suicide and Life-Threatening Behavior*, 46(1), p. 88-95.

[37] Draganich, C. e Erdal, K. (2014). "Placebo sleep affects cognitive functioning". *Journal of Experimental Psychology: Learning, Memory, and Cognition*, 40(3), p. 857; Gavriloff, D., Sheaves, B., Juss, A., Espie, C. A., Miller, C. B. e Kyle, S. D. (2018). "Sham sleep feedback delivered via actigraphy biases daytime symptom reports in people with insomnia: implications for insomnia disorder and wearable devices". *Journal of Sleep Research*, 27(6), p. e12726. Ver também: Rahman, S. A., Rood, D., Trent, N., Solet, J., Langer, E. J. e Lockley, S. W. (2020). "Manipulating sleep duration perception changes cognitive performance – an exploratory analysis". *Journal of Psychosomatic Research*, 132, p. 109992.

[38] Comunicação pessoal com Kenneth Lichstein, Universidade do Alabama, 26 de abril de 2018.

[39] https://www.cdc.gov/mmwr/volumes/68/wr/mm6849a5.htm.

[40] Espie, C. A., Broomfield, N. M., MacMahon, K. M., Macphee, L. M. e Taylor, L.M. (2006). "The attention-intention-effort pathway in the development of psychophysiologic insomnia: a theoretical review". *Sleep Medicine Reviews*, 10(4), p. 215-45.

[41] Thakral, M., Von Korff, M., McCurry, S. M., Morin, C. M. e Vitiello, M. V. (2020). "Changes in dysfunctional beliefs about sleep after cognitive behavioral therapy for insomnia: a systematic literature review and meta-analysis". *Sleep Medicine Reviews*, 49, 101230. Ver também: Eidelman, P., Talbot, L., Ivers, H., Belanger, L., Morin, C. M. e Harvey, A. G. (2016). "Change in dysfunctional beliefs about sleep in behavior therapy, cognitive therapy, and cognitive-behavioral therapy for insomnia". *Behavior Therapy*, 47(1), p. 102-15.

[42] Selye, H. (1979). *The Stress of My Life: A Scientist's Memoirs*, 117. Nova York: Van Nostrand Reinhold. Para mais informações sobre a invenção do termo "eustresse" por Selye, ver: Szabo, S., Tache, Y. e Somogyi, A. (2012). "The legacy of Hans Selye and the origins of stress research: a retrospective 75 years after his landmark brief 'letter' to the editor of *Nature*". *Stress*, 15(5), p. 472-8.

■ CAPÍTULO 8: FORÇA DE VONTADE SEM LIMITES

[1] Lewis, M. (2012). "Obama's way". *Vanity Fair*, 11 de setembro. https://www.vanityfair.com/news/2012/10/michael-lewis-profile-barack-obama.

[2] Elkins, K. (2017). "Billionaires Mark Zuckerberg and John Paul DeJoria use a simple wardrobe trick to boost productivity". *CNBC*, 5 de janeiro. https://www.cnbc.com/2017/01/05/mark-zuckerberg-and-john-paul-dejorias-simple-wardrobe-trick.html.

[3] De Vita, E. (2015). "Creative thinking: why a morning routine helps conserve your brainpower". *Financial Times*, 22 de fevereiro. https://www.ft.com/content/3d07fcea-b37b-11e4-9449-00144feab7de.

[4] Baumeister, R. F., Bratslavsky, E., Muraven, M. e Tice, D. M. (1998). "Ego depletion: is the active self a limited resource?" *Journal of Personality and Social Psychology*, 74(5), p. 1252.

[5] Ibid.

[6] Inzlicht, M., Berkman, E. e Elkins-Brown, N. (2016). "The neuroscience of 'ego depletion'". *Social Neuroscience: Biological Approaches to Social Psychology*, p. 101-23.

[7] Baumeister, R. F., Bratslavsky, E., Muraven, M. e Tice, D. M. (1998). "Ego depletion: is the active self a limited resource?" *Journal of Personality and Social Psychology*, 74(5), p. 1252.

8 Schmeichel, B. J., Vohs, K. D. e Baumeister, R. F. (2003). "Intellectual performance and ego depletion: role of the self in logical reasoning and other information processing". *Journal of Personality and Social Psychology*, 85(1), p. 33; Schmeichel, B. J. (2007). "Attention control, memory updating, and emotion regulation temporarily reduce the capacity for executive control". *Journal of Experimental Psychology: General*, 136(2), p. 241.

9 Vohs, K. D., Baumeister, R. F., Schmeichel, B. J., Twenge, J. M., Nelson, N. M. e Tice, D. M. (2014). "Making choices impairs subsequent self-control: a limited-resource account of decision making, self-regulation, and active initiative. *Motivation Science*, 1(S), p. 19-42.

10 Vohs, K. D. e Faber, R. J. (2007). "Spent resources: self-regulatory resource availability affects impulse buying". *Journal of Consumer Research*, 33(4), p. 537-47.

11 Baumeister, R. F. (2012). "Self-control: the moral muscle". *The Psychologist*, 25(2), p. 112-15. https://www.bps.org.uk/psychologist/self-control-moral-muscle.

12 Hofmann, W., Vohs, K. D. e Baumeister, R. F. (2012). "What people desire, feel conflicted about, and try to resist in everyday life". *Psychological Science*, 23(6), p. 582-8.

13 Baumeister, R. F. e Vohs, K. D. (2016). "Strength model of self-regulation as limited resource: assessment, controversies, update". *Advances in Experimental Social Psychology*, 54, p. 67-127.

14 Parker, I. (2014). "Inheritance". *New Yorker*, 2 de junho. https://www.newyorker.com/magazine/2014/06/02/inheritance.

15 Sheppes, G., Catran, E. e Meiran, N. (2009). "Reappraisal (but not distraction) is going to make you sweat: physiological evidence for self-control effort". *International Journal of Psychophysiology*, 71(2), p. 91-6; Wagstaff, C. R. (2014). "Emotion regulation and sport performance". *Journal of Sport and Exercise Psychology*, 36(4), p. 401-12.

16 Para uma descrição dessas tomografias e a própria pesquisa de Baumeister na área: Baumeister, R. F. e Vohs, K. D. (2016). "Strength model of self-regulation as limited resource: assessment, controversies, update". *Advances in Experimental Social Psychology*, 54, p. 67-127.

17 Gailliot, M. T., Baumeister, R. F., DeWall, C. N., Maner, J. K., Plant, E. A., Tice, D. M. e Schmeichel, B. J. (2007). "Self-control relies on glucose as a limited energy source: Willpower is more than a metaphor. *Journal of Personality and Social Psychology*, 92(2), p. 325.

18 Baumeister, R. F. e Vohs, K. D. (2016). "Strength model of self-regulation as limited resource: assessment, controversies, update". *Advances in Experimental Social Psychology*, 54, p. 67-12.

19 Para estudos recentes em larga escala que confirmam a existência de esgotamento do ego, ver: Dang, J., Liu, Y., Liu, X. e Mao, L. (2017). "The ego could be

depleted, providing initial exertion is depleting: a preregistered experimente of the ego depletion effect". *Social Psychology*, 48(4), p. 242-5; Garrison, K. E., Finley, A. J. e Schmeichel, B. J. (2019). "Ego depletion reduces attention control: evidence from two high-powered preregistered experiments". *Personality and Social Psychology Bulletin*, 45(5), p. 728-39; Dang, J., Barker, P., Baumert, A., Bentvelzen, M., Berkman, E., Buchholz, N. e Zinkernagel, A. (2021). "A multilab replication of the ego depletion effect". *Social Psychological and Personality Science*, 12(1), p. 14-24.

[20] Martijn, C., Tenbult, P., Merckelbach, H., Dreezens, E. e de Vries, N. K. (2002). "Getting a grip on ourselves: challenging expectancies about loss of energy after self-control". *Social Cognition*, 20(6), p. 441-60. Ver também: Clarkson, J. J., Hirt, E. R., Jia, L. e Alexander, M. B. (2010). "When perception is more than reality: the effects of perceived versus actual resource depletion on self-regulatory behavior". *Journal of Personality and Social Psychology*, 98(1), p. 29. Pode-se encontrar um exame crítico de estudos semelhantes em: Klinger, J. A., Scholer, A. A., Hui, C. M. e Molden, D. C. (2018). "Effortful experiences of self-control foster lay theories that self-control is limited". *Journal of Experimental Social Psychology*, 78, p. 1-13.

[21] Job, V., Dweck, C. S. e Walton, G. M. (2010). "Ego depletion: is it all in your head? Implicit theories about willpower affect self-regulation". *Psychological Science*, 21(11), p. 1686-93. Ver também: Miller, E. M., Walton, G. M., Dweck, C. S., Job, V., Trzesniewski, K. H. e McClure, S. M. (2012). "Theories of willpower affect sustained learning". *PLoS One*, 7(6), p. e38680; Chow, J. T., Hui, C. M. e Lau, S. (2015). "A depleted mind feels inefficacious: ego-depletion reduces self-efficacy to exert further self-control". *European Journal of Social Psychology*, 45(6), p. 754-68.

[22] Bernecker, K. e Job, V. (2015). "Beliefs about willpower moderate the effect of previous day demands on next day's expectations and effective goal striving". *Frontiers in Psychology*, 6, p. 1496.

[23] Veja o estudo longitudinal em: Job, V., Dweck, C. S. e Walton, G. M. (2010). "Ego depletion: is it all in your head? Implicit theories about willpower affect self-regulation". *Psychological Science*, 21(11), p. 1686-93. Ver também: Job, V., Walton, G. M., Bernecker, K. e Dweck, C. S. (2015). "Implicit theories about willpower predict self-regulation and grades in everyday life". *Journal of Personality and Social Psychology*, 108(4), p. 637; Bernecker, K., Herrmann, M., Brandstatter, V. e Job, V. (2017). "Implicit theories about willpower predict subjective well-being". *Journal of Personality*, 85(2), p. 136-50.

[24] Bernecker, K. e Job, V. (2015). "Beliefs about willpower are related to therapy adherence and psychological adjustment in patients with type 2 diabetes". *Basic and Applied Social Psychology*, 37(3), p. 188-95. Para uma análise dessas descobertas, ver também: Job, V., Sieber, V., Rothermund, K. e Nikitin, J. (2018). "Age differences in implicit theories about willpower: why older people endorse a nonlimited theory". *Psychology and Aging*, 33(6), p. 940.

[25] Uma descrição completa desses experimentos, juntamente com hipóteses sobre as origens culturais dessas mentalidades e os efeitos na educação, pode ser encontrada em: Savani, K. e Job, V. (2017). "Reverse ego-depletion: acts of self-control can improve subsequent performance in Indian cultural contexts". *Journal of Personality and Social Psychology*, 113(4), p. 589.

[26] Evidências científicas corroboram a ideia de que a trataka pode melhorar a concentração, potencialmente por meio dos efeitos de expectativa descritos por Job e Savani. Ver: Raghavendra, B. R. e Singh, P. (2016). "Immediate effect of yogic visual concentration on cognitive performance. *Journal of Traditional and Complementary Medicine*, 6(1), p. 34-6.

[27] Descrições da teoria da conservação do esgotamento do ego e as evidências podem ser encontradas em Baumeister, R. F. e Vohs, K. D. (2016). "Strength model of self-regulation as limited resource: assessment, controversies, update". *Advances in Experimental Social Psychology*, 54, p. 67-127.

[28] Job, V., Walton, G. M., Bernecker, K. e Dweck, C. S. (2013). "Beliefs about willpower determine the impact of glucose on self-control". *Proceedings of the National Academy of Sciences*, 110(37), p. 14837-42.

[29] Madzharov, A., Ye, N., Morrin, M. e Block, L. (2018). "The impact of coffee-like scent on expectations and performance". *Journal of Environmental Psychology*, 57, p. 83-6; Denson, T. F., Jacobson, M., Von Hippel, W., Kemp, R. I. e Mak, T. (2012). "Caffeine expectancies but not caffeine reduce depletion-induced aggression". *Psychology of Addictive Behaviors*, 26(1), p. 140; Cropsey, K. L., Schiavon, S., Hendricks, P. S., Froelich, M., Lentowicz, I. e Fargason, R. (2017). "Mixed-amphetamine salts expectancies among college students: is stimulant induced cognitive enhancement a placebo effect?" *Drug and Alcohol Dependence*, 178, p. 302-9.

[30] Leach, S. (2019). "How the hell has Danielle Steel managed to write 179 books?" *Glamour*, 9 de maio. https://www.glamour.com/story/danielle-steel-books-interview; Jordan, T. (2018). "Danielle Steel: 'I know an idea is right for me when it just clicks'". *The New York Times*, 2 de fevereiro. https://www.nytimes.com/2018/02/02/books/review/danielle-steel-fall-from-grace-best-seller.html.

[31] Burkeman, O. (2019). "Danielle Steel works 20 hours a day, but is that to be envied?" *The Guardian*, 31 de maio. https://www.theguardian.com/money/oliver-burkeman-column/2019/may/31/danielle-steel-work-20-hour-day.

[32] Konze, A. K., Rivkin, W. e Schmidt, K. H. (2019). "Can faith move mountains? How implicit theories about willpower moderate the adverse effect of daily emotional dissonance on ego-depletion at work and its spill-over to the home-domain" *European Journal of Work and Organizational Psychology*, 28(2), p. 37-149. Para obter um exemplo das maneiras pelas quais o esgotamento do ego pode destruir nosso tempo livre, ver também o artigo a seguir: Reinecke, L., Hartmann, T. e Eden, A. (2014). "The guilty couch potato: the role of ego depletion in reducing recovery through media use". *Journal of Communication*, 64(4), p. 569-89.

[33] Bernecker, K. e Job, V. (2020). "Too exhausted to go to bed: implicit theories about willpower and stress predict bedtime procrastination". *British Journal of Psychology*, 111(1), p. 126-47.

[34] Ver Experimento 4 em Savani, K. e Job, V. (2017). "Reverse ego-depletion: acts of self-control can improve subsequent performance in Indian cultural contexts". *Journal of Personality and Social Psychology*, 113(4), p. 589.

[35] Sieber, V., Fluckiger, L., Mata, J., Bernecker, K. e Job, V. (2019). "Autonomous goal striving promotes a nonlimited theory about willpower". *Personality and Social Psychology Bulletin*, 45(8), p. 1295-1307.

[36] Klinger, J. A., Scholer, A. A., Hui, C. M. e Molden, D. C. (2018). "Effortful experiences of self-control foster lay theories that self-control is limited". *Journal of Experimental Social Psychology*, 78, p. 1-13.

[37] Haimovitz, K., Dweck, C. S. e Walton, G. M. (2020). Preschoolers find ways to resist temptation after learning that willpower can be energizing. *Developmental Science*, 23(3), p. e12905.

[38] Sobre o ritual de Williams: "Serena Williams sings *Flashdance* theme to keep her calm on court". *Sky News*, 12 de julho de 2015. https://www.skysports.com/tennis/news/32498/9910795/serena-williams-sings-flashdance-theme-to-keep-her-calm-on-court. Sobre Dr. Seuss e Beethoven: Weinstein, E. (2018). "Ten superstitions of writers and artists". *Paris Review*, 13 de abril. https://www.theparisreview.org/blog/2018/04/13/ten-superstitions-of-writers-and-artists. Sobre Williams, Farrell e Beyonce: Brooks, A. W., Schroeder, J., Risen, J. L., Gino, F., Galinsky, A. D., Norton, M. I. e Schweitzer, M. E. (2016). "Don't stop believing: rituals improve performance by decreasing anxiety". *Organizational Behavior and Human Decision Processes*, 137, p. 71-85. Ver também: Hobson, N. M., Schroeder, J., Risen, J. L., Xygalatas, D. e Inzlicht, M. (2018). "The psychology of rituals: an integrative review and process-based framework". *Personality and Social Psychology Review*, 22(3), p. 260-84.

[39] Lonsdale, C. e Tam, J. T. (2008). "On the temporal and behavioural consistency of pre-performance routines: an intra-individual analysis of elite basketball players' free throw shooting accuracy". *Journal of Sports Sciences*, 26(3), p. 259-66.

[40] Damisch, L., Stoberock, B. e Mussweiler, T. (2010). "Keep your fingers crossed! How superstition improves performance". *Psychological Science*, 21(7), p. 1014-20.

[41] Friese, M., Schweizer, L., Arnoux, A., Sutter, F. e Wanke, M. (2014). "Personal prayer counteracts self-control depletion". *Consciousness and Cognition*, 29, p. 90-5.

[42] Rounding, K., Lee, A., Jacobson, J. A. e Ji, L. J. (2012). "Religion replenishes self-control". *Psychological science*, 23(6), p. 635-42.

[43] Brooks, A. W., Schroeder, J., Risen, J. L., Gino, F., Galinsky, A. D., Norton, M. I. e Schweitzer, M. E. (2016). "Don't stop believing: rituals improve performance

by decreasing anxiety". *Organizational Behavior and Human Decision Processes*, 137, p. 71-85.

[44] Tian, A. D., Schroeder, J., Haubl, G., Risen, J. L., Norton, M. I. e Gino, F. (2018). "Enacting rituals to improve self-control. *Journal of Personality and Social Psychology*, 114(6), p. 851.

■ CAPÍTULO 9: O GÊNIO INEXPLORADO

[1] Na literatura científica, a escola é conhecida como Oak School [Escola do Carvalho], mas um artigo da revista *Discover* revelou a verdadeira localização: Ellison, K. (2015). "Being honest about the Pygmalion effect". *Discover*, 29 de outubro. https://www.discovermagazine.com/mind/being-honest-about-the-pygmalion-effect.

[2] Rosenthal, R. e Jacobson, L. (1968). *Pygmalion in the Classroom: Teacher Expectation and Pupils' Intellectual Development*, p. 85-93. Nova York: Holt, Rinehart and Winston.

[3] Rosenthal, R. e Jacobson, L. (1966). "Teachers' expectancies: determinants of pupils' IQ gains". *Psychological Reports*, 19(1), p. 115-18.

[4] Ver, por exemplo: Rudebeck, S. R., Bor, D., Ormond, A., O'Reilly, J. X. e Lee, A. C. (2012). "A potential spatial working memory training task to improve both episodic memory and fluid intelligence". *PLoS One*, 7(11), p. e50431.

[5] Boot, W. R., Simons, D. J., Stothart, C. e Stutts, C. (2013). "The pervasive problem with placebos in psychology: why active control groups are not sufficient to rule out placebo effects". *Perspectives on Psychological Science*, 8(4), p. 445-54.

[6] Foroughi, C. K., Monfort, S. S., Paczynski, M., McKnight, P. E. e Greenwood, P.M. (2016). "Placebo effects in cognitive training". *Proceedings of the National Academy of Sciences*, 113(27), p. 7470-4.

[7] Ver também: Jaeggi, S. M., Buschkuehl, M., Shah, P. e Jonides, J. (2014). "The role of individual differences in cognitive training and transfer". *Memory and Cognition*, 42(3), p. 464-80; Miller, E. M., Walton, G. M., Dweck, C. S., Job, V., Trzesniewski, K. H. e McClure, S. M. (2012). "Theories of willpower affect sustained learning". *PLoS One*, 7(6), p. e38680.

[8] Turi, Z., Bjorkedal, E., Gunkel, L., Antal, A., Paulus, W. e Mittner, M. (2018). "Evidence for cognitive placebo and nocebo effects in healthy individuals". *Scientific Reports*, 8(1), p. 1-14; Fassi, L. e Kadosh, R. C. (2020). "Is it all in our head? When subjective beliefs about receiving an intervention are better predictors of experimental results than the intervention itself". *bioRxiv*. https://www. biorxiv.org/content/10.1101/2020.12.06.411850v1.abstract.

[9] "How drinking vodka makes you more creative". *The Week*, 16 de fevereiro de 2012. https://theweek.com/articles/478116/how-drinking-vodka-makes-more-creative.

[10] Lipnicki, D. M. e Byrne, D. G. (2005). "Thinking on your back: solving anagrams faster when supine than when standing". *Cognitive Brain Research*, 24(3), p. 719-22.

[11] Lapp, W. M., Collins, R. L. e Izzo, C. V. (1994). "On the enhancement of creativity by alcohol: pharmacology or expectation?" *American Journal of Psychology*, p. 173-206.

[12] Rozenkrantz, L., Mayo, A. E., Ilan, T., Hart, Y., Noy, L. e Alon, U. (2017). "Placebo can enhance creativity". *PLoS One*, 12(9), p. e0182466. Ver também: Weinberger, A. B., Iyer, H. e Green, A. E. (2016). "Conscious augmentation of creative state enhances 'real' creativity in open-ended analogical reasoning". *PLoS One*, p. e0150773.

[13] Weger, U. W. e Loughnan, S. (2013). "Rapid communication: mobilizing unused resources: using the placebo concept to enhance cognitive performance". *Quarterly Journal of Experimental Psychology*, 66(1), p. 23-8.

[14] Autin, F. e Croizet, J. C. (2012). "Improving working memory efficiency by reframing metacognitive interpretation of task difficulty". *Journal of Experimental Psychology: General*, 141(4), p. 610. Ver também: Oyserman, D., Elmore, K., Novin, S., Fisher, O. e Smith, G. C. (2018). "Guiding people to interpret their experienced difficulty as importance highlights their academic possibilities and improves their academic performance". *Frontiers in Psychology*, 9, p. 781.

[15] Rosenthal trata de algumas das críticas comuns no seguinte artigo: Rosenthal, R. (1987). "Pygmalion effects: existence, magnitude, and social importance". *Educational Researcher*, 16(9), p. 37-40. Ver também: De Boer, H., Bosker, R. J. e van der Werf, M. P. (2010). "Sustainability of teacher expectation bias effects on long-term student performance". *Journal of EducationalPsychology*, 102(1), p. 168. Para uma análise moderna, ver Timmermans, A. C. Rubie-Davies C. M. e Rjosk, C. (2018) "Pygmalion's 50th anniversary: the state of the art in teacher expectation research". *Educational Research and Evaluation*, 24(3-5), p. 91-8.

[16] Szumski, G. e Karwowski, M. (2019). "Exploring the Pygmalion effect: the role of teacher expectations, academic self-concept, and class contexto in students' math achievement." *Contemporary Educational Psychology*, 59, p. 101787. Para uma análise mais crítica, que, no entanto, constata que as profecias autorrealizáveis são significativas (e especialmente altas nas forças armadas): Jussim, L. (2017). "Précis of social perception and social reality: why accuracy dominates bias and self-fulfilling prophecy". *Behavioral and Brain Sciences*, 40.

[17] Sorhagen, N. S. (2013). "Early teacher expectations disproportionately affect poor children's high school performance". *Journal of Educational Psychology*, 105(2), p. 465.

[18] Eden, D. e Shani, A. B. (1982). Pygmalion goes to boot camp: Expectancy, leadership, and trainee performance. *Journal of Applied Psychology*, 67(2), 194.

[19] O tamanho do efeito do estudo das Forças de Defesa de Israel e o tamanho médio do efeito entre os setores podem ser encontrados no seguinte documento:

McNatt, D. B. (2000). "Ancient Pygmalion joins contemporary management: a meta-analysis of the result". *Journal of Applied Psychology*, 85(2), p. 314. Para uma discussão mais aprofundada sobre os efeitos de Pigmalião no local de trabalho, ver: Whiteley, P., Sy, T. e Johnson, S. K. (2012). "Leaders' conceptions of followers: implications for naturally occurring Pygmalion effects". *Leadership Quarterly*, 23(5), p. 822-34; e Avolio, B. J., Reichard, R. J., Hannah, S. T., Walumbwa, F. O. e Chan, A. (2009). "A meta-analytic review of leadership impact research: experimental and quasi-experimental studies". *Leadership Quarterly*, 20(5), p. 764-84.

[20] Brophy, J. E. e Good, T. L. (1970). "Teachers' communication of differential expectations for children's classroom performance: some behavioral data". *Journal of Educational Psychology*, 61(5), p. 365.

[21] Rubie-Davies, C. M. (2007). "Classroom interactions: exploring the practices of high-and low-expectation teachers". *British Journal of Educational Psychology*, 77(2), p. 289-306. Para uma análise abrangente, ver: Wang, S., Rubie-Davies, C. M. e Meissel, K. (2018). "A systematic review of the teacher expectation literature over the past 30 years". *Educational Research and Evaluation*, 24(3-5), p. 124-79.

[22] Rosenthal, R., and Jacobson, L. F. (1968). Teacher expectations for the disadvantaged. *Scientific American*, 218(4), p. 19-23.

[23] Como explica a análise a seguir, pesquisas recentes mostram que as expectativas dos professores são estáveis ao longo do tempo: Timmermans, A. C., Rubie-Davies C. M. e Rjosk, C. (2018) "Pygmalion's 50th anniversary: the state of the art in teacher expectation research". *Educational Research and Evaluation*, 24(3-5), p. 91-8.

[24] Angelou, M. (2020). *I know why the caged bird sings*, p. 83. Londres: Folio Society. [Ed. bras.: Eu sei por que o pássaro canta na gaiola. Tradução de Regina Winarski. Astral Cultural, 2018].

[25] *The teachers who changed Oprah's life*. (1989). https://www.oprah.com/oprah-show/the-teachers-who-changed-oprahs-life/all.

[26] Coughlan, S. (2016). "Stephen Hawking remembers best teacher". *BBC News*, 8 de março. https://www.bbc.co.uk/news/education-35754759.

[27] Talamas, S. N., Mavor, K. I. e Perrett, D. I. (2016). "Blinded by beauty: Attractiveness bias and accurate perceptions of academic performance. *PLos One*, 11(2), p. e0148284. Os autores fazem uma conexão direta com o efeito da expectativa: "Perceptions of conscientiousness, intelligence and academic performance may play a vital role in the classroom environment and in the success of a child's education."

[28] Ver, por exemplo: Todorov, A., Mandisodza, A. N., Goren, A. e Hall, C. C. (2005). "Inferences of competence from faces predict election outcomes". *Science*, 308(5728), p. 1623-6; Moore, F. R., Filippou, D. e Perrett, D. I. (2011). "Intelligence and attractiveness in the face: beyond the attractiveness halo effect". *Journal of Evolutionary Psychology*, 9(3), p. 205-17.

[29] Ver Jager, M. M. (2011). "'A thing of beauty is a joy Forever'? Returns to physical attractiveness over the life course". *Social Forces*, 89(3), p. 983-1003; Frevert, T. K. e Walker, L. S. (2014). "Physical attractiveness and social status". *Sociology Compass*, 8(3), 313–23.

[30] Clifford, M. M. e Walster, E. (1973). "The effect of physical attractiveness on teacher expectations". *Sociology of Education*, p. 248-58; Bauldry, S., Shanahan, M. J., Russo, R., Roberts, B. W. e Damian, R. (2016). "Attractiveness compensates for low status background in the prediction of educational attainment". *PLoS One*, 11(6), p. e0155313.

[31] Frieze, I. H., Olson, J. E. e Russell, J. (1991). "Attractiveness and income for men and women in management 1". *Journal of Applied Social Psychology*, 21(13), p. 1039-57. Para uma discussão mais aprofundada, ver: Toledano, E. (2013). "May the best (looking) man win: the unconscious role of attractiveness in employment decisions". *Cornell HR Review*. http://digitalcommons.ilr.cornell.edu/chrr/48.

[32] Mayew, W. J., Parsons, C. A. e Venkatachalam, M. (2013). "Voice pitch and the labor market success of male chief executive officers". *Evolution and Human Behavior*, 34(4), p. 243-8. Informações adicionais, como os rendimentos de Skinner, vêm de material suplementar anexado ao artigo e de uma entrevista que realizei com William Mayew para o seguinte vídeo: "Does the way you speak reveal how much you earn?". *BBC Worklife*. https://www.bbc.com/worklife/article/20180605-does-the-way-you-speak-give-away-how-much-you-earn.

[33] Wang, S., Rubie-Davies, C. M. e Meissel, K. (2018). "A systematic review of the teacher expectation literature over the past 30 years". *Educational Research and Evaluation*, 24(3-5), p. 124-79; Sorhagen, N. S. (2013). "Early teacher expectations disproportionately affect poor children's high school performance". *Journal of Educational Psychology*, 105(2), p. 465.

[34] Jamil, F. M., Larsen, R. A. e Hamre, B. K. (2018). "Exploring longitudinal changes in teacher expectancy effects on children's mathematics achievement". *Journal for Research in Mathematics Education*, 49(1), p. 57-90.

[35] Agirdag, O. (2018). "The impact of school SES composition on science achievement and achievement growth: mediating role of teachers' teachability culture". *Educational Research and Evaluation*, 24(3-5), p. 264-76.

[36] Houve debates sobre a importância da ameaça do estereótipo, com algumas tentativas fracassadas de replicar o fenômeno. Seus adeptos, no entanto, argumentam ter havido problemas metodológicos com algumas dessas replicações, e que as evidências da existência de ameaça de estereótipo em muitas situações de alto risco são robustas. Reforçando esse argumento, uma recente metanálise confirmou que as medidas para reduzir a ameaça do estereótipo aumentam significativamente o desempenho entre as pessoas que estariam em risco. Para mais informações, ver: Nussbaum, D. (2018). "The replicability issue and stereotype threat research". *Medium*, 1º de fevereiro. https://medium.com/@davenuss79/

the-replicability-issue-and-stereotype-threat-research-a988d6f8b080; e Liu, S., Liu, P., Wang, M. e Zhang, B. (2020). "Effectiveness of stereotype threat interventions: a meta-analytic review". *Journal of Applied Psychology*. doi: 10.1037/apl0000770.

[37] Citado em: Ellison, K. (2015). "Being honest about the Pygmalion effect". *Discover*, 29 October. https://www.discovermagazine.com/mind/being-honest-about-the-pygmalion-effect.

[38] Rubie-Davies, C. M., Peterson, E. R., Sibley, C. G. e Rosenthal, R. (2015). "A teacher expectation intervention: modelling the practices of high expectation teachers. *Contemporary Educational Psychology*, 40, p. 72-85. Os dados foram reanalisados no artigo a seguir, que fornece a melhoria de 28% citada neste parágrafo: Rubie-Davies, C. M. e Rosenthal, R. (2016). "Intervening in teachers' expectations: A random effects meta-analytic approach to examining the effectiveness of an intervention. *Learning and Individual Differences*, 50, p. 83-92.

[39] De Boer, H., Timmermans, A. C. e van der Werf, M. P. (2018). "The effects of teacher expectation interventions on teachers' expectations and student achievement: narrative review and meta-analysis". *Educational Research and Evaluation*, 24(3-5), p. 180-200.

[40] John-Henderson, N. A., Rheinschmidt, M. L. e Mendoza-Denton, R. (2015). "Cytokine responses and math performance: the role of stereotype threat and anxiety reappraisals". *Journal of Experimental Social Psychology*, 56, p. 203-6. Benefícios semelhantes podem ser vistos no caso dos estudantes mais pobres, para quem os exames são particularmente estressantes: Rozek, C. S., Ramirez, G., Fine, R. D. e Beilock, S. L. (2019). "Reducing socioeconomic disparities in the STEM pipeline through student emotion regulation". *Proceedings of the National Academy of Sciences*, 116(5), p. 1553-8. Ver também: Liu, S., Liu, P., Wang, M. e Zhang, B. (2020). "Effectiveness of stereotype threat interventions: a meta-analytic review". *Journal of Applied Psychology*. doi: 10.1037/apl0000770.

[41] O artigo a vincula explicitamente à pesquisa sobre expectativa e estresse. Brady, S. T., Reeves, S. L., Garcia, J., Purdie-Vaughns, V., Cook, J. E., Taborsky-Barba, S. e Cohen, G. L. (2016). "The psychology of the affirmed learner: spontaneous self-affirmation in the face of stress". *Journal of Educational Psychology*, 108(3), p. 353.

[42] Martens, A., Johns, M., Greenberg, J. e Schimel, J. (2006). "Combating stereotype threat: the effect of self-affirmation on women's intellectual performance". *Journal of Experimental Social Psychology*, 42(2), p. 236-43.

[43] Miyake, A., Kost-Smith, L. E., Finkelstein, N. D., Pollock, S. J., Cohen, G. L. e Ito, T. A. (2010). "Reducing the gender achievement gap in college science: a classroom study of values affirmation". *Science*, 330(6008), p. 1234-7. Dados sobre a disparidade de gênero retirados do gráfico e material suplementar disponíveis aqui: www.sciencemag.org/cgi/content/full/330/6008/1234/DC1.

[44] Hadden, I. R., Easterbrook, M. J., Nieuwenhuis, M., Fox, K. J. e Dolan, P. (2020). "Self-affirmation reduces the socioeconomic attainment gap in schools in England". *British Journal of Educational Psychology*, 90(2), p. 517-36.

[45] Cohen, G. L., Garcia, J., Apfel, N. e Master, A. (2006). "Reducing the racial achievement gap: a social-psychological intervention". *Science*, 313(5791), p. 1307-10; Cohen, G. L., Garcia, J., Purdie-Vaughns, V., Apfel, N. e Brzustoski, P. (2009). "Recursive processes in self-affirmation: intervening to close the minority achievement gap". *Science*, 324(5925), p. 400-3.

[46] Goyer, J. P., Garcia, J., Purdie-Vaughns, V., Binning, K. R., Cook, J. E., Reeves, S. L. e Cohen, G. L. (2017). "Self-affirmation facilitates minority middle schoolers' progress along college trajectories". *Proceedings of the National Academy of Sciences*, 114(29), p. 7594-9. Ver também: Sherman, D. K., Hartson, K. A., Binning, K. R., Purdie-Vaughns, V., Garcia, J., Taborsky-Barba, S. e Cohen, G. L. (2013). "Deflecting the trajectory and changing the narrative: how self-affirmation affects academic performance and motivation under identity threat". *Journal of Personality and Social Psychology*, 104(4), 591. Para uma síntese desses estudos sobre diferenças raciais, ver: Walton, G. M. e Wilson, T. D. (2018). "Wise interventions: psychological remedies for social and personal problems". *Psychological Review*, 125(5), p. 617.

[47] Para uma metanálise de intervenções de autoafirmação, ver: Liu, S., Liu, P., Wang, M. e Zhang, B. (2020). "Effectiveness of stereotype threat interventions: a meta-analytic review". *Journal of Applied Psychology*. Para uma descrição do ciclo virtuoso, ver: Cohen, G. L. e Sherman, D. K. (2014). "The psychology of change: self-affirmation and social psychological intervention". *Annual Review of Psychology*, 65(1), p. 333-71.

[48] Liu, S., Liu, P., Wang, M. e Zhang, B. (2020). "Effectiveness of stereotype threat interventions: a meta-analytic review". *Journal of Applied Psychology.* Publicação online antecipada. doi: 10.1037/apl0000770.

CAPÍTULO 10: OS SUPERVELHINHOS

[1] Gagliardi, S. (2018). "Sanremo 2018". *Huffpost*, 6 de fevereiro. https://www.huffingtonpost.it/cultura/2018/02/06/news/sanremo_2018_paddy_jones_balla_a_83_anni_e_lascia_tutti_a_bocca_aperta_quest_anno_sanremo_lo_vince_lei_la_vecchia_che_ba-5332361/

[2] Yaqoob, J. (2014). "Simon Cowell: controversial salsa-dancing granny can win *Britain's Got Talent* – and she reminds me of mum". *Mirror*, 12 de abril. https://www.mirror.co.uk/tv/tv-news/britains-talent-paddy-nico-simon-3406432.

[3] Isso pode parecer controverso, mas é a conclusão de muitos artigos, como: Stewart, T. L., Chipperfield, J. G., Perry, R. P. e Weiner, B. (2012). "Attributing illness to 'old age': consequences of a self-directed stereotype for health and mortality". *Psychology and Health*, 27(8), p. 881-97.

[4] O experimento é descrito em detalhes em: Langer, E. J. (2009). *Counter Clockwise: Mindful Health and the Power of Possibility*. Nova York: Ballantine. Mais detalhes, incluindo uma discussão sobre trabalhos futuros, vêm de:

Pagnini, F., Cavalera, C., Volpato, E., Comazzi, B., Riboni, F.V., Valota, C. e Langer, E. (2019). "Ageing as a mindset: a study protocol to rejuvenate older adults with a counterclockwise psychological intervention". *BMJ Open*, 9(7), p. e030411.

[5] Levy, B. R., Slade, M. D., Kunkel, S. R. e Kasl, S. V. (2002). "Longevity increased by positive self-perceptions of aging". *Journal of Personality and Social Psychology*, 83(2), p. 261.

[6] Levy, B. R., Zonderman, A. B., Slade, M. D. e Ferrucci, L. (2009). "Age stereotypes held earlier in life predict cardiovascular events in later life". *Psychological Science*, 20(3), p. 296-8.

[7] Levy, B. R., Ferrucci, L., Zonderman, A. B., Slade, M. D., Troncoso, J. e Resnick, S. M. (2016). "A culture-brain link: negative age stereotypes predict Alzheimer's disease biomarkers". *Psychology and Aging*, 31(1), p. 82.

[8] Levy, B. R., Slade, M. D., Pietrzak, R. H. e Ferrucci, L. (2018). "Positive age beliefs protect against dementia even among elders with high-risk gene". *PLoS One*, 13(2), p. e0191004.

[9] Levy, B. R., Slade, M. D., Kunkel, S. R. e Kasl, S. V. (2002). "Longevity increased by positive self-perceptions of aging". *Journal of Personality and Social Psychology*, 83(2), p. 261.

[10] Kuper, H. e Marmot, M. (2003). "Intimations of mortality: perceived age of leaving middle age as a predictor of future health outcomes within the Whitehall II study". *Age and Ageing*, 32(2), p. 178-84. Também há evidências experimentais de um efeito de curto prazo aqui: as pessoas são afetadas por anúncios de TV anti-idade, mas apenas quando se identificarem como sendo da mesma geração dos atores e atrizes: Westerhof, G. J., Harink, K., Van Selm, M., Strick, M. e Van Baaren, R. (2010). "Filling a missing link: the influence of portrayals of older characters in television commercials on the memory performance of older adults". *Ageing and Society*, 30(5), p. 897.

[11] Stephan, Y., Sutin, A. R. e Terracciano, A. (2016). "Feeling older and risk of hospitalization: evidence from three longitudinal cohorts". *Health Psychology*, 35(6), p. 634; Stephan, Y., Caudroit, J., Jaconelli, A. e Terracciano, A. (2014). "Subjective age and cognitive functioning: a 10-year prospective study". *American Journal of Geriatric Psychiatry*, 22(11), p. 1180-7.

[12] Mock, S. E. e Eibach, R. P. (2011). "Aging attitudes moderate the effect of subjective age on psychological well-being: evidence from a 10-year longitudinal study". *Psychology and Aging*, 26(4), p. 979. Para um refinamento da ligação entre envelhecimento subjetivo, bem-estar psicológico e saúde física, ver: Stephan, Y., Chalabaev, A., Kotter-Gruhn, D. e Jaconelli, A. (2013). "'Feeling younger, being stronger': an experimental study of subjective age and physical functioning among older adults". *Journals of Gerontology Series B: Psychological Sciences and Social Sciences*, 68(1), p. 1-7; Westerhof, G. J., Miche, M., Brothers, A. F., Barrett, A. E., Diehl, M., Montepare, J. M. e Wurm, S. (2014). "The influence of

subjective aging on health and longevity: a meta-analysis of longitudinal data". *Psychology and Aging*, 29(4), p. 793; Wurm, S. e Westerhof, G. J. (2015). "Longitudinal research on subjective aging, health, and longevity: current evidence and new directions for research". *Annual Review of Gerontology and Geriatrics*, 35(1), p. 145-65; Terracciano, A., Stephan, Y., Aschwanden, D., Lee, J. H., Sesker, A. A., Strickhouser, J. E. e Sutin, A. R. (2021). "Changes in subjective age during Covid-19". *Gerontologist*, 61(1), p. 13-22.

[13] Davies, C. (2010). "Martin Amis in new row over 'euthanasia booths'". *The Guardian*, 24 de janeiro. https://www.theguardian.com/books/2010/jan/24/martin-amis-euthanasia-booths-alzheimers; https://www.manchester.ac.uk/discover/news/writing-is-not-for-the-old-says-amis-yes-it-is-says-james.

[14] "Martin Amis always had a fear and loathing of ageing". *Evening Standard*, 13 de abril de 2012. https://www.standard.co.uk/news/martin-amis-always-had-a-fear-and-loathing-of-ageing-6791926.html.

[15] Rosenbaum, R. (2012). "Martin Amis contemplates evil". *Smithsonian*. https://www.smithsonianmag.com/arts-culture/martin-amis-contemplates-evil-17857756/

[16] Higgins, C. (2009). "Martin Amis on ageing". *The Guardian*, 24 de janeiro. https://www.theguardian.com/books/2009/sep/29/martin-amis-the-pregnant-widow.

[17] Levy, B. (2009). "Stereotype embodiment: a psychosocial approach to aging". *Current Directions in Psychological Science*, 18(6), p. 332-6.

[18] Touron, D. R. (2015). "Memory avoidance by older adults: when 'old dogs' won't perform their 'new tricks'". *Current Directions in Psychological Science*, 24(3), p. 170-6.

[19] Robertson, D. A., King-Kallimanis, B. L. e Kenny, R. A. (2016). "Negative perceptions of aging predict longitudinal decline in cognitive function". *Psychology and Aging*, 31(1), p. 71; Jordano, M. L. e Touron, D. R. (2017). "Stereotype threat as a trigger of mind-wandering in older adults". *Psychology and Aging*, 32(3), p. 307.

[20] Westerhof, G. J., Harink, K., Van Selm, M., Strick, M. e Van Baaren, R. (2010). "Filling a missing link: the influence of portrayals of older characters in television commercials on the memory performance of older adults". *Ageing and Society*, 30(5), p. 897.

[21] Robertson, D. A., Savva, G. M., King-Kallimanis, B. L. e Kenny, R.A. (2015). "Negative perceptions of aging and decline in walking speed: a self-fulfilling prophecy". *PLos One*, 10(4), p. e0123260.

[22] Levy, B. R. e Slade, M. D. (2019). "Positive views of aging reduce risk of developing later-life obesity". *Preventive Medicine Reports*, 13, p. 196-98.

[23] Stewart, T. L., Chipperfield, J. G., Perry, R. P. e Weiner, B. (2012). "Attributing illness to 'old age': consequences of a self-directed stereotype for health and mortality". *Psychology and Health*, 27(8), p. 881-97.

[24] Ver, por exemplo, Levy, B. R., Ryall, A. L., Pilver, C. E., Sheridan, P. L., Wei, J. Y. e Hausdorff, J. M. (2008). "Influence of African American elders' age

stereotypes on their cardiovascular response to stress". *Anxiety, Stress, and Coping*, 21(1), p. 85-93; Weiss, D. (2018). "On the inevitability of aging: essentialist beliefs moderate the impact of negative age stereotypes on older adults' memory performance and physiological reactivity". *Journals of Gerontology: Series B*, 73(6), p. 925-33.

[25] Levy, B. R., Moffat, S., Resnick, S. M., Slade, M. D. e Ferrucci, L. (2016). "Buffer against cumulative stress: positive age self-stereotypes predict lower cortisol across 30 years". *GeroPsych: The Journal of Gerontopsychology and Geriatric Psychiatry*, 29(3), p. 141-6.

[26] Levy, B. R. e Bavishi, A. (2018). "Survival advantage mechanism: inflammation as a mediator of positive self-perceptions of aging on longevity". *Journals of Gerontology: Series B*, 73(3), p. 409-12.

[27] https://www.newscientist.com/term/telomeres. Ver também: Levitin, D. (2020). *The Changing Mind*, p. 325. Londres: Penguin Life.

[28] Pietrzak, R. H., Zhu, Y., Slade, M. D., Qi, Q., Krystal, J. H., Southwick, S. M. e Levy, B. R. (2016). "Negative age stereotypes' association with accelerated cellular aging: evidence from two cohorts of older adults". *Journal of the American Geriatrics Society*, 64(11), p. e228.

[29] Tamman, A. J., Montalvo-Ortiz, J. L., Southwick, S. M., Krystal, J. H., Levy, B. R. e Pietrzak, R. H. (2019). "Accelerated DNA methylation aging in US military veterans: results from the National Health and Resilience in Veterans Study". *American Journal of Geriatric Psychiatry*, 27(5), p. 528-32.

[30] Levy, B. R., Slade, M. D., Pietrzak, R. H. e Ferrucci, L. (2018). "Positive age beliefs protect against dementia even among elders with high-risk gene". *PLoS One*, 13(2), p. e0191004.

[31] Callaway, E. (2010). "Telomerase reverses ageing process". *Nature*, 28 de novembro. https://www.nature.com/news/2010/101128/full/news.2010.635.html; Ledford, H. (2020). "Reversal of biological clock restores vision in old mice". *Nature*, 2 de dezembro. https://www.nature.com/articles/d41586-020-03403-0?fbclid=IwAR2hB3VaqEpokcSQwoGkG5W6Jjfprw90pKfTz_A4zav2V7xkrNYlMnTs06w.

[32] Knechtle, B., Jastrzebski, Z., Rosemann, T. e Nikolaidis, P. T. (2019). "Pacing during and physiological response after a 12-hour ultra-marathon in a 95-year-old male runner". *Frontiers in Physiology*, 9, 1875.

[33] Citado neste artigo de revisão: Lepers, R. e Stapley, P. J. (2016). "Master athletes are extending the limits of human Endurance". *Frontiers in Physiology*, 7, p. 613.

[34] Ibid.

[35] Harvey-Wood, H. (2000). "Obituary: Penelope Fitzgerald". *The Guardian*, 3 de maio. https://www.theguardian.com/news/2000/may/03/guardianobituaries.books.

[36] Wood, J. (2014). "Late bloom". *New Yorker*, 17 de novembro. https://www.newyorker.com/magazine/2014/11/24/late-bloom.

[37] Sotheby's (2020). "Getting to know Picasso ceramics". https://www.sothebys.com/en/articles/picasso-ceramics-7-things-you-need-to-know.

[38] "In pictures: Matisse's cut-outs". *BBC News*, 7 de outubro de 2013. https://www.bbc.co.uk/news/in-pictures-24402817.

[39] Weiss, D. (2018). "On the inevitability of aging: essentialist beliefs moderate the impact of negative age stereotypes on older adults' memory performance and physiological reactivity". *Journals of Gerontology: Series B*, 73(6), p. 925.

[40] Shimizu, A. (2019). "For Hiromu Inada, an 86-year-old ironman triathlete, age really is just a number". *Japan Times*, 5 de abril: https://www.japantimes.co.jp/life/2019/04/05/lifestyle/hiromu-inada-86-year-old-ironman-triathlete-age-really-just-number/.

[41] Escritório Nacional de Estatísticas (2018). "Living longer: how our population is changing and why it matters". https://www.ons.gov.uk/peoplepopulationandcommunity/birthsdeathsandmarriages/ageing/articles/livinglongerhowourpopulationischangingandwhyitmatters/2018-08-13

[42] https://www.who.int/news-room/fact-sheets/detail/dementia.

[43] Kaeberlein, M. (2018). "How healthy is the healthspan concept?" *GeroScience*, 40(4), p. 361-4.

[44] Levy, B. R., Pilver, C., Chung, P. H. e Slade, M. D. (2014). "Subliminal strengthening: improving older individuals' physical function over time with an implicit-age-stereotype intervention". *Psychological Science*, 25(12), p. 2127-35.

[45] Ver a seção de "Discussão" do seguinte artigo: Robertson, D. A., King-Kallimanis, B. L. e Kenny, R. A. (2016). "Negative perceptions of aging predict longitudinal decline in cognitive function". *Psychology and Aging*, 31(1), p. 71-81.

[46] Sarkisian, C. A., Prohaska, T. R., Davis, C. e Weiner, B. (2007). "Pilot test of an attribution retraining intervention to raise walking levels in sedentary older adults". *Journal of the American Geriatrics Society*, 55(11), p. 1842-6.

[47] Ver, por exemplo: Stephan, Y., Chalabaev, A., Kotter-Gruhn, D. e Jaconelli, A. (2013). "'Feeling younger, being stronger': an experimental study of subjective age and physical functioning among older adults". *Journals of Gerontology Series B: Psychological Sciences and Social Sciences*, 68(1), p. 1-7; Brothers, A. e Diehl, M. (2017). "Feasibility and efficacy of the AgingPLUS Program: changing views on aging to increase physical activity". *Journal of Aging and Physical Activity*, 25(3), p. 402-11; Nehrkorn-Bailey, A., Forsyth, G., Braun, B., Burke, K. e Diehl, M. (2020). "Improving hand-grip strength and blood pressure in adults: results from an AgingPLUS pilot study". *Innovation in Aging*, 4 (Suplemento 1), p. 587; Wolff, J. K., Warner, L. M., Ziegelmann, J. P. e Wurm, S. (2014). "What do targeting positive views on ageing add to a physical activity

intervention in older adults? Results from a randomised controlled trial". *Psychology and Health*, 29(8), p. 915-32; Beyer, A. K., Wolff, J. K., Freiberger, E. e Wurm, S. (2019). "Are self-perceptions of ageing modifiable? Examination of an exercise programme with vs. without a self-perceptions of ageing-intervention for older adults. *Psychology and Health*, 34(6), p. 661-76.

[48] Já escrevi sobre esta pesquisa: Robson, D. (2017). "The amazing fertility of the older mind". *BBC Future*, 28 de agosto. https://www.bbc.com/future/article/20170828-the-amazing-fertility-of-the-older-mind.

[49] https://www.tuttitalia.it/sardegna/73-nuoro/statistiche/popolazione-andamento-demografico.

[50] Kirchgaessner, S. (2016). "Ethical questions raised in search for Sardinian centenarians' secrets". *The Guardian*, 12 August. https://www.theguardian.com/world/2016/aug/12/ethical-questions-raised-in-search-for-sardinian-centenarians-secrets; https://www.bluezones.com/exploration/sardinia-italy.

[51] Ruby, J. G., Wright, K. M., Rand, K. A., Kermany, A., Noto, K., Curtis, D. e Ball, C. (2018). "Estimates of the heritability of human longevity are substantially inflated due to assortative mating". *Genetics*, 210(3), p. 1109-24.

[52] Meu pequeno documentário sobre esse tema pode ser encontrado em: https://www.bbc.com/reel/playlist/elixir-of-life?vpid=p08blgc4.

[53] North, M. S. e Fiske, S. T. (2015). "Modern attitudes toward older adults in the aging world: a cross-cultural meta-analysis". *Psychological Bulletin*, 141(5), p. 993.

[54] Levy, B. R. (2017). "Age-stereotype paradox: opportunity for social change". *Gerontologist*, 57 (Suppl 2), S118-S126.

■ EPÍLOGO

[1] Anzilotti, E. (2017). "This hospital bridges traditional medicine with Hmong spirituality – and gets results". *Fast Company*. https://www.fastcompany.com/3068680/this-hospital-bridges-traditional-medicine-with-hmong-spirituality-and-gets-results.

[2] Citado em Colucci-D'Amato, L., Bonavita, V. e Di Porzio, U. (2006). "The end of the central dogma of neurobiology: stem cells and neurogenesis in adult CNS". *Neurological Sciences*, 27(4), p. 266-70.

[3] Schroder, H. S., Kneeland, E. T., Silverman, A. L., Beard, C. e Bjorgvinsson, T. (2019). "Beliefs about the malleability of anxiety and general emotions and their relation to treatment outcomes in acute psychiatric treatment". *Cognitive Therapy and Research*, 43(2), p. 312-23.

[4] Burnette, J. L. (2010). "Implicit theories of body weight: entity beliefs can weigh you down". *Personality and Social Psychology Bulletin*, 36(3), p. 410-22; Burnette, J. L. e Finkel, E. J. (2012). "Buffering against weight gain following dieting setbacks: an implicit theory intervention". *Journal of Experimental*

Social Psychology, 48(3), p. 721-5; Burnette, J. L., Knouse, L. E., Vavra, D. T., O'Boyle, E. e Brooks, M. A. (2020). "Growth mindsets and psychological distress: a meta-analysis". *Clinical Psychology Review*, 77, p. 101816.

[5] Veja o material complementar para: Yeager, D. S., Johnson, R., Spitzer, B. J., Trzesniewski, K. H., Powers, J. e Dweck, C. S. (2014). "The far-reaching effects of believing people can change: implicit theories of personality shape stress, health, and achievement during adolescence". *Journal of Personality and Social Psychology*, 106(6), p. 867.

[6] Kross, E. e Ayduk, O. (2017). "Self-distancing: theory, research, and current directions. *Advances in Experimental Social Psychology*, 55, p. 81-136.

[7] Streamer, L., Seery, M. D., Kondrak, C. L., Lamarche, V. M. e Saltsman, T. L. (2017). "Not I, but she: the beneficial effects of self-distancing on challenge/threat cardiovascular responses". *Journal of Experimental Social Psychology*, 70, p. 235-41.

[8] Diedrich, A., Hofmann, S. G., Cuijpers, P. e Berking, M. (2016). "Self-compassion enhances the efficacy of explicit cognitive reappraisal as an emotion regulation strategy in individuals with major depressive disorder". *Behaviour Research and Therapy*, 82, p. 1-10.

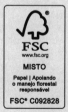 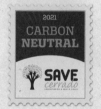

Este livro foi composto com tipografia Adobe Garamond Pro e impresso em papel Off-White 70 g/m² na Formato Artes Gráficas.